浙江省普通本科高校首批新工科"十四五"重点教材

磁共振成像原理与应用

Principles and Applications of Magnetic Resonance Imaging

吴 丹 主 编

何宏建 张 祎 副主编

赵 立 林子暄 丁秋萍 参 编

科学出版社

北 京

内 容 简 介

本书为浙江省普通本科高校首批新工科"十四五"重点教材,着重介绍磁共振成像基本原理、常用技术及其在临床医学和脑科学中的应用,首先使学生较为轻松地学习基础知识,逐步深入;然后结合领域的前沿发展和临床应用介绍高级成像技术,在此基础上使学生掌握相关的图像分析手段;最后将所学图像分析手段应用于实践环节。全书由四部分组成,共 12 章。第一部分为磁共振成像基础,包括磁共振成像系统的构成、磁共振信号的产生、磁共振空间编码和基本成像序列四章;第二部分为磁共振成像拓展,介绍几个大类的成像模态,包括扩散磁共振成像、功能磁共振成像、磁共振分子成像和脑生理功能成像四章;第三部分为磁共振图像分析与应用,包括磁共振图像分析方法、深度学习在磁共振图像处理中的应用两章;第四部分为磁共振成像操作与实践,为实验教学配套教学内容,包括磁共振成像原理及应用基础实验、磁共振成像数据采集操作基础两章。

本书可作为高等学校生物医学工程、医学影像类专业的教材,也可供其他相关专业的师生、技术人员以及临床医生参考。

图书在版编目(CIP)数据

磁共振成像原理与应用 / 吴丹主编. —北京:科学出版社,2024.6
浙江省普通本科高校首批新工科"十四五"重点教材
ISBN 978-7-03-078648-7

I.①磁… II.①吴… III.①核磁共振成像-高等学校-教材 IV.①R445.2

中国国家版本馆 CIP 数据核字(2024)第 110590 号

责任编辑:刘 畅 纪四稳 / 责任校对:严 娜
责任印制:赵 博 / 封面设计:无极书装

科学出版社 出版
北京东黄城根北街 16 号
邮政编码:100717
http://www.sciencep.com

北京天宇星印刷厂印刷
科学出版社发行 各地新华书店经销
*
2024 年 6 月第 一 版 开本:787×1092 1/16
2025 年 1 月第二次印刷 印张:16
字数:435 200
定价:**79.00 元**
(如有印装质量问题,我社负责调换)

前　言

磁共振成像被称为医学影像王冠上的明珠，在医学临床诊断和脑科学研究中有着非常广泛的应用，磁共振成像技术是生物医学工程领域的主要研究方向之一。"磁共振成像原理与应用"是生物医学工程专业面向本科生开设的一门重要的专业课程。它涵盖了物理、电子、计算机、医学等多学科知识，是典型的"医工信"交叉课程。浙江大学生物医学工程专业自2015年开设该课程，在实践中不断完善课程，积累了丰富的教学经验，为国家的医疗影像产业培养了一批优秀的专业人才。目前，国内尚欠缺聚焦于磁共振成像原理与应用的统编教材，在教学过程中往往借助国外相关教材的章节内容，缺乏针对国内培养体系和实践特色的教学内容。因此，本学科亟需一本全面系统、兼顾理论知识和实践内容的专业课程教材，服务于全国高校的"磁共振成像原理与应用"课程教学。

为此，本团队汇聚了近7年的教学实践经验，提供了这本理论性强、实用性强、前沿性强的磁共振方向专业教材。本教材内容聚焦磁共振成像基本原理、常用技术及其临床应用，目标是帮助学生掌握磁共振现象的物理原理以及常用磁共振成像技术的基本原理，理解相关技术在临床诊断和脑科学研究中的应用和最新发展趋势，并通过实验环节提高实践与创新能力。

本书内容大致按50个学时设计。在使用本书时应根据各院校自身情况和不同专业的要求，对内容进行取舍。其中，实验部分在理论知识的基础上讲授了磁共振成像中常用的图像采集、处理和分析方法，能帮助学生更好地掌握磁共振成像的基础知识，并对其实际应用有更直观的理解，锻炼实操能力，鼓励自主创新，激发科研兴趣。实验课程作为基础知识的巩固，可以在相应理论课程后穿插进行。为了方便教学与实践，本书提供了实验所需的数据、软件、案例等辅助材料，与本书配套使用。

本书由吴丹主编，何宏建、张祎副主编。吴丹负责第一章、第五章、第九章及全书统稿，何宏建负责第二章和第六章，张祎负责第三章和第七章，赵立负责第十章，林子暄负责第四章和第八章，丁秋萍负责第十一章和第十二章。

感谢浙江省高等教育学会、浙江大学本科生院、浙江大学生物医学工程与仪器科学学院的指导与支持。本书的编写汲取了磁共振领域一些经典教材的知识，它们为本书提供了莫大的帮助。科学出版社的编辑人员为本书的出版与质量的提高倾注了心力，在此一并致以衷心的感谢。

限于编者水平和编写时间的仓促，书中难免存在疏漏或不足之处，敬请广大读者不吝批评指正。

编　者
浙江大学
2024年4月

目　　录

第一章 磁共振成像系统的构成

本章介绍磁共振成像系统的构成。这是了解磁共振的第一步，也将为后续学习磁共振的物理原理和成像知识奠定基础。

磁共振成像（magnetic resonance imaging，MRI）系统通常由磁共振磁体系统和磁共振计算机系统组成。其中，磁共振磁体系统又可以细分为产生主磁场的主磁体、发射射频脉冲并接收成像信号的射频线圈和提供成像空间编码信息的梯度线圈。本章将从磁共振成像系统的基本框架、主磁场、射频线圈和梯度线圈的构成、原理、功能和未来发展等几个方面进行详细介绍。

第一节 磁共振成像系统的基本框架

磁共振成像系统的基本框架是一个精密集成的系统结构，如图 1-1 所示，它主要由两个关键系统构成：磁共振磁体系统和磁共振计算机系统（Cosmus Thomas and Michael，2011）。其中，磁共振磁体系统由产生主磁场的主磁体、发射射频脉冲并接收成像信号的射频系统以及提供成像空间编码信息的梯度系统组成。磁共振计算机系统包含多个子系统和软件，用于管理磁共振磁体系统的运行以及将采集到的磁共振信号转化为图像等。下面介绍各部分的结构及功能。

一、磁共振磁体系统

磁共振磁体系统中占比最大的部分是产生主磁场的主磁体，它是磁共振成像系统中最为核心的部分（Overweg，2008）。主磁体的设计和质量决定了磁共振成像系统的性能指标，如场强大小、均匀性、稳定性以及磁场漂移等，这些指标直接影响最终成像的质量。因此，主磁体内部通常采用超导材料，如铌钛（niobium-titanium）合金，这些材料能够在超低温环境下产生超导效应，从而实现零电阻传导电流。通过在其内部传导电流，超导线圈能够产生一个维持高达数特斯拉的稳定磁场。维持超导状态的关键是低温环境，这通常通过液氦冷却来实现。液氦的温度接近绝对零度，为主磁体提供了一个稳定的超低温环境。为了保证系统的持续运行，磁共振磁体系统还必须配备复杂的制冷循环系统，不断监测和维持超导磁体的温度。

在现代磁共振磁体系统中，主磁体通常能够产生 1.5～3T，甚至 7T 以上的场强。场强的提升有助于提高成像的信噪比，让图像显示出更加细致的结构，对于诊断更加微妙的病理变化显得至关重要。然而，场强的提升同样带来了技术挑战，如更强的磁场意味着需要更好的冷却系统以及更精密的磁场控制。此外，强大磁场的均匀性也是主磁体设计中不可忽视的一个方面，磁场的微小非均匀性都可能导致成像误差。为了确保均匀性，磁体的设计中会包含一系列的精调磁铁以纠正可能存在的磁场不均匀性。这种调整通常涉及复杂的物理和工程技术，保证在整个成像区域内磁场的漂移保持在最低限度。主磁体也必须考虑安全因素，由于它可以吸引铁磁

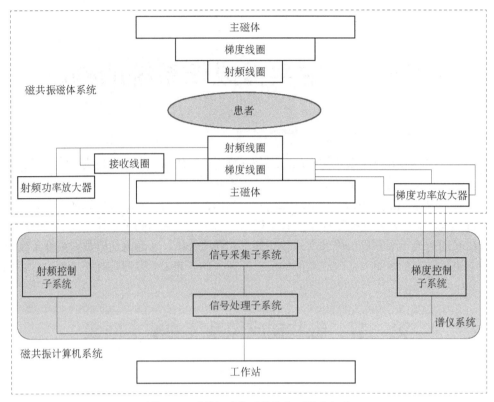

图 1-1　磁共振成像系统的主要组成部分

性物质，必须有严格的安全程序来避免任何铁磁性物体进入磁场区域，以防造成伤害或损坏设备。同时，主磁体在不使用时也必须安全地存放，以防止与磁敏感设备或存储媒介之间不期望的交互作用。总之，主磁体的设计和性能不仅需要满足高标准的成像需求，还需确保运行的稳定性和安全性，它是决定磁共振成像系统整体性能的关键。

磁共振磁体系统中第二个组件是射频（radio frequency，RF）线圈（Klomp et al.，2011）和射频功率放大器构成的射频系统。射频线圈有多种设计和尺寸，以适应不同的身体部位和成像需求。它的功能是发射射频脉冲，这些脉冲能够瞬间改变体内水分子中氢原子的磁共振状态，并且在射频脉冲结束之后，接收这些原子核释放出的电磁信号。质子返回到其最初状态时产生的射频信号，经过放大和处理后，将被用来构建图像。

磁共振磁体系统中第三个组件是梯度线圈（Hidalgo-Tobon，2010）和梯度功率放大器构成的梯度系统。梯度线圈在磁共振成像过程中起到至关重要的作用，传统上，梯度线圈由单独的电线包裹在圆柱形的玻璃纤维和环氧树脂涂层中制成。许多实验室仪器和高场强人体扫描仪仍然使用这种方法。然而，现今最广泛制造的超导磁共振扫描仪利用分布绕组的"指纹"模式组成的多个薄金属条或大铜片蚀刻成复杂的模式，并应用于圆柱体。几乎所有的磁共振成像系统都使用三组梯度线圈：x、y 和 z。每个线圈组由一个独立的功率放大器驱动，并创建一个梯度场，为主磁场施加三个独立有方向的磁场梯度。这些梯度磁场对成像空间进行编码，允许计算机系统准确地定位信号来源，因而确定成像的三维空间定位。对梯度线圈精确控制是实现高分辨率成像和精细组织结构可视化的关键要素。

二、磁共振计算机系统

除了上述磁共振磁体系统的三个硬件组件，还必须有一个强大的计算机系统来控制它们。这个计算机系统包含多个子系统和软件，其中最重要的部分是谱仪系统，它是整个磁共振仪器的大脑，负责指挥和控制整个成像过程的所有复杂操作，包括但不限于序列的执行（梯度与射频场的控制），数据的接收、处理和存储，以及将数据发送至工作站以进行图像的重建、分析和展示。

磁共振计算机系统驱动和控制超导磁体、射频线圈、梯度线圈以及其他与成像过程相关的硬件组件。它按照预设的扫描协议发送指令，精确控制梯度磁场的起伏和射频脉冲的发射，确保按照严格时序安排进行。任何微小延迟或偏差都可能影响图像质量。磁共振扫描时产生的数据是高度复杂的，计算机系统需实时接收并处理这些数据。磁共振计算机系统需要采用高级算法将获得的信号转换成图像。这个过程通常涉及傅里叶变换等数学操作，由于数据量巨大，对计算能力有非常高的要求。因此，磁共振计算机系统通常配置有高性能的处理器和大量的内存。磁共振计算机系统还提供了一个用户友好的界面，使得技术人员能够方便地设定扫描参数，选择不同的成像序列，输入患者信息，以及调整扫描协议。操作的简便性关系到磁共振操作效率和结果的准确性。通过工作站，技术人员能够在扫描过程中实时监视数据质量，必要时可以进行调整以获得最佳成像结果。与此同时，存储磁共振图像的数据通常非常庞大，磁共振计算机系统需要足够的存储能力来保存这些图像和相关数据，而且通常图像需要长期保存以便未来访问。

基于上述功能，磁共振计算机系统需具备高速数据处理能力、高效的操作界面以及可靠的数据存储与安全保护机制。随着磁共振成像技术的发展，如功能磁共振成像（functional magnetic resonance imaging，fMRI）、扩散张量成像（diffusion tensor imaging，DTI）等高级成像技术的出现，对磁共振计算机系统的处理能力和算法复杂性提出了更高的要求。因此，磁共振计算机系统是一个不断发展进化的领域，随着计算技术的持续进步，它继续扩展其功能和性能，以满足日益增长的临床和研究需要。

第二节 主 磁 场

一、永磁体系统

永磁体系统由永磁材料产生主磁场，磁极材料种类包括钕铁硼、钐钴稀土、铁氧体、铝镍钴等，其产生的主磁场场强较低，一般在 $0.1 \sim 0.5T$ 范围内。永磁体系统分为上下（N 和 S）两块磁极，用两根导磁金属支持构成磁路，用以集中磁感应线，提高主磁场的均匀性和稳定性。其结构示意图如图 1-2 所示，图中选用的是 C 形永磁结构，目前常见的还有双立柱形结构。

永磁体系统的优点在于成本低、维护费用低且不需要庞大的冷却系统，可以做成开放式设计，并且永磁材料外散度小，制成系统不需要过多磁屏蔽，且结构紧凑。现代新型永磁低场磁共振成像系统甚至可以实现床旁或便携式机体（Mazurek et al.，2021）。2020 年，Hyperfine 公司的便捷式磁共振成像设备获得美国食品药品监督管理局批准用于 2 岁以上患者的头部成像，床旁磁共振成像系统的研制成功推动了近年来低场磁共振成像的发展，在成像技术与诊断层面获得了一定的进步（Mazurek et al.，2021），其中永磁低场便携式设备被证实对脑肿瘤、颅内出血与急性缺血性中风具有一定的快速诊断价值，在神经重症监护室、急诊科、儿科等场景中具有广泛的应用前景。

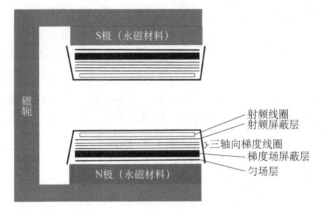

图 1-2 C 形永磁体系统结构示意图

二、超导磁体系统

相比于基于永磁体和电磁体系统的磁共振成像扫描仪，超导磁体系统能够产生非常强大的磁场，通常在 1.5～7T，这种强大的磁场可以提高磁共振图像的分辨率和信噪比，有助于医生做出更准确的诊断。此外，扫描仪中超导线圈在低温环境下电阻为零，电流可以长期维持不变，产生的主磁场漂移和波动较小，因此超导磁共振更具稳定性和持久性（Wilson，1983）。与此同时，为了使超导磁体达到超导状态，必须使用液氦将其冷却到极低的温度。维持低温环境需要消耗大量的电力，在设备生命周期内可能需要数次液氦的添加，大大增加了超导磁共振扫描仪的使用成本。

图 1-3 展示了超导磁共振扫描仪的示意图及实物图（Siemens Prisma 3T）。超导磁共振扫描仪的基本组件包括：①磁孔，这是在扫描过程中放置患者的地方，也是超导磁共振扫描仪的中心部分；②梯度线圈和射频线圈，这些线圈围绕着磁孔，负责产生患者磁共振图像所需的磁场和射频脉冲；③超导线圈，该组件由液氦保持在低温下，产生进行磁共振扫描所必需的强大主

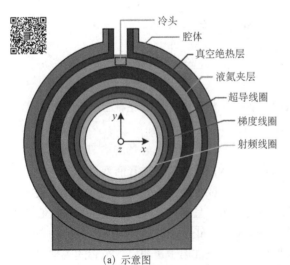
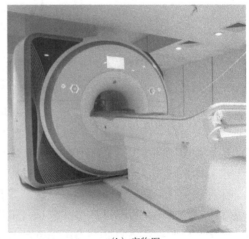

(a) 示意图　　　　　　　　　　　　　(b) 实物图

图 1-3 超导磁共振扫描仪

磁场；④冷头和压缩机，这些组件一起工作以保持液氦冷却，维持超导线圈有效工作所需的低温；⑤真空绝热层，将整个系统包裹起来，以防止热量逸出，从而确保超导磁共振扫描仪的效率。其中较为关键的组件是超导线圈以及由真空绝热层和液氦夹层组成的低温恒温器。

超导线圈方面，目前大部分超导磁共振扫描仪中使用的线圈都是铌钛（NbTi）成分，它在 9.4K 以下就具有超导性（Parizh et al.，2017）。每根导线的结构是在铜芯中嵌入多根铌钛微丝。铜芯有两个功能：①支撑和保护脆弱的铌钛微丝；②在超导性丧失的情况下，作为大电流的低电阻路径来保护扫描仪的电路。场强大于 10T 的扫描仪通常使用铌锡(Nb_3Sn)合金（Xu，2017）。一些新型扫描仪会使用二硼化镁（MgB_2）作为超导线圈，因为其产生超导效应的温度更高（39K），所需的制冷成本更低（Tomsic et al.，2007）。

低温恒温器方面，其多隔间结构能够让超导线圈免受外部温度影响。其中的液氦夹层的液氦液位低于 95%，在仪器运行时的产热会使部分氦升温气化，再通过冷头将气态氦转化为液态。液氦液位上方基本都处于气液融合的状态，因此即便液氦未填充满液氦夹层，同样能维持线圈的超导状态。早期的磁共振扫描仪由于制冷效果不佳，结构设计上使用了大尺寸的液氦夹层，一台临床设备需要填充 1500～2000L 的液氦，通过充足的液氦来保证超导线圈的均匀散热。这样的设计不仅需要五六十万元的液氦成本，还伴随有安全风险。当扫描仪冷头因故障停止运作时，超导线圈产生的热量会使液氦迅速气化。在气化过程中液氦体积会呈数百倍的增长，与此同时液氦夹层中的气压也会快速上升。膨胀的氦气会通过压力管被动地排出腔体，此时扫描仪将失去超导工作的温度条件，这种情况也称为失超。要将扫描仪从失超状态恢复到正常工作状态，需要进行更换爆破膜、内部除冰以及励磁等操作。这一系列维修步骤需要专门的磁共振硬件工程师操作，一般耗时在一周以上。再考虑到失超后扫描仪需要补充的液氦成本，对于医疗机构可能会造成百万元的金额损失。近些年，针对液氦损耗以及仪器失超的安全问题，各大医疗器械公司都对扫描仪的性能和结构进行了优化。其中飞利浦公司研发了无液氦磁共振技术，通过一体成型的液氦夹层实现了内部氦的冷热微循环。相应开发的磁共振扫描仪可以保证无液氦泄漏，无失超风险，并且仪器的腔体中只需要填充 7L 的液氦。国内也有公司同样推出了无液氦超导磁共振成像系统，该系统采用制冷机直接传导冷却的超导磁体技术，具有可移动、可旋转、可升降、重量轻的特点。

第三节 射 频 线 圈

一、射频线圈的原理

射频线圈是磁共振扫描仪的关键部件，根据功能可以将其分为发射线圈及接收线圈。发射线圈主要负责通过射频脉冲引发人体中的质子发生共振；接收线圈则负责接收这部分共振信号，其中的工作原理类似于广播电台与收音机之间的关系。部分射频线圈会综合信号发射及接收的功能，如常见的头线圈及膝线圈，这些线圈覆盖的面积较小，能够针对性地得到更具信噪比的医学图像。

通过射频线圈产生的时变射频场通常称为 B_1 场。为了激发特定共振频率上能量吸收，B_1 场必须具有在拉莫尔频率（ω）附近旋转的分量，以及 B_1 场必须有垂直于主磁场（B_0）的分量。

值得注意的是，拉莫尔频率的计算公式是$\omega = \gamma \boldsymbol{B}_0 / (2\pi)$（详见第二章），其中$\gamma$为质子磁旋比，拉莫尔频率直接与主磁场场强成正比，不同场强的扫描仪配备有不同射频频率的线圈。图 1-4 展示了射频线圈发射部分及信号接收部分的基本组成部件。

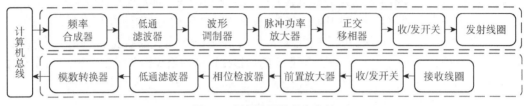

图 1-4　射频线圈的基本部件

在射频发射阶段，计算机总线会预先设置射频的波形。频率合成器会生成相应的正弦载波，利用由锁相环（phase-locked loop，PLL）监测的数字振荡器（numerically controlled oscillator，NCO）来精确控制射频的频率和相位。频率合成器的输出经过低通滤波器后输入到波形调制器，同时它的输出也会作为磁共振信号解调与解码的参考。波形调制器将连续波离散成短脉冲（1～5ms）的形式称为射频脉冲。脉冲进一步通过脉冲功率放大器转化为射频线圈所需的大电流。目前磁共振扫描仪中配备的脉冲功率放大器通常会产生 10～30kW 的峰值功率，从而产生 10～50μT 量级的最大传输$\boldsymbol{B}_1$场强度（Firbank et al.，2000）。脉冲功率放大器的增益由可变衰减器来调节。通过改变增益，可以调整射频脉冲的翻转角度。脉冲功率放大器的输出通常通过正交移相器分成两个相等的部分，所产生的输出彼此相位差为 90°，用于为大部分正交发射线圈的两个端口供电。正交移相器的两个输出通常称为 I 和 Q，分别代表"同相"和"正交"。由于扫描仪可能有多个发射线圈，电子开关电路可以确保电流在适当的时间被输送到适当的线圈。此外，有时会使用相同的线圈来发射射频和接收信号。对于这些线圈，需要一个特殊的收/发开关来隔离这两个功能，并确保用于发射的强大电流不会进入并烧毁灵敏度相对较高的接收电路。

当射频脉冲关闭后，激发的磁化矢量将逐渐回到初始状态，此时射频接收线圈会接收到一个自由感应衰减（free induction decay，FID）信号，由于线圈接收到的信号较为微弱（毫伏级别），为了防止环境噪声的影响，会通过前置放大器增益信号。接收的信号包含有位置、强度等重要的成像信息，需要通过相位检波器对杂糅的信号进行解调，与一部分射频发射阶段中的正交移相器功能类似。参考频率合成器生成的载波信号，可以从杂糅的信号提取得到 I 和 Q 两个信道，分别表示图像信息的实分量和虚分量。最后将通过低通滤波以及模数转换的数据发送到计算机总线，在上面进行后续的图像重建工作，这一部分将在第二章中进一步讲解。

二、射频发射线圈

（一）螺线管形线圈

最早应用于磁共振成像的是螺线管形线圈，它能够在内部产生均匀分布的磁场，具有较高的灵敏度。早期的永磁和电磁系统大都使用螺线管形线圈。按身体部位，有头线圈、胸线圈、腹线圈和踝腕线圈，甚至小到耳线圈、指关节线圈等，但是由于其结构，样本的进入性差，使用空间受限，并且仅能产生线极性的射频场。通电后的螺线管会产生与线圈垂直的径向磁场，对应的场强与通过电流的大小成正比，如图 1-5 所示。螺线管的匝数与电感量 L 成正比，同时由于当主磁场场强确定时，$\omega_0 = 1/(LC)$，随着螺线管匝数增加，调谐电容 C 会减小，调谐的射频频率无法满足实验位置的共振频率要求（俎栋林和高家红，2014）。因此，当需要激发高频位置时，螺线管形线圈需要减少线圈匝数。但是线圈的匝数又与生成射频场的强度成正比，导致线圈应用场强的限制。基于以上原因，螺线管形线圈的应用空间有限，现阶段主要应用于非筒状磁体和介入性线圈。

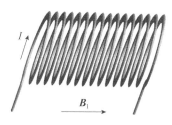

图 1-5　螺线管形线圈原理

（二）蝶形线圈

在开放式磁共振扫描仪中，射频线圈大多以水平的形式放置在主磁场中，而射频场必须垂直于主磁场。蝶形线圈（butterfly coil）非常适用于这种情况，其基本结构由两个环形线圈组成，如图 1-6（a）所示。蝶形线圈通电后，两个线圈会形成两个方向的磁场，两个磁场综合形成沿水平方向分布的射频场，如图 1-6（b）所示。常见的脊椎线圈由复合蝶形线圈的形式实现，如图 1-6（c）所示。此外，通过两组相互正交的蝶形线圈可以实现圆极化的射频场（俎栋林和高家红，2014），通过调节两个线圈的电流可以产生平面内任意方向的射频激发，如图 1-6（d）所示。

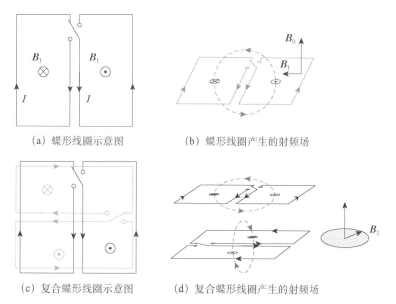

（a）蝶形线圈示意图　　　（b）蝶形线圈产生的射频场

（c）复合蝶形线圈示意图　　　（d）复合蝶形线圈产生的射频场

图 1-6　蝶形线圈

（三）鸟笼形线圈

上述提及的蝶形线圈虽然可以产生圆极性的射频场，但是射频场的分布不够均匀。为了获得均匀的圆极性射频场，Hayes 等（1985）发明了鸟笼形线圈（birdcage coil），如图 1-7 所示。鸟笼形线圈的结构可以分为端环和腿两部分，常见的鸟笼形线圈腿数 n 为 8～32，为 4 的整数倍（Gurler and Ider，2012），腿数越多，对应产生的射频场越均匀，输出的图像具有越高的信噪比。鸟笼形线圈可以根据激发射频的不同频率，分为低通鸟笼形线圈、高通鸟笼形线圈及带通鸟笼形线圈，其主要区别在于电容分布的位置：低通鸟笼形线圈的电容分布在腿上，电容相互并联；高通鸟笼形线圈的电容分布在端环上，多个电容串联；带通鸟笼形线圈的端环和腿处均有电容分布。

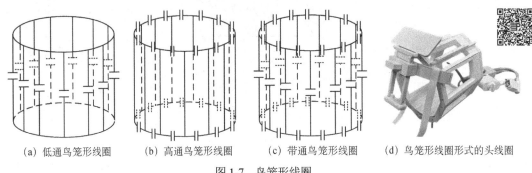

(a) 低通鸟笼形线圈　　(b) 高通鸟笼形线圈　　(c) 带通鸟笼形线圈　　(d) 鸟笼形线圈形式的头线圈

图 1-7　鸟笼形线圈

将鸟笼形线圈展开，如图 1-8 所示。每条腿之间存在 $2\pi/n$ 的相差 φ，通过调节鸟笼形线圈腿上的电容，可以使每条腿的电流为 $I_0\sin\varphi$。根据天线理论（Mispelter and Lupu，2007），每当圆柱形表面上的电流满足正弦角分布时，导体内部就可以产生均匀磁场。

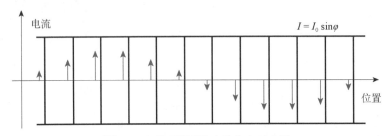

图 1-8　鸟笼形线圈的电流分布示意图

鸟笼形线圈是目前临床磁共振中最常用的射频线圈，超导磁共振扫描仪中几乎所有的体线圈都采用这种设计。鸟笼形线圈最大的优势是允许正交激发和正交接收。与线极性激发相比，正交激发可以节省一半射频功率，并减少了人体比吸收率（specific absorption rate，SAR）（Chen et al.，1983）。

（四）横电磁模线圈

2004 年 Vaughan 等在鸟笼形线圈的基础上提出横电磁模（transverse electromagnetic，TEM）线圈。相比于鸟笼形线圈受端环尺寸的影响，横电磁模线圈可以在给定直径的条件下任意改变横电磁模线圈的长度而不会对谐振频率产生影响，具有自屏蔽、主动去谐的功能，克服了射频功率要求和场穿透力的限制。横电磁模线圈的结构如图 1-9 所示。

横电磁模线圈的结构与鸟笼形线圈类似，其主要不同表现在横电磁模线圈圆柱体外表面有一个开槽的薄金属屏蔽层。屏蔽层为内部导线的电流提供返回路径（Ibrahim et al.，2001）。虽然特殊的鸟笼形线圈外部也设有射频屏蔽，但这些屏蔽与内部元件不相连，仅用于反射线圈内部的射频场，以防止过度的辐射损失（Vaughn，1996）。与鸟笼形线圈不同的是，横电磁模线圈内部的相邻导线不存在连接，而是通过可调的电容元件直接连接到屏蔽层上，可以独立调整电容元件以实现最优的均匀射频场。在激发射频为高频率的情况下，横电磁模线圈可视为一个谐振器或纵向传输线。当射频频率超过 200MHz 时，横电磁模线圈产生更稳定的射频激励，并且比传统鸟笼形线圈具有更高的品质因子（Vaughan et al.，2002）。同时横电磁模线圈也作为磁共振信号的接收线圈。

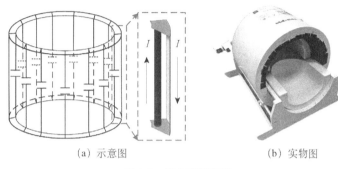

（a）示意图　　　　　　　　　（b）实物图

图 1-9　横电磁模线圈

三、射频接收线圈

（一）表面线圈

表面线圈是结构最为简单的接收线圈，如图 1-10（a）所示，一般由单个圆环状或者方形的 LC 回路构成。表面线圈主要针对小区域的成像，它具有较高的信噪比，能够支持高分率的成像。表面线圈的灵敏度及接收到的噪声与线圈尺寸成反比，因此线圈尺寸往往受到限制，线圈可探测的视野也十分有限。基于以上原因，表面线圈多用于小动物实验中，在临床医学中的应用较少，一般用于体表组织的成像，如肩关节、前列腺等区域。对于大区域的成像，会使用到由多个表面线圈组合的阵列线圈。多线圈的组合不仅能够提升图像的信噪比，还可以实现圆极化的信号接收，能够获取更丰富的空间信息，如图 1-10（b）所示。

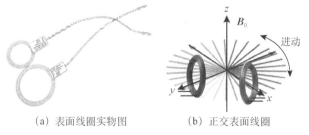

（a）表面线圈实物图　　　　　　（b）正交表面线圈

图 1-10　表面线圈

（二）阵列线圈

阵列线圈由多个表面线圈构成，其中的每个线圈独立地接收信号，互不干扰。阵列线圈兼具高信噪比和大探测视野的优点，是目前临床主流的射频线圈，也是未来线圈的发展趋势（Fujita，2007）。

根据阵列线圈中的排列方式，阵列线圈可以分为并行阵列线圈、相控阵列线圈及正交相控阵列线圈。其中并行阵列线圈的结构如图 1-11（a）所示，每个线圈的磁场互不影响。通过对多线圈元件的信号差分加权可以确定信号的空间位置（Ohliger and Sodickson，2006），进而减少梯度编码的时间，实现并行加速。相控阵列线圈的线圈元件存在大面积的重叠，如图 1-11（b）所示。它以最大限度地减少邻近线圈元件的耦合，采用低阻抗的前置放大器以去除非邻近线圈元件的弱耦合（Roemer et al.，1990）。拥有 n 个线圈元件的相控阵列线圈相较于单个线圈，信噪比可以提升 $\sqrt{n}$ 倍，在实际应用中这些提升相当可观。在相控阵列线圈的基础上进一步衍生出了正交相控阵列线圈，如图 1-11（c）所示。正交相控阵列线圈可以实现圆极化的射频收发，相较于前面提到的平面式的线圈，正交相控阵列线圈拥有更好的信噪比，也支持更大的成像面积。

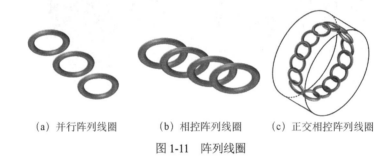

（a）并行阵列线圈　　　（b）相控阵列线圈　　　（c）正交相控阵列线圈

图 1-11　阵列线圈

四、射频线圈的评估指标与前沿发展

射频线圈优劣主要通过如下几个技术指标进行评估。

1. 信噪比

信噪比（signal-noise ratio，SNR）通过感兴趣区域的信号均值除以外周噪声标准差计算得到，用于直接评估图像质量。虽然图像质量还受其他磁共振部件的影响，但是射频线圈的激发效率以及接收共振信号的灵敏度与信噪比直接相关。

2. 品质因子 Q

品质因子为在共振频率下，当信号振幅不随时间变化时，系统储存能量和每个周期外界所提供能量的比例，具体计算公式为 $Q=2\pi f\times$（储存能量/能量损耗），其中 f 为共振频率。该指标用于评估信号传输中能量的损失。

3. 比吸收率

比吸收率（SAR）是人体暴露于射频场时，单位质量的能量吸收率（Jin，2018），单位为 W/kg。SAR 通常指局部区域的平均值，其计算公式为 $SAR = \dfrac{1}{V}\int \dfrac{\sigma(r)\left|E(r)\right|^2}{\rho(r)}dr$，其中，$V$ 为待测区域的体积；σ 为人体的电导率；E 为电场强度；ρ 为人体密度；r 为体积内的不同位置。

射频线圈的优化基本都是围绕这三个指标进行的，其中有研究通过优化相控阵列线圈元件的位置可以提高信号的传输效率，并在此基础上提高图像信噪比。在低场强下，Resmer 等发现利用利兹（Litz）导线（Webb and O'Reilly，2023）制造的射频线圈可以获得更高的品质因子。此外，良好的射频屏蔽、正确的电气接地和有效减少电磁干扰可以导致图像信噪比大幅提高。在高场强下，图像信噪比有明显提升，但是射频激发时的高 SAR 成为限制扫描的主要问题，通过选用新型的超导材料（Chen et al.，2020）或者改变线圈微结构可以有效解决这一问题。

一些临床前期的动物实验会将射频线圈植入动物体内以获取更高质量的图像。相同的方法在近期也应用到了人体研究当中，其目的是跟踪周围神经损伤手术修复后轴突的再生情况（Grant et al.，2002；Simon et al.，2016）。Ullah 等（2022）研制了由自调谐开放式微型线圈构成的植入式线圈，用于对深部脑血管成像。为了减少植入式线圈对人体的影响，Lee 等（2023）发明了一种生物可吸收线圈，线圈可在人体内工作至多一个月时间，之后会被组织完全吸收，避免了手术摘取线圈的再创风险。

第四节　梯 度 线 圈

一、梯度系统与梯度线圈概述

在磁共振成像中，梯度系统的主要作用是对磁共振信号进行编码以实现空间定位，其"梯度"之意在于其产生的磁场在空间方向上满足线性变化的规律。梯度系统一般由梯度线圈（gradient coil）、梯度功率放大器（gradient power amplifier，GPA）、梯度控制器、冷却系统等组件构成，如图 1-12（a）所示，各轴向线圈及其产生的梯度场方向如图 1-12（b）所示，梯度系统的控制关系如图 1-13 所示。

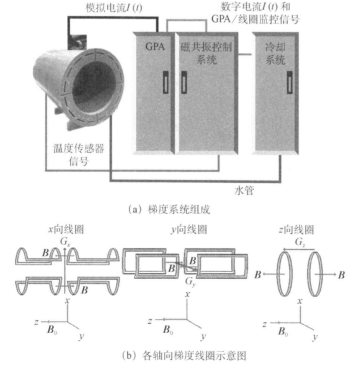

（a）梯度系统组成

（b）各轴向梯度线圈示意图

图 1-12　梯度系统与各轴向线圈示意图

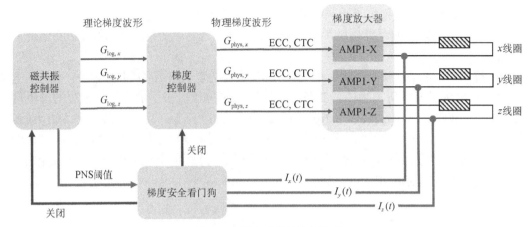

图 1-13　梯度系统的控制关系

理论梯度波形（logical gradient shapes，G_{log}）输入梯度控制器，每一轴梯度线圈的 PNS 阈值被输入梯度安全看门狗；
理论梯度波形被转换为实际产生的物理梯度波形（physical gradient shapes，G_{phys}），经过了滤波器组调整，以实现涡流补偿和交叉项
补偿，再送入梯度放大器的末级（AMP1-X、AMP1-Y、AMP1-Z）进行输出

GPA 是用于驱动梯度线圈的重要电子元器件，其性能主要由峰值电流 I_{max}、峰值电压（U_{max}）及其功率（$P_{amp}=I_{max}U_{max}$）表征，目前最大的 GPA 功率可达 3.5MW。梯度线圈为成像提供了重要的空间编码信息，通常由分别产生 x、y、z 三个方向梯度磁场的三组线圈构成。梯度线圈与成像性能密切相关的梯度指标主要有梯度场强（gradient amplitude，单位为 mT/m）、梯度切换率[slew rate（SR），单位为 T/（m·s）]，二者的关系如图 1-14 所示。

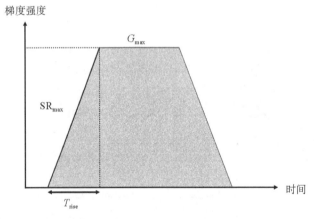

图 1-14　常见梯度指标：最大梯度场强 G_{max}、最大梯度切换率 SR_{max} 和上升时间 T_{rise}

当前商品化的临床科研级别的全身磁共振成像系统能够提供的梯度性能大约为梯度场强≤100mT/m，切换率≤200T/（m·s），较高的梯度性能对于实现高时空分辨率的磁共振成像十分关键，使用平面回波成像（echo-planar imaging，EPI）进行快速读出的扩散磁共振与功能磁共振序列也会受益于更高的梯度性能，但梯度性能的提高并非没有上限，除了硬件本身设计性能的极限，更高的梯度性能通常会使受试者产生更高的外周神经刺激（peripheral nerve stimulation，PNS）、更高的噪声和线圈发热而影响扫描安全，并且可能会带来更复杂的涡流效应（eddy current）而影响成像质量。针对涡流问题及其他场失真问题，梯度系统可通过图 1-13 所示添加涡流补偿（eddy current compensation，ECC）、交叉项补偿（cross-term compensation，

CTC）等预先补偿（pre-emphasis）以调整 GPA 所实际激发出的梯度场。

梯度线圈一般由主线圈层（x、y、z）、高阶主动匀场线圈层、水冷层、温度传感器、屏蔽线圈层、线圈支撑等结构组成。图 1-15 展示了梯度线圈在扫描仪中的方位和梯度线圈截面层次。在实际应用中，产生 x、y 和 z 三个方向梯度磁场的主线圈会一并封装在环氧树脂中，并固定在主磁体内孔壁上。为解决梯度线圈的散热问题，通常还会为梯度线圈配置专门的冷却系统。

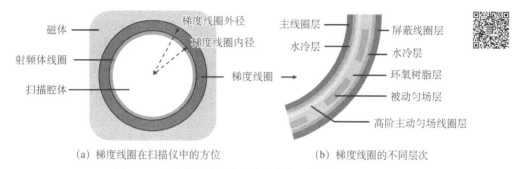

（a）梯度线圈在扫描仪中的方位　　　　（b）梯度线圈的不同层次

图 1-15　梯度线圈在扫描仪中的方位及其截面层次

由内而外：主线圈（x、y、z）产生梯度场，水冷层对其进行冷却。有些磁共振成像系统还配备了一个额外的线圈组，用于进行特异性的高阶主动匀场微调。整个梯度线圈体填充环氧树脂，以实现梯度线圈的最佳刚度和稳定性。铁片被插入被动匀场层的预留空隙中，以提高主磁场 B_0 的均匀性。外部屏蔽线圈（x、y、z）可减少梯度杂散场，同样由水冷层对其进行冷却

二、梯度线圈特性评估

（一）梯度性能

梯度系统的两个关键特性，即梯度场强和切换率，可以以简化（无量纲）形式 G_{max}/SR_{max} 表示。例如，"45/200"表示最大梯度场强 45mT/m，最大切换率为 200T/（m·s）。最大梯度场强与最大梯度切换率的乘积（$G_{max}·SR_{max}$）是一个很好的衡量梯度系统整体梯度性能（integral gradient performance）的指标。简单起见，只写无量纲的数字，而不使用梯度性能的实际单位（mT/m·（T/（m·s））=mT²/（m²·ms））。对于一个"80/200"的梯度系统，其整体梯度性能可表示为"16 000"（单轴）。

从 K 空间填充角度分析时，梯度场强定义了 K 空间的填充速度。对于一个给定的梯度线圈，梯度场强大小与功率放大器所输出的电流成正比，此特征可以用式（1-1）表示：

$$G = \eta I \tag{1-1}$$

其中，G 是梯度场强的幅值；I 是功率放大器输入至梯度线圈的电流大小；η 是线圈灵敏度（coil sensitivity），刻画了每安培电流产生的梯度场强。线圈灵敏度与梯度线圈的绕组密度（线圈匝数）成正比。灵敏度还取决于梯度线圈的许多其他特性，如内径（inner diameter）和线性度（linearity），线圈灵敏度通常在 0.05mT/（m·A）的范围内。

切换率（SR）描述了梯度系统从 0mT/m 上升至最大梯度场强的速度，从 K 空间填充角度分析时，SR 刻画了 K 空间填充的加速度。对于一个给定的梯度线圈，梯度切换率与功率放大器提供的电压成正比，此特征可以用式（1-2）表示：

$$SR = \eta / L · U \tag{1-2}$$

其中，SR 是梯度切换率；U 是功率放大器所提供的电压；L 是梯度线圈的电感。

由式（1-1）和式（1-2）可以推导出：

$$G_{max} \cdot SR_{max} = \eta^2 / L \cdot I_{max} \cdot U_{max} \qquad (1-3)$$

由式（1-3）可知，梯度性能与梯度功率放大器所提供的功率成正比，将 $\epsilon = \eta^2 / L$ 定义为梯度线圈的效率，因此式（1-3）可写为 $G_{max} \cdot SR_{max} = \epsilon \cdot I_{max} \cdot U_{max}$。接下来讨论影响梯度性能的其他几个线圈内禀属性。

1. 绕组密度

绕组密度（winding density，即电流密度）可用于权衡梯度场强与切换率，更高的密度会带来更高的线圈灵敏度，即单位电流产生的场强幅值更大；同时，密度越高，电感量越大，即单位电压产生的切换率越小。这样的关系是成正比的。例如，如果密度增加 1 倍，梯度场强幅值将增加 2 倍，但切换率将减半；如果密度减半，梯度场强幅值将减半，但切换率将提高 2 倍，整体梯度性能（$G_{max} \cdot SR_{max}$）将保持不变，与绕组密度无关。简单起见，本书不考虑梯度线圈中的低欧姆损耗。

2. 梯度线性度

梯度线性度（gradient linearity），有时也称为均一性（homogeneity），描述了磁场与理想线性梯度的偏差，通常线性度以百分数（%）表示。较低的梯度线性度会导致图像失真和最大视场（field of view，FOV）缩小。畸变虽然可以通过软件手段校正，但代价是 FOV 以外的空间分辨率会降低。此外，由于梯度的非理想线性，扩散磁共振成像的关键指标 b 值也会具有空间依赖性，从而造成较大的成像误差。然而，较低的线性度会提高梯度线圈在 G_{max} 和 SR_{max} 方面的效率，这意味着，如果牺牲线性度，在相同的梯度功率放大器功率下可以获得更高的梯度性能，有数据显示（Wu et al.，2024；Feinberg et al.，2023），目前前沿的高性能梯度磁共振成像系统可以将线性度控制在 10%（20cm 成像区内）以下；此外，较低的线性度还可以降低 PNS 的水平，这意味着可以在不刺激患者的情况下使用更多的梯度性能。图 1-16 直观显示了不同线性度梯度场的区别。

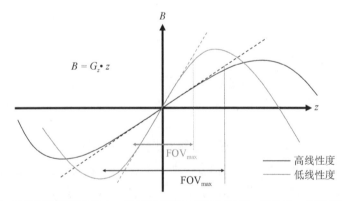

图 1-16　两种不同梯度系统中，梯度场强度 B 和空间位置 z 的关系，以及梯度线性度
实线代表磁场的实际形状，虚线代表理想的线性梯度磁场，FOV_{max} 表示可接受的线性偏差的最大 FOV

3. 梯度线圈内径

梯度线圈内径（inner diameter）等于扫描腔孔径加上射频线圈厚度的 2 倍（图 1-15），梯度线圈内径是影响梯度系统整体性能最关键的因素，因为存在以下关系：

$$\epsilon \propto 1 / Diameter^5 \qquad (1-4)$$

ϵ 即式（1-3）中的 $\epsilon = \eta^2 / L$，此式表明梯度线圈效率与内径的五次方成反比关系（Hidalgo-Tobon，2010）。如果假设射频线圈的典型厚度为 3cm，那么患者孔径为 70cm（即梯度线圈内径为 76cm）的系统与患者孔径为 60cm（即梯度线圈内径为 66cm）的系统相比，其梯度性能（在放大器功率相同的情况下）为 $(66/76)^5 \approx 1/2$，即 70cm 系统需要 2 倍的放大器功率才能达到与 60cm 系统相同的梯度性能。

（二）涡流效应

由法拉第电磁感应定律可知，随着扫描的进行而不断变化的梯度磁场会激发导体内产生感应电流，变化的感应电流则会影响梯度场使其偏离预期波形，此效应即梯度场的涡流效应。图 1-15 的屏蔽线圈层位于梯度线圈的最外侧，其功能是将泄漏至线圈外的梯度场降至最低，从而将梯度线圈外导电结构中激发的涡流降至最低，屏蔽系数以百分数表示。一方面，较小的屏蔽系数会导致残留较大的涡流，从而在成像过程中产生更多的伪影；另一方面，屏蔽系数越小，线圈效率越高，即梯度性能越高。现代磁共振成像系统中，屏蔽系数的目标一般是尽可能接近 100%。

涡流会对梯度场波形产生低通滤波效应，使实际梯度场波形偏离理想波形，其效果如图 1-17 所示。

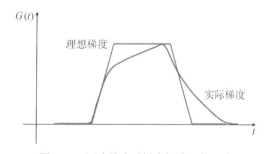

图 1-17　涡流效应对梯度场波形的影响
表现为"低通"滤波效果

（三）PNS 效应

在序列扫描过程中，梯度系统根据序列的梯度波形和时序的设计，在空间中产生对应的梯度磁场。根据麦克斯韦方程 $\nabla \times E = -\partial B / \partial t$，空间中变化的磁场会产生感应电场。当生物体处于该感应电场中，且电场强度达到神经刺激的阈值条件时，就会产生周围神经刺激。根据理论空间扩展非线性节点神经刺激模型，会引起神经刺激的电场阈值表示为

$$E_{\text{TH}} = E_{\min} / (1 - \exp(-t_s / t_c)) \tag{1-5}$$

其中，$E_{\min}$ 为最小阈值；t_c 为时间常数；t_s 为刺激时间。当评估固定范围内的神经刺激阈值时，可将阈值由电场的表达形式转化为 dB/dt 的表达形式：

$$\left(\frac{\mathrm{d}B}{\mathrm{d}t}\right)_{\text{TH}} = \text{rheobase} \cdot (1 + \text{chronaxie} / t_s) \tag{1-6}$$

其中，rheobase 为基强度；chronaxie 为时基值。对于全身梯度系统，相关法规（den Boer et al.，2002）给出了阈值的默认值：rheobase=20，chronaxie=0.36。PNS 效应对梯度系统的限制可以用图 1-18 表示，即梯度参数的可行域被 PNS 阈值和硬件性能共同约束，主要限制来自于外周神经刺激阈值（PNS 约束）。如果梯度系统性能不能适应这一约束，那么有相当一部分参数空间

就不能用于扫描受试者（图 1-18），因此在目前梯度线圈设计中，出现了将提高 PNS 阈值纳入线圈优化设计的新技术方向。

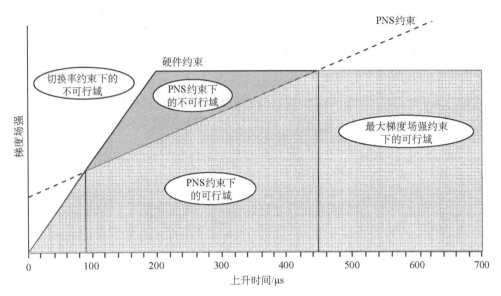

图 1-18 梯度系统性能的局限性

左侧从原点出发的实线是最高梯度切换率（SR_{max}）带来的约束，上方横线是最高梯度场强带来的约束，以上两部分约束来自于硬件性能；虚线为 PNS 约束，其右侧为低于 PNS 阈值的可行域，因此 PNS 与硬件性能共同决定了阴影部分的参数空间可行域

对于 PNS 效应，在梯度系统设计过程中，可以进行电磁场仿真及梯度场测量，建立该梯度系统的 PNS 安全模型，并获得相关参数。同时进行仿真计算或实验，获得安全合理的 PNS 限值（Feinberg et al.，2023）。根据图 1-14 中所展示的梯度安全看门狗的功能对 PNS 安全进行监控的流程一般为：首先在正式扫描开始前，对扫描序列使用的梯度进行分析，并输入 PNS 安全模型中得到该扫描序列的 PNS 结果，并将其与 PNS 安全阈值相比较，若超过安全阈值，则不允许进行此次扫描，需要修改序列参数后再次评估 PNS 结果；若扫描序列 PNS 的预测结果未超过安全阈值，则此次扫描可正常开始。在扫描过程中，对实际梯度输出进行实时监控，并进行实时 PNS 计算，若超过安全阈值，则立即停止当前扫描，避免对被检查者的安全产生影响。

（四）噪声效应

梯度线圈处于主磁场中，因此其会受到洛伦兹力作用，简要的受力分析如图 1-19 所示。而产生序列所需的变化的梯度场的快速切换的电流脉冲会导致线圈受力始终处于非稳定状态，从而产生很强的振动噪声被患者所感知。在数量级为几特斯拉（目前在大多数临床机器中为 3T）的主磁场下，如果梯度线圈中流过电流以 600A 计，那么作用在梯度线圈单位绕组上的安培力约为 2000N/m，而线圈总长度为数百米，因此整个线圈上作用的安培力会非常大，将会带来约 100m/s^2 数量级的线圈表面振动加速度，使得线圈受力振动并将力反馈传导至周围组件。在需要梯度快速切换以采集回波信号快速填充 K 空间的平面回波成像（EPI）序列中，其产生的噪声可达 90～110dB，甚至曾在 3T 磁共振成像系统上高达 130dB（A）（Ravicz et al.，2000）。该噪声十分影响患者的舒适度，会增加患者的焦虑水平，使之无法听清医生或技师的扫描指导，甚至有可能对胎儿和婴幼儿等敏感人群构成安全风险。

目前针对磁共振扫描时产生的噪声已有多种方法进行抑制，包括：给予患者听力保护装置如耳塞耳罩的被动降噪方法（最常用）；优化梯度线圈设计、使用真空隔声层隔绝梯度线圈振动噪声传播路径、专门针对梯度线圈设计的主动振动抑制系统等硬件改造方法；基于序列的静音优化方法，如降低切换率或对波形进行柔化以规避高频共振。

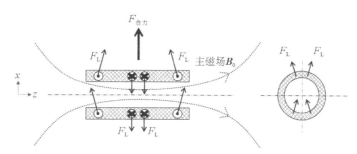

图 1-19　梯度线圈所受洛伦兹力示意图（以 x 向线圈为例）

图中 F_L 为线圈电流元受到的洛伦兹力，$F_{合力}$ 是此时所受洛伦兹力的合力，箭头表示受力方向

（五）焦耳热效应

梯度线圈工作过程中，因为线圈材料的电阻特性，会产生大量局部焦耳热。如果产生的热不能及时排出，有可能引起梯度性能改变导致图像失真甚至造成线圈损坏。目前，最先进的梯度线圈都是用水冷却的，冷却结构的设计也是梯度线圈设计中的重要环节，这对于线圈的长期性能表现至关重要。为了实现最高效的冷却，水冷层应与梯度线圈结构紧密相接，有以下两种不同的技术可以实现这一目标。

第一种方法是使用空心管作为梯度线圈绕组材质，即冷却水从导体中心流经，这是一种非常高效的冷却方式。但此设计仍存在一些劣势，如较粗的空心导线具有较大的最小曲率半径，这样会导致在进行梯度线圈优化设计时，改变线圈排布形状的优化空间被压缩，对于一些复杂形状的线圈设计如 x 向和 y 向线圈常见的"指纹"样线圈排布较为不利。

第二种方法是用细导线制造梯度线圈，再设计独立的水冷层，如图 1-15 所示。虽然不如第一种方法直接接触冷却水所获得的冷却效率高，但细导线梯度线圈产生的涡流效应较小，并且在高切换率下具有较低的焦耳热产生，并且细导线的绕组排布可以具有更小的曲率半径，线圈优化设计空间大，可以尝试更多的针对性优化如 PNS、振动及磁屏蔽等。

三、梯度线圈的设计

（一）梯度线圈设计的发展

磁共振成像诞生之初，x、y 向线圈一般设计为 Golay 线圈（马鞍形结构）（Golay，1970），而 z 向则设计为 Helmholtz（Maxwell）线圈，即环形线圈对结构，如图 1-12（b）所示，并在此后发展出 x、y 向梯度线圈的多边形（polygon design）与指纹形（finger-print design）的绕组排布，如图 1-20 所示。

1985 年梯度线圈引入了自屏蔽设计（Mansfield et al.，1990），线圈出现了双层设计，由内层的主线圈（primary coil）和外层起自屏蔽作用的次级线圈（secondary coil 或 shielding coil）构成，这样的设计使得梯度场在腔体内达到所需的磁场质量，而在梯度线圈以外磁通量减为零，

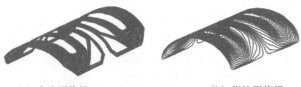

(a) 多边形绕组　　　　　　　(b) 指纹形绕组

图 1-20　横向线圈（x 和 y）的绕组设计

从而避免在外部结构导体中激发涡流，有助于提高磁共振成像质量。Turner（1993）总结了三种用于确定线圈具体绕线分布的方法：矩阵求逆法、流函数法及目标场法。其中，通过流函数等势线来确定具体线圈绕线的流函数法，直到今天依然被广泛应用于各种规则或者不规则结构梯度线圈的设计（Lemdiasov and Ludwig，2005）。目标场法也在不断改进中，成为设计规则结构梯度线圈的一种有力工具（Forbes and Crozier，2001）。

通过优化梯度线圈的电感，可以获得更高的梯度切换率，因此目前按照此目标进行优化设计所得到的 x 向和 y 向梯度线圈为如图 1-20（b）所示的指纹形排布的线圈绕组。

现代梯度线圈设计还发展出了在主线圈与次级线圈（屏蔽线圈）面间添加多个连接从而将两个分立层面连为一个整体的三维梯度线圈空间［图 1-21（b）］并进行整体优化设计来最大限度地降低功耗的三维梯度线圈设计方式。与传统梯度线圈相比，三维线圈的功耗大大降低［图 1-21（a）］并且能在不牺牲线圈线性空间（linearity volume）的情况下将磁体做得更短且内径更宽。同时三维的线圈设计也能更好地解决扫描过程中的线圈过热问题。

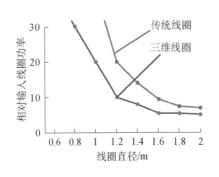

(a) 三维线圈设计与传统设计　　　　　(b) 体积有限差分法设计的三维自屏蔽圆柱线圈，
方法相比能有效降低功耗　　　　　　它将两个分立层面连为一个整体的三维梯度线圈
　　　　　　　　　　　　　　　　空间，图中指出了线圈内外相连的两层结构

图 1-21　三维梯度线圈的能耗特性与线圈排布仿真图

现代梯度线圈的设计方法主要有两个主要分支，即离散导线法（线圈空间法）及连续电流密度法，接下来对两种方法进行简要介绍。

（二）离散导线法

离散导线法的设计核心在于根据先验知识选择特定的参数曲线来描述线圈绕线方式，然后通过不断优化迭代的过程，调整参数曲线以逼近最优解，从而确定最佳的参数值和线圈绕线布局。常用的优化算法包括共轭梯度下降法、蒙特卡罗法、空间形变法及各种群体智能算法。

离散导线法的优势在于直接生成具体的线圈绕线方式。因为根据该方法设计的线圈，可以直接利用毕奥-萨伐尔定律计算产生的磁场。只要选择合适的参数曲线并通过优化求解得到相应的参数，离散导线法就能适应各种结构的梯度线圈设计。

然而，离散导线法的主要缺点在于需要具备一定的先验知识来选择参数曲线，对于复杂的结构，参数曲线的选择可能较为困难。此外，整个优化计算过程可能比较耗时，但随着计算机性能的提升，这个问题正在逐渐得到解决。

（三）连续电流密度法

基于连续电流密度的梯度线圈设计方法可以分为两大类：解析方法和数值方法（Zhu et al.，2012）。解析方法适用于规则的线圈结构，可使用一组相互正交的基函数描述电流密度，从而进行梯度线圈设计，最常见的基函数可以通过目标场法的傅里叶级数展开得到。对于不规则结构，解析方法则不能直接使用，而通常需要采用数值方法，常用的数值方法包括有限元法、边界元法及有限差分法。这些方法将线圈分布空间分割成大量网格，并在网格中使用某种近似算法来描述电流密度与流函数之间的关系，通过求解逆问题获得各网格节点上的流函数值。

获得流函数值后，需要对线圈空间进行离散化处理以获得具体的导线分布。与离散导线法相比，连续电流密度法不需要先验知识，且具有更多的优化变量，因此在理论上具有更大的优化空间，能够设计出性能优于离散导线法的线圈。目前，基于连续电流密度的数值方法是适用于各种结构梯度线圈设计的最佳选择。

四、梯度线圈的新发展

（一）超高性能梯度脑部专用系统

结合前文所述内容，目前梯度线圈的发展方向主要在于提高梯度性能（与成像性能密切相关）的同时减少涡流、PNS、噪声以及焦耳热等负面效应的影响。神经影像作为脑科学研究的重要手段。例如，通过功能磁共振成像（fMRI）可定位大脑的功能激活区并构建功能连接图谱；通过扩散磁共振成像（diffusion magnetic resonance imaging，dMRI）可追踪大脑的神经纤维并构建结构连接图谱。而想要实现更高时空分辨率以达到介观乃至微观尺度的脑影像技术，则需要对梯度系统进行全面的升级，达到现在常用的临床高性能磁共振成像系统[梯度场强≤100mT/m，切换率≤200T/（m·s）]的数倍甚至更高。而在提高梯度系统整体性能（更高的 G_{max} 和 SR_{max}）的基础上，还需要尽量将 PNS 等随着梯度性能提升而影响更显著的负面效应降低，以充分解放成像的参数空间，实现更先进的成像技术。

由成像原理可知，高性能梯度系统对于提升成像分辨率和扩散磁共振性能的作用尤为明显。梯度场强和切换率决定了成像编码速度，进而决定了最短回波时间（echo time，TE）和带宽，而 TE 越短，图像信噪比越高，这对介观尺度（百微米）分辨率成像具有重要意义。此外，梯度场强的提高可直接提升扩散加权 b 值和缩短扩散时间，使得细胞与轴突微结构的重建更为精准。

近年来，世界三大医学影像巨头德国西门子、美国通用电气（GE）和荷兰飞利浦通过与顶尖高校合作在梯度系统的研制方面取得了一定进展，如美国通用电气 MAGNUS（Foo et al.，2020）、西门子 Connectome 系统（Huang et al.，2021）和 7T IMUPLSE 系统（Feinberg et al.，2023）、联影（UIH）的 NeuroFrontier（Wu et al.，2024）。高性能梯度系统的发展历史和简要性能参数归纳见表 1-1（Foo et al.，2018；Weiger et al.，2018；Setsompop et al.，2013）。

表 1-1　现有高性能梯度系统的性能参数归纳

梯度系统名称	年份	梯度场强/(mT/m)	切换率/(T/(m·s))	梯度功率放大器功率	系统架构
临床梯度系统	—	40~50	100~200	1MW	集成式
西门子 AC88	2004	80	400	—	嵌入式
西门子 Connectome 1.0	2013	300	200	4×2MW	集成式
飞利浦高性能梯度线圈插件	2018	200	600	2×1MW	嵌入式
GE C3T-HG	2018	85	700	1MW	集成式
GE MAGNUS	2020	200	500	1MW	集成式
西门子 Connectome 2.0	2023	500	600	2×2.7MW	集成式
西门子 IMPULSE	2023	200	900	2.7MW	集成式
联影 NeuroFrontier	2024	650	600	2×3.5MW	集成式

（二）超高性能梯度线圈设计的进步

超高性能梯度系统的设计面临着一系列技术挑战：随着梯度场强和切换率的增加，梯度线圈工作时成像对象产生的感应电场也会大幅度提高，从而引发显著的生物电磁效应。该生物电磁效应以 PNS 为主，会使受试者产生刺痛感，危害其电磁安全。由于该生物电磁效应的限制，目前的超高性能梯度磁共振成像系统无法使用设计的最高性能参数工作，造成了严重的性能浪费。此外，高性能梯度系统还面临着涡流效应、噪声效应等其他问题，阻碍了硬件系统发挥其最佳性能。

针对以上问题，目前超高性能梯度场线圈的设计领域提出了众多技术方案以实现梯度线圈的优化设计。例如，对于具有超高性能梯度的脑影像专用设备梯度线圈，采用非对称梯度线圈设计，建立感应电场分布与神经动力学的耦合模型，确立 PNS 的阈值函数，实现高 PNS 阈值的梯度线圈设计；通过力-振动模型和振动-噪声模型明确梯度线圈中噪声产生与传播的基本原理，从而建立高精度噪声模型得到噪声频率响应，实现静音型的梯度线圈设计；根据主磁体导体结构建立涡流模型，得到成像区的涡流磁场分布，指导低涡流线圈设计和脉冲序列设计，从而降低成像伪影。

思　考　题

1. 磁共振成像系统为什么需要磁场场强高、均匀度高的磁场？

2. 针对不同类型的磁共振扫描仪以及不同的成像对象（如成人的头部成像），应该如何选择合适的射频线圈，为什么？

3. 射频线圈的 SAR 值限制与待测患者的肥胖程度有关吗？如果有关，那么两者之间的关系如何？

4. 相控阵线圈中的线圈元件数量是否越多越好，为什么？

5. 归纳总结制约梯度系统性能提升的因素，可查找资料了解目前高性能梯度系统是如何克服这些制约的。

6. 结合本章磁体系统的内容，请思考可以提高患者扫描舒适度的大孔径磁共振成像系统的开发会遇到哪些挑战？

第二章　磁共振信号的产生

磁共振信号是由原子核自旋产生的。通过在强磁场下对原子核自旋状态进行激发和信号探测，可以以非侵入方式有效获取人体组织的丰富信息。理解磁共振信号的产生机制和变化特点是理解磁共振成像原理的基础。本章将从原子核的磁性、射频激发、弛豫过程、布洛赫方程与自由感应衰减信号几个方面，详细介绍磁共振信号产生的基本原理。

第一节　原子核的磁性

一、自旋与磁矩

自然界是由各种各样的微观粒子组成的。这些粒子包括分子、原子、电子，以及组成原子的质子、中子等。在人体中，含量最丰富的元素是氢元素（^{1}H），氢原子核只由一个质子和一个电子构成，没有中子，它的质量数为 1，原子序数也是 1。在人体中，氢元素的丰度（摩尔分数）高达 62%。无论是复杂的蛋白质大分子，还是细胞生存所必需的水分子，都离不开 ^{1}H。^{1}H 有许多有趣的物理属性。例如，^{1}H 的质量是所有元素中最小的。另外，因氢原子中只有一个质子，很多时候为了方便，可以简单地将氢原子核简称为质子。^{1}H 还有一个重要的物理属性，就是自旋（spin）。

自旋是粒子物理学中一个极其重要的概念，它不仅影响着粒子的物理行为，而且在量子力学和量子场论的许多领域中扮演着关键角色。自旋不同于经典物理中的物体旋转，它是粒子的一种内禀属性，不能通过经典物理学理论直观理解。自旋这一概念最初是在 1925 年由两位荷兰物理学家乔治·乌伦贝克（George Uhlenbeck）和萨缪尔·高斯密特（Samuel Goudsmit）提出的。他们提出这个假设是为了解释阿尔弗雷德·斯特恩（Alfred Stern）和瓦尔特·格拉赫（Walther Gerlach）于 1922 年进行的著名的 Stern-Gerlach 实验中所观察到的现象（Stern and Gerlach，1922）。在这个实验中，银原子束被发射并通过一个非均匀磁场，结果发现银原子束在磁场作用下分裂成两个分量。为解释这一现象，乌伦贝克和高斯密特提出电子具有自旋角动量，并推测电子可以处于"自旋向上"和"自旋向下"两种不同的状态，这些状态与它们在磁场中的行为直接相关。根据这一理论，在 Stern-Gerlach 实验中，银原子中未配对电子的自旋与外部磁场相互作用，产生了不同的磁矩状态，进而导致银离子在不均匀磁场的作用下分为两束（图 2-1）。

在此基础上，1937 年，伊西多·艾萨克·拉比（Isidor Rabi）首先实现了对原子核磁矩的测量，并首次使用了"核磁共振"这一术语。1946 年，费利克斯·布洛赫（Felix Bloch）和爱德华·米尔斯·珀塞尔（Edward Mills Purcell）发现了核磁共振（nuclear magnetic resonance，NMR）现象，他们几乎同时分别独立测得水和石蜡的核磁共振吸收，首次证实了核磁共振现象

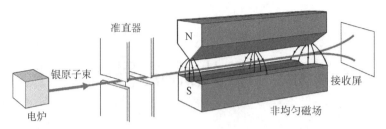

图 2-1　Stern-Gerlach 实验与自旋能级分裂现象示意图

的存在（Purcell et al.，1946）。在 1959 年，辛格（Horace Singer）进一步使用核磁共振技术测量了动物的血流。另一个重大的技术突破发生在 20 世纪 70 年代，保罗·劳特伯（Paul Lauterbur）和彼德·曼斯菲尔德（Peter Mansfield）独立地发明了由核磁共振生成图像的方法（Grover and Singer，1971），这为磁共振成像技术的临床应用铺平了道路。在核磁共振技术的发展历程中，该领域已经产生了多项诺贝尔物理学奖获得者。奥托·斯特恩（Otto Stern）因发现质子磁矩获得 1943 年诺贝尔物理学奖，拉比用共振方法记录原子核磁特性的创新获得 1944 年诺贝尔物理学奖，布洛赫和珀塞尔因发现精确的核磁共振精密测量方法而分享了 1952 年的诺贝尔物理学奖。此后，核磁共振开始逐步应用于化学、医学等领域。恩斯特因在发展高分辨磁共振波谱学方面的重大贡献获得了 1991 年的诺贝尔化学奖；库尔特·维特里希（Kurt Wüthrich）由于应用多维核磁共振技术解析生物大分子结构方面的开创性贡献获得 2002 年的诺贝尔化学奖；劳特伯和曼斯菲尔德在核磁共振快速成像技术领域的突破性成就而共同获得了 2003 年的诺贝尔生理学或医学奖。

　　自旋不仅适用于电子，还适用于包括质子、中子以及各种介子和夸克等所有基本粒子。每种基本粒子都有特定的自旋值，这个值是量子化的，故也称为自旋量子数。自旋量子数为约化普朗克常量 $\hbar$ 的整数倍或半整数倍，同种微观粒子具有相同的自旋量子数。例如，电子的自旋量子数为 $\hbar/2$，光子的自旋量子数为 $\hbar$。对于 ^{1}H，它的自旋量子数是 $\hbar/2$。原子核由质子和中子组成，其自旋量子数 I 与原子中含有的核子数有关。一般来说，当原子核质量数为奇数时，自旋量子数 I 取半整数；当原子核质量数为偶数，并且原子序数为奇数时，自旋量子数 I 取整数；当质量数和原子序数皆为偶数时，原子核的自旋量子数 $I=0$。例如，^{1}H 的自旋量子数为 1/2，^{7}Li 的自旋量子数为 3/2，而 ^{4}He 的自旋量子数为 0。表 2-1 中展示了一些常见元素的自旋量子数、旋磁比。

表 2-1　一些常见元素的自旋量子数、旋磁比

原子核 n	自旋量子数 I	磁矩 $\mu/(\text{rad}/(\text{T}\cdot\text{s}))$	旋磁比 $\gamma/(10^7\,\text{rad}/(\text{T}\cdot\text{s}))$	旋磁比 $\tilde{\gamma}$（频率单位形式）$/(\text{MHz}/\text{T})$
^{1}H	1/2	2.79255	26.7519	42.576
^{13}C	1/2	0.70219	6.7283	10.705
^{14}N	1	0.40365	1.9325	3.077
^{17}O	5/2	−1.8930	−3.6267	−5.772
^{23}Na	3/2	2.21711	7.0761	11.262

　　自旋量子数决定着微观粒子的总自旋角动量 $\boldsymbol{S}$：

$$|\boldsymbol{S}| = \hbar\sqrt{I(I+1)} \tag{2-1}$$

　　对于一个具体的粒子，要描述它的自旋角动量状态，还需要结合磁量子数 m。磁量子数是微观粒子的自旋角动量在特定方向（通常选 z 轴）的投影。粒子自旋角动量在 z 轴的投影 S_z 为

$$S_z = \hbar m, \qquad m \in \{-I, -I+1, \cdots, I-1, I\} \tag{2-2}$$

　　磁量子数 m 有 $2I+1$ 个可能取值，故自旋角动量 $\boldsymbol{S}$ 的投影 S_z 也有 $2I+1$ 个取值。注意到，自

旋角动量在某个方向的投影总是小于粒子的总自旋角动量的模：

$$S_z < |\boldsymbol{S}| \tag{2-3}$$

带电微观粒子在磁场中会产生磁矩 $\boldsymbol{\mu}$，其与自旋角动量 $\boldsymbol{S}$ 之间具有如下关系：

$$\boldsymbol{\mu} = \gamma \boldsymbol{S} \tag{2-4}$$

其中，γ 为旋磁比（gyromagnetic ratio），是与微观粒子种类有关的常数。理想状态下，做圆周运动的点电荷的旋磁比 γ_{ideal} 可以通过计算得到，即

$$\gamma_{\text{ideal}} = \frac{q}{2m_q} \tag{2-5}$$

其中，q 为点电荷的电荷量；m_q 为点电荷的质量。式（2-5）可以用来大致评估微观粒子旋磁比，但由于微观粒子结构不同，而非一个理想的电流环，故真实粒子的旋磁比 γ 并不由式（2-5）决定。例如，质子和电子的质量之比为 $m_p / m_e = 1836$；电荷量之比为 $|q_p / q_e| = 1$，依照式（2-5）它们旋磁比的比值为 $\gamma_e / \gamma_p = 1836$，但实际上二者磁旋比的比值为 $\gamma_e / \gamma_p = 658$。

磁共振成像主要关注质子也就是氢原子 ¹H 的磁矩，质子的旋磁比 γ_p 为

$$\gamma_p = 2.675 \times 10^8 \quad (\text{rad/(s} \cdot \text{T)}) \tag{2-6}$$

实际应用中为便于计算，也常用其频率单位的形式 $\tilde{\gamma}_p$

$$\tilde{\gamma}_p = \frac{\gamma_p}{2\pi} = 42.58 \quad (\text{MHz/T}) \tag{2-7}$$

在经典力学理论框架下，如果将粒子置于外磁场 $\boldsymbol{B}_0$ 中，粒子将受到力矩 $\boldsymbol{T}$ 的作用：

$$\boldsymbol{T} = \frac{\mathrm{d}\boldsymbol{S}}{\mathrm{d}t} = \boldsymbol{\mu} \times \boldsymbol{B}_0 \tag{2-8}$$

此时，该粒子的势能 U 为

$$U = -\boldsymbol{\mu} \cdot \boldsymbol{B}_0 \tag{2-9}$$

根据式（2-4），磁矩 $\boldsymbol{\mu}$ 与自旋角动量相关，故在磁场中粒子的势能会依据不同的自旋角动量投影发生能级分裂。图 2-2 展示了自旋量子数为 1/2 的质子在磁场中的能级分裂示意图。在粒子被置入磁场 $\boldsymbol{B}_0$ 前，其自旋向上的量子态和自旋向下的量子态能量相同；粒子进入磁场 $\boldsymbol{B}_0$ 后，其自旋向上的量子态将比自旋向下的量子态能量更高，能量差值 $\Delta E = \gamma \hbar B_0$。磁场导致能级简并被消除的现象称为塞曼能级分裂。由于系统总是趋向能量较低的状态，粒子的磁矩也将趋向于势能更低的方向，即平行于 $\boldsymbol{B}_0$ 的方向。

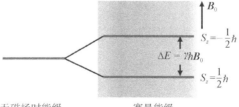

图 2-2　质子的塞曼能级分裂示意图
S_z 为质子自旋角动量在 z 轴的投影，ΔE 为能级之间的能量差值

上述讨论均在微观层面分析磁场对粒子的作用，而在磁共振成像中，通常关注粒子的宏观效应。以 $V_w = 1\text{mm} \times 1\text{mm} \times 1\text{mm}$ 的水为例，其总质量 M_w 为

$$M_w = V_w \times \rho_w = 10^{-3} (\text{g}) \tag{2-10}$$

其中，ρ_w 为水的密度，这里取 1g/cm^3。已知水分子的摩尔质量 $m_w=18\text{g/mol}$，并引入阿伏伽德罗常数 $N_A = 6.02 \times 10^{23}$，因此可以得到 V_w 体积的水中含有的分子数 N_w 为

$$N_w = \frac{M_w N_A}{m_w} = 3.34 \times 10^{19} \tag{2-11}$$

由于每个水分子中含有两个氢质子，代入式（2-11）中可以得到该体素内氢质子的数量 N_p 为

$$N_p = 2 \times N_w = 6.69 \times 10^{19} \tag{2-12}$$

由此可见，磁共振成像体素尺度内的质子数量是巨大的。对于大量粒子组成的系统，其状态可以使用热力学统计的方法描述。在热平衡状态下，粒子将以玻尔兹曼分布处于式（2-2）所描述的各个状态：

$$f(U) = \frac{e^{-U/(kT)}}{\sum_U e^{-U/(kT)}} \tag{2-13}$$

其中，U 为粒子的势能；k 为玻尔兹曼常量；T 为温度。由于宏观下大量粒子自旋磁矩的水平分量和为零，热平衡状态下的宏观磁化矢量 $\boldsymbol{M}_0$ 为体素内粒子自旋在平行于 $\boldsymbol{B}_0$ 方向上的总和：

$$\boldsymbol{M}_0 = \sum_N \boldsymbol{\mu} = \sum_{m \in \{-I, \cdots, I\}} m\hbar f(m) N\boldsymbol{k} \tag{2-14}$$

其中，N 为该区域中的质子数；$\boldsymbol{k}$ 为 z 方向单位矢量。当 $\hbar\omega_0 \ll kT$ 时，有

$$\boldsymbol{M}_0 = \frac{I(I+1)\gamma^2\hbar^2}{3kT} N\boldsymbol{B}_0 \tag{2-15}$$

可以看到，由于在平衡态下有更多的氢质子处于能量更低的量子态，宏观上产生了可以观测的磁化矢量 $\boldsymbol{M}_0$。$\boldsymbol{M}_0$ 的大小影响磁共振成像最终图像的信噪比。根据式（2-15），由于人体的体温变化一般可以忽略不计，只需要考虑 N 和 $\boldsymbol{B}_0$ 的影响：一方面，可以通过扩大成像体素的方式提高 N 以增加 $\boldsymbol{M}_0$，但这也意味着成像分辨率降低；另一方面，可以提升主磁场 $\boldsymbol{B}_0$，这也是近年来超高场磁共振设备越来越受青睐的根本原因之一。

二、进动与拉莫尔方程

根据式（2-14），磁共振成像实际测量的是一个体素内所有质子自旋的信号总和，也就是宏观磁化矢量。虽然通常需要使用量子力学描述微观粒子自旋，但在成像的宏观尺度上使用更加简便的经典理论足以满足大部分需求。本节将使用经典理论推导粒子自旋在磁场中的运动方程，也就是拉莫尔方程。

由式（2-8）可以得到粒子的运动方程：

$$\frac{\mathrm{d}\boldsymbol{S}}{\mathrm{d}t} = \boldsymbol{\mu} \times \boldsymbol{B}_0 \tag{2-16}$$

代入式（2-4）可以得到

$$\frac{\mathrm{d}\boldsymbol{\mu}}{\mathrm{d}t} = \gamma\boldsymbol{\mu} \times \boldsymbol{B}_0 \tag{2-17}$$

将式（2-17）写为分量形式为

$$\frac{\mathrm{d}\mu_x}{\mathrm{d}t} = \gamma\mu_y B_0$$

$$\frac{\mathrm{d}\mu_y}{\mathrm{d}t} = -\gamma\mu_x B_0 \tag{2-18}$$

$$\frac{\mathrm{d}\mu_z}{\mathrm{d}t} = 0$$

其中，μ_x、μ_y、μ_z 分别为磁矩的 x、y、z 轴分量。该方程组的解为

$$\mu_x(t) = A\cos(\gamma B_0 t) + B\sin(\gamma B_0 t)$$
$$\mu_y(t) = -A\sin(\gamma B_0 t) + B\cos(\gamma B_0 t) \tag{2-19}$$
$$\mu_z(t) = C$$

式（2-19）的含义如图 2-3 所示：磁矩 $\boldsymbol{\mu}$ 在与磁场 $\boldsymbol{B}_0$ 方向上的投影 μ_z 保持不变，其在与磁场垂直平面上投影分量则做圆周运动。根据右手螺旋定则，磁矩 $\boldsymbol{\mu}$ 以顺时针方向进动，进动的频率为

$$\omega_0 = -\gamma B_0 \tag{2-20}$$

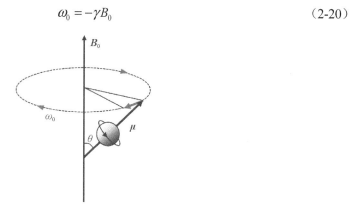

图 2-3　拉莫尔进动示意图
磁矩 $\boldsymbol{\mu}$ 与主磁场 $\boldsymbol{B}_0$ 成 θ 夹角，以频率 ω_0 进动

式（2-19）描述的运动称为拉莫尔进动，式（2-20）称为拉莫尔方程，ω_0 称为拉莫尔频率。以磁共振成像中常用的场强为例，当场强大小为 1.5T、3T、5T、7T 时，对应的拉莫尔频率分别约为 64MHz、128MHz、210MHz、300MHz。

第二节　射 频 激 发

一、射频场

前面介绍了质子自旋在磁场中的动力学行为。在由庞大数量粒子构成的体素中，主磁场 $\boldsymbol{B}_0$ 使得体素出现了宏观可观测的磁化矢量 $\boldsymbol{M}_0$，但由于各个自旋的进动相位相互独立，体素无法产生可观测的成像信号。磁共振现象刚好解决了这一问题：对处于主磁场 $\boldsymbol{B}_0$ 中的粒子，再施加与拉莫尔频率相同的旋转磁场 $\boldsymbol{B}_1$，可引发磁共振现象并产生信号。根据电磁学知识，要产生交变磁场，需要使用与交变磁场频率相同的电磁波。图 2-4 展示了电磁波的波段、波长、频率之间的对应关系，以及常用医学成像技术中使用到的电磁波频率。由于医学磁共振成像中使用的氢质子的拉莫尔频率为兆赫兹（MHz）量级，相应的激发使用的电磁波的频率也是几十到几百兆赫兹。这个频段的电磁波属于射频波段，因此常把产生旋转磁场 $\boldsymbol{B}_1$ 以引发磁共振现象的电磁波称为射频脉冲。

人们在影像科进行检查时，通常会担心电离辐射对人体的影响，许多常用的医学成像技术，如计算机断层扫描（computed tomography，CT）（$10^{18} \sim 10^{19}$Hz）、正电子发射断层成像（positron

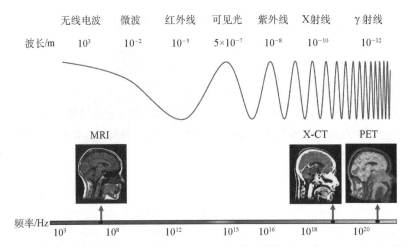

图 2-4   电磁波的波段、波长、频率之间的对应关系，以及常用医学成像技术（MRI、CT、PET）的频率分布示意图

emission tomography，PET）（10^{20} Hz）等确实有电离辐射风险，这是因为 PET 和 CT 成像时产生的 X 射线和 γ 射线属于高能量的电磁波。以 X 射线为例，它能够穿透身体的大部分组织，但在透射过程中也会被骨骼等密度较高的组织吸收，因此可以得到反映身体内部结构信息的图像。然而，这些高能电磁波在被身体组织吸收时会电离原子或分子中的电子，改变分子的化学结构，导致潜在的伤害。相比之下，磁共振成像是一种安全的成像方式。首先，它使用的磁场 $\boldsymbol{B}_0$ 属于静磁场，不会传输能被人体吸收的能量；其次，引发磁共振现象所使用的兆赫兹频率范围的射频脉冲位于电磁波谱的低能量端，没有电离辐射的风险。

二、经典电磁理论

射频场导致的磁共振现象可以用经典电磁理论和能级跃迁两种模型解释。

本节将应用经典电磁理论模型分析射频场对质子自旋的作用。基于拉莫尔定理，我们可以引入恰当的旋转坐标系，"抵消"主磁场对质子自旋的作用，达到对磁矩动力学过程简化描述的目的。

设旋转坐标系（记为 rot）的角速度为 $\boldsymbol{\omega}_{\text{rot}}$，静止坐标系（记为 in）中的矢量 $\boldsymbol{V}$ 与旋转坐标系的关系为（Natarajan，2015）

$$\left[\frac{\mathrm{d}\boldsymbol{V}}{\mathrm{d}t}\right]_{\text{in}} = \left[\frac{\mathrm{d}\boldsymbol{V}}{\mathrm{d}t}\right]_{\text{rot}} + \boldsymbol{\omega} \times \boldsymbol{V} \tag{2-21}$$

将式（2-21）代入式（2-17）可得

$$\left[\frac{\mathrm{d}\boldsymbol{\mu}}{\mathrm{d}t}\right]_{\text{rot}} = \gamma\boldsymbol{\mu} \times \boldsymbol{B}_0 - \boldsymbol{\omega}_{\text{rot}} \times \boldsymbol{\mu}$$
$$= \gamma\boldsymbol{\mu} \times (\boldsymbol{B}_0 + \boldsymbol{\omega}_{\text{rot}} / \gamma) \tag{2-22}$$

注意到，若令 $\boldsymbol{B}_{\text{eff}} = \boldsymbol{B} + \boldsymbol{\omega}_{\text{rot}} / \gamma$ 为有效磁场，可以使得磁矩 $\boldsymbol{\mu}$ 在旋转坐标系[式（2-22）]和静止坐标系[式（2-16）]的运动方程形式相似，即

$$\left[\frac{\mathrm{d}\boldsymbol{\mu}}{\mathrm{d}t}\right]_{\text{rot}} = \gamma\boldsymbol{\mu} \times \boldsymbol{B}_{\text{eff}} \tag{2-23}$$

若取 $\boldsymbol{B}_{\text{eff}} = 0$，则 $\left[\dfrac{\mathrm{d}\boldsymbol{\mu}}{\mathrm{d}t}\right]_{\text{rot}} = 0$，即 $\boldsymbol{\mu}$ 为不随时间变化的常量，此时有

$$\omega_{\text{rot}} = -\gamma B_0 \tag{2-24}$$

式（2-24）与前面求解拉莫尔方程得到的结果，即式（2-20）相同。这说明若在原有磁场 $\boldsymbol{B}_0$ 的基础上对质子再施加一个 xy 方向上以拉莫尔频率 ω_0 旋转的磁场 $\boldsymbol{B}_1$。此时，质子受到的总磁场 $\boldsymbol{B}(t)$ 由旋转磁场 $\boldsymbol{B}_1(t)$ 和沿 z 轴的磁场 $\boldsymbol{B}_0$ 组成。如图 2-5 所示，选取初始时刻 $t = 0$ 时的 $\boldsymbol{B}_1(t)$ 方向为 x 方向，取旋转坐标系的角速度也为拉莫尔频率 $\omega_{\text{rot}} = \omega_0$，$\boldsymbol{B}_1(t)$ 的方向在旋转坐标系中始终沿 x' 方向，则 $\boldsymbol{B}(t)$ 的表达式如下：

$$\boldsymbol{B}(t) = B_1(\cos(\omega_0 t)\boldsymbol{i} - \sin(\omega_0 t)\boldsymbol{j}) + B_0\boldsymbol{k} \tag{2-25}$$

其中，$\boldsymbol{i}$ 与 $\boldsymbol{j}$ 分别为 x 方向和 y 方向的单位矢量，$t = 0$ 时刻磁场沿 $\boldsymbol{i}$ 方向。要产生这样的磁场，需要施加与磁场 $\boldsymbol{B}_0$ 方向相反的左旋偏振射频场。此时，在同样以拉莫尔频率旋转 $\omega_{\text{rot}} = \omega_0$ 的旋转坐标系中有

$$\begin{aligned}
\boldsymbol{B}_{\text{eff}}(t) &= \boldsymbol{B}(t) - (\omega_0 / \gamma)\boldsymbol{j} \\
&= B_1\boldsymbol{i}' + (B_0 - \omega_0 / \gamma)\boldsymbol{k} \\
&= B_1\boldsymbol{i}'
\end{aligned} \tag{2-26}$$

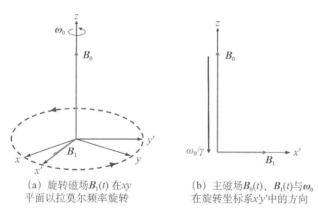

（a）旋转磁场 $\boldsymbol{B}_1(t)$ 在 xy 平面以拉莫尔频率旋转　　（b）主磁场 $\boldsymbol{B}_0(t)$、$\boldsymbol{B}_1(t)$ 与 ω_0 在旋转坐标系 $x'y'$ 中的方向

图 2-5　$\boldsymbol{B}(t)$ 各分量运动方向示意图

在旋转坐标系 rot 中，由式（2-19）和式（2-22）可知，磁矩将绕 $\boldsymbol{B}_0$ 做进动（图 2-3）。若初始时刻磁矩 $\boldsymbol{\mu} = \mu_{t=0}\boldsymbol{k}$，磁矩在旋转坐标系中为

$$\begin{aligned}
\left[\dfrac{\mathrm{d}\boldsymbol{\mu}}{\mathrm{d}t}\right]_{\text{rot}} &= \mu_{z'}(t) = \mu_{t=0}\cos(\omega_R t) \\
\mu_{y'}(t) &= \mu_{t=0}\sin(\omega_R t)
\end{aligned} \tag{2-27}$$

射频场以脉冲形式开启一定时间 Δt 后，由系统所有磁矩累加综合形成的宏观磁化矢量 $\boldsymbol{M}$ 将完全转至 xy 平面（图 2-6）。这样的射频脉冲称为 $90°$ 射频脉冲，时间 Δt 可由以下公式确定：

$$\Delta t = \dfrac{\pi / 2}{\omega_R} \tag{2-28}$$

三、塞曼能级跃迁模型

射频场激发的磁共振现象还可以通过塞曼能级跃迁模型理解。由式（2-9）可知，粒子在磁

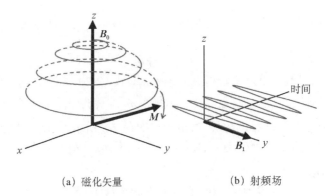

（a）磁化矢量　　　　　　　　（b）射频场

图 2-6　磁化矢量 $\boldsymbol{M}$ 在射频场 $\boldsymbol{B}_1$ 作用下发生翻转示意图（翻转角 $\alpha=90°$）

场中磁矩的势能为 $U=-\boldsymbol{\mu}\cdot\boldsymbol{B}_0$，施加磁场后，能量的简并态被打破，依照其自旋量子数 I 分为 $2I+1$ 个塞曼能级。两个相邻能级的差值 ΔE 为

$$\begin{aligned}\Delta E &= E(m=n)-E(m=n-1)\\ &= n\gamma\hbar B_0-(n-1)\gamma\hbar B_0\\ &= \gamma\hbar B_0=\hbar\omega_0\end{aligned} \tag{2-29}$$

下面以二能级的质子（图 2-7）为例介绍这一模型。质子在磁场中，其自旋态分裂出两个能级，质子自旋态以式（2-13）描述的玻尔兹曼分布处于两个能级上，将能量较高的能级记为上能级 $E_\uparrow$，能量较低的能级记为下能级 $E_\downarrow$。低能态的粒子要跃迁至高能态，需要从射频场中吸收能量 E。

$$E=\Delta U=\hbar\omega_0 \tag{2-30}$$

因为频率为 ω_{RF} 的射频场对应的电磁波能量为 $E_{RF}=\hbar\omega_{RF}$，所以有

$$\omega_{RF}=\omega_0 \tag{2-31}$$

也就是说，要实现核磁共振，需要使用频率与拉莫尔频率 ω_0 相同的射频场激发。

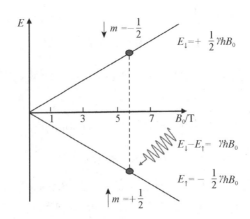

图 2-7　自旋为 1/2 的质子在磁场中的二能级模型示意图

m 为磁量子数，对于质子，m 可取 $\pm\dfrac{1}{2}$，其中 $E_\uparrow$ 为上能级，$E_\downarrow$ 为下能级

综上，射频场引发的磁共振现象主要有以下两个重要的特征：

（1）质子从射频脉冲中吸收能量，由低能级跃迁至高能级，表现为宏观磁化矢量 z 轴分

量的翻转。

（2）由射频脉冲激发的质子，都具有相同的初始相位，从而使磁化矢量在横向形成最大分量。这些质子的磁矩总和 M_0 在宏观上也可以观测到。

第三节　弛　豫　过　程

施加射频场后，组织的磁化矢量被激发，并继续绕主磁场做拉莫尔进动。由于粒子间及其周围环境间发生的各种相互作用，组织的宏观磁化矢量最终会回到平衡态，这个过程称为弛豫（relaxation）。弛豫过程可根据引起弛豫的主要原因分为两类：自旋-自旋弛豫（spin-spin relaxation）和自旋-晶格弛豫（spin-lattice relaxation）。

按照磁化矢量在不同方向上的变化，也可以分别将自旋-晶格弛豫称为纵向弛豫（longitudinal relaxation），自旋-自旋弛豫称为横向弛豫（transverse relaxation）。为了描述不同组织中这两种弛豫的性质，定义纵向弛豫时间 T_1（相应的弛豫称为 T_1 弛豫）和横向弛豫时间 T_2（相应的弛豫称为 T_2 弛豫）。图 2-8 描述了 90°射频脉冲激发后磁化矢量的 T_1 和 T_2 弛豫变化过程。正是由于不同材料的质子密度、横向弛豫时间、纵向弛豫时间存在不同，磁共振成像才能借助合理的序列设计，获得不同对比度的图像，满足临床影像诊断的不同需求。

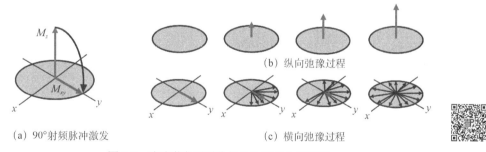

（a）90°射频脉冲激发　　　　（b）纵向弛豫过程　　（c）横向弛豫过程

图 2-8　脉冲激发后磁化矢量弛豫变化示意图

一、T_1 弛豫

在磁共振成像时，射频脉冲作用结束后，被激发的自旋与周围晶格存在相互作用，不断向晶格释放能量，由高能态转入低能态，逐渐恢复到热平衡状态的玻尔兹曼分布。这一过程称为自旋-晶格弛豫。自旋-晶格弛豫在宏观上的效果为磁化矢量逐渐回到热平衡时的状态 M_0。如图2-8（a）所示，在 90°射频脉冲激发后，磁化矢量完全转至 xy 平面，此时磁化矢量的 z 轴分量为零，随着弛豫时间逐渐增加，磁化矢量的 z 轴分量逐渐恢复至平衡态 M_0。

自旋-晶格弛豫时间常数可以通过计算得到。假设在激发后 t 时刻处于下能级的质子数为 N_1，处于上能级的质子数为 N_2。假设在原子核两能级间单位时间的跃迁概率分别为 $P_{1 \to 2}$ 和 $P_{2 \to 1}$，发生跃迁的原子核数量与处在该能级上的质子数线性相关。则可以得到

$$\frac{\mathrm{d}N_2}{\mathrm{d}t} = N_1 P_{1\rightarrow2} - N_2 P_{2\rightarrow1}$$

$$\frac{\mathrm{d}N_1}{\mathrm{d}t} = -N_1 P_{1\rightarrow2} + N_2 P_{2\rightarrow1}$$

（2-32）

令两能级之间核数的差值为 $n = N_2 - N_1$，热平衡时两能级核数之差为 n_0，代入式（2-32）可得

$$\frac{\mathrm{d}n}{\mathrm{d}t} = (P_{1\rightarrow2} + P_{2\rightarrow1})(n_0 - n)$$

（2-33）

使用边界条件 $t = 0$ 和 $n = 0$ 可以得到解为

$$n = n_0(1 - \mathrm{e}^{-(P_{1\rightarrow2} + P_{2\rightarrow1})t})$$

（2-34）

定义自旋-晶格弛豫时间 T_1 为

$$T_1 = \frac{1}{P_{1\rightarrow2} + P_{2\rightarrow1}}$$

（2-35）

由于磁化矢量 z 轴分量的大小 M_z 与两能级间核数之差 n 成正比，结合式（2-34），代入式（2-35）可得式（2-36），见图2-9。

$$M_z = M_0\left(1 - \mathrm{e}^{-\frac{t}{T_1}}\right)$$

（2-36）

可见，当 $t=T_1$ 时，$M_z = 0.063M_0$。

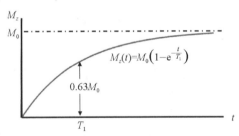

图2-9　T_1弛豫：磁化矢量的纵向恢复过程

二、T_2弛豫

影响组织弛豫的主要原因是自旋-自旋相互作用。以相同相位进动的原子核之间的相互作用强于存在相位差的原子核，这会使得核自旋之间的相位逐渐失去初始的同步状态，而且它们的相位差随时间逐渐增加。因此，自旋-自旋弛豫会导致散相，最终使得磁化矢量的水平分量大小 M_{xy} 逐渐减小。

图2-10展示了旋转坐标系下粒子进动的相对相位分布示意图，黑色矢量的深度表示处于该相位粒子的相对数量。90°射频脉冲激发刚刚结束后，几乎所有被激发质子自旋都处于同一相位；随着时间增长，质子逐渐在各种相互作用的作用下散相。假设这一过程是一阶线性的，可以描述为：①$t = 0$ 时刻，刚刚激发的粒子的相位高度同步；②$t = T_2$ 时刻，散相将导致磁矩水平方向分量的和仅有初始时刻 $t = 0$ 时的37%；③最终粒子会完全散相，它们的总磁矩的水平分量为零。

在这一过程中，磁化矢量 $\boldsymbol{M}$ 水平分量的大小 M_{xy} 满足：

$$\frac{\mathrm{d}M_{xy}}{\mathrm{d}t} = -R_2 M_{xy}$$

（2-37）

其中，R_2为常数，可解得

$$M_{xy} = M_{xy}(0)\mathrm{e}^{-R_2 t} \tag{2-38}$$

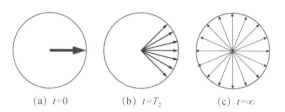

（a）$t=0$　　　　（b）$t=T_2$　　　　（c）$t=\infty$

图 2-10　磁矩水平分量随时间散相示意图

令横向弛豫时间$T_2 = 1/R_2$，则可得

$$M_{xy} = M_{xy}(0)\mathrm{e}^{-\frac{t}{T_2}} \tag{2-39}$$

可见，当$t=T_2$时，$M_{xy} = 0.37M_{xy}(0)$，见图 2-11。

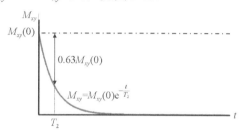

图 2-11　T_2弛豫：磁化矢量横向衰减过程

三、脑组织的弛豫时间

磁共振成像可以获得不同对比度的组织图像，底层原理是不同组织的弛豫时间有较大的差异。在后面章节讨论的各类加权磁共振成像方法均是通过设计合理的工作时序得到组织间的各类对比度信息。不论是对比度的成因还是序列设计，都离不开弛豫参数信息和对弛豫过程的考虑。磁共振成像中常用的 T_1 加权、T_2 加权、质子密度加权等图像，就是通过成像参数调控 T_1 或 T_2 弛豫过程对图像信号的贡献大小来实现的。在表 2-2 中展示了大脑灰质、大脑白质、脑脊液等脑组织在 1.5T 场强下的弛豫时间（Stanisz et al.，2005）。

表 2-2　1.5T 场强下不同人体组织的弛豫时间

组织类型	T_1/ms	T_2/ms
脂肪组织	240～250	60～80
全血（缺氧血）	1350	50
全血（带氧血）	1350	200
脑脊液	2200～2400	500～1400
大脑灰质	920	100
大脑白质	780	90
肝	490	40
肾	650	60～75
肌肉	860～900	50

由此可见，弛豫时间是描述组织结构信息的关键宏观参量。各种病理改变都将直接影响组织的横向或纵向弛豫时间。近年来，组织弛豫参数的直接定量成为大脑微结构研究领域的一大重要方向。以磁共振指纹识别（MR fingerprinting，MRF）方法为代表的快速定量技术，已经可以在 3～5min 完成全脑 1mm 高分辨率的 T_1 和 T_2 同时定量（Cao et al.，2019）。图 2-12 展示了 MRF 技术采集的全脑弛豫时间分布图。以 MRF 为代表的定量技术在脑疾病诊断中已经初步展示出巨大的应用前景。例如，癫痫患者单侧海马存在病灶时，其弛豫时间分布相比对侧及正常人海马有显著差异，因此弛豫时间定量成像可被应用于癫痫病灶检测（Liao et al.，2018）。

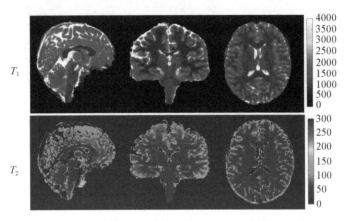

图 2-12　基于 MRF 技术获得的 3T 场强下全脑 T_1 和 T_2 定量图

第四节　布洛赫方程与自由感应衰减信号

前文简单介绍了磁共振的基本物理基础。磁化矢量在磁场中的动力学是磁共振物理模型的核心，本节将从进动和弛豫这两个重要的物理过程出发，研究磁化矢量在时空变化磁场内产生信号的原理，并推导信号方程，最后讨论该信号的检测方法。

一、布洛赫方程

由前文可知，进动和弛豫有着截然不同的特点：进动使磁化矢量旋转而不改变其大小，而弛豫产生会破坏磁化矢量。这两个过程的共同作用导致了磁化矢量的动态变化。进动和弛豫的组合过程可以使用布洛赫方程描述，这是磁共振的基本动力学方程。

布洛赫在 1946 年提出了一个经验方程，用于解释磁共振现象中原子核磁矩随时间演化的行为，统一描述进动和弛豫现象。该方程对于理解和设计磁共振实验及其应用具有重要意义，奠定了现代磁共振成像技术的基础。

布洛赫方程描述了磁化矢量 $\boldsymbol{M}$ 在磁场 $\boldsymbol{B}$ 中的运动状态：

$$\frac{\mathrm{d}\boldsymbol{M}}{\mathrm{d}t} = \boldsymbol{M} \times \gamma \boldsymbol{B} - \frac{M_x \boldsymbol{i} + M_y \boldsymbol{j}}{T_2} - \frac{(M_z - M_0)\boldsymbol{k}}{T_1} \tag{2-40}$$

观察该式可知，布洛赫认为 $\boldsymbol{M}$ 在磁场中的运动受到两方面因素影响：其一是等式右边第一项描述的磁力矩作用；其二是等式右边后两项描述的 T_2 和 T_1 弛豫过程。式（2-40）中的磁场 $\boldsymbol{B}$ 可以包含主磁场 $\boldsymbol{B}_0$、用于空间编码的梯度场 $\boldsymbol{G}$，以及用于激发射频场的 $\boldsymbol{B}_1$。因此，一般条件

下的 B 是时空变化的磁场，即 $B(r,t)$，其中 $r = xi+yj+zk$。

需要指出的是，布洛赫方程是针对稀液体样品提出的。对于生物组织中广泛存在的黏稠液体和固体成分，布洛赫方程并不完全正确，需要进行适当修正。但这超出了本节的讨论范围，在后续的推导过程中认为布洛赫方程是近似准确的。

二、自由感应衰减信号

考虑最简化的情况，将磁场设定为空间均匀、时间恒定的场，方向沿实验室参考系下的 z 正方向。成像物体的磁化矢量在空间中均匀分布，并且忽略弛豫效应。此时布洛赫方程为

$$\frac{\mathrm{d}M}{\mathrm{d}t} = M \times \gamma B_0 k \tag{2-41}$$

叉乘符号说明磁化矢量 M 时间变化率与 M 和 z 方向所确定的平面正交，即 M 以拉莫尔频率绕 z 轴进动（$\omega_0 = \gamma B_0$）可以使用矩阵形式描述 M 在实验室参考系下的运动：

$$M(t) = \begin{bmatrix} M_x(t)i \\ M_y(t)j \\ M_z(t)z \end{bmatrix} = \begin{bmatrix} \cos(\omega_0 t) & \sin(\omega_0 t) & 0 \\ -\sin(\omega_0 t) & \cos(\omega_0 t) & 0 \\ 0 & 0 & 1 \end{bmatrix} \cdot M_0 = R_z(\omega_0 t) \cdot M_0 \tag{2-42}$$

接下来考虑施加 90° 射频脉冲后磁化矢量的运动情况。假设频率为 ω 且大小为 B_1 的射频脉冲与质子形成共振（$\omega = \omega_0$）。射频脉冲发射期间，线圈中的振荡射频电流产生垂直于 B_0 的振荡磁场 B_1。B_1 通常比 B_0 小几个数量级，B_1 和 B_0 的矢量叠加后形成的净磁场 B 围绕 B_0 方向轻微摆动。

最初，M 与 B_0 对齐。但当净磁场 B 稍微偏离 B_0 时，M 开始围绕新的净磁场方向进动。如果射频频率与进动频率 ω_0 匹配，就会发生共振现象，即当净磁场来回摆动时，M 同步地绕着它进动。随着每次进动旋转，M 的方面偏离 B_0 越来越远，其水平分量 M_{xy} 在 xy 平面上形成一个加宽的螺旋 [图 2-13（a）]，最终与 z 轴形成一定的翻转角 α（如 90°）。射频脉冲关闭后，M 继续绕 B_0 进动。

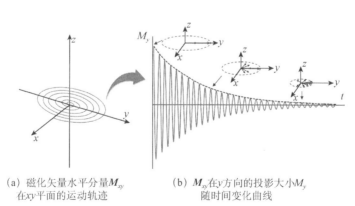

（a）磁化矢量水平分量M_{xy} 　　（b）M_{xy}在y方向的投影大小M_y
在xy平面的运动轨迹 　　　　　随时间变化曲线

图 2-13　自由感应衰减示意图

此时，由于受到横向弛豫效应影响，宏观磁化矢量 M 在进动的过程中，还将在 xy 平面内以 T_2 时间常数衰减，另外，纵向弛豫导致 M 在 z 轴以 T_1 时间常数恢复，在实验室坐标系上呈现螺旋运动轨迹章动：

$$M(t) = \begin{bmatrix} \mathrm{e}^{-t/T_2} & 0 & 0 \\ 0 & \mathrm{e}^{-t/T_2} & 0 \\ 0 & 0 & \mathrm{e}^{-t/T_1} \end{bmatrix} \cdot R_z(\omega_0 t) \cdot M_0 + \begin{bmatrix} 0 \\ 0 \\ M_0(1-\mathrm{e}^{-t/T_1})z \end{bmatrix} \tag{2-43}$$

根据法拉第电磁感应定律，变化的磁场产生感应电动势，引起检测线圈中产生感应电流，得到可测量的磁共振信号。该信号称为自由感应衰减（FID）信号：自由（free）是指原子核的自由进动，感应（induction）是一个不断变化的磁场在线圈中感应电流的过程，衰减（decay）表明信号的横向弛豫变化趋势。成像时通常使用线圈读取平行于主磁场方向的平面内的磁通变化，即 $\boldsymbol{M}$ 在 xy 平面上的投影分量大小 M_{xy}。考虑到其旋转的运动性质，不妨使用复数形式描述 M_{xy} 及其运动的微分方程：

$$M_{xy} \overset{\text{def}}{=} M_x + \mathrm{i}M_y \tag{2-44}$$

$$\frac{\mathrm{d}M_{xy}}{\mathrm{d}t} = \frac{\mathrm{d}M_x}{\mathrm{d}t} + \mathrm{i}\frac{\mathrm{d}M_y}{\mathrm{d}t} = -\left(\frac{1}{T_2} + \mathrm{i}\omega_0\right)M_{xy} \tag{2-45}$$

求解微分方程，M_{xy} 在均匀磁场下随时间变化的情况如下：

$$M_{xy} = M_0 \cdot \mathrm{e}^{-t/T_2} \cdot \mathrm{e}^{-\mathrm{i}\omega_0 t} \tag{2-46}$$

实际线圈中感应电流的强度将取决于线圈相对于磁化矢量的距离和方向，这是因为感应电流与穿过线圈的磁场通量的变化率成比例。最终可得到如图 2-13（b）所示的自由感应衰减信号。在该示例中，90°射频脉冲将纵向磁化矢量激发到横向平面后，探测线圈测量到振荡信号，该信号在完全均匀的磁场中以时间常数 T_2 衰减。在非均匀场中，信号衰减更快，时间常数为 T_2^*。

三、自由感应衰减信号检波

由式（2-46）可知，自由感应衰减信号可看成指数衰减信号 e^{-t/T_2} 与正弦信号 $\mathrm{e}^{-\mathrm{i}\omega_0 t}$ 的乘积。ω_0 是由主磁场 $\boldsymbol{B}_0$ 对应拉莫尔频率决定的，与其他生理参数无关，所以在将自由感应衰减信号用于磁共振成像前需要滤除这一频率的载波信号。这一过程称为自由感应衰减信号检波，将实际信号采集中得到的自由感应衰减原始信号定义为

$$s_o(t) = A(t)\mathrm{e}^{-\mathrm{i}(\omega_0 t + \phi(t))} \tag{2-47}$$

其中，$A(t)$ 为信号的幅度；$\phi(t)$ 为信号的相位。通过解耦频率为 ω_0 的载波信号，可以还原基带信号 $s(t)$：

$$s(t) = s_o(t)\mathrm{e}^{\mathrm{i}\omega_0 t} = A(t)\mathrm{e}^{-\mathrm{i}\phi(t)} \tag{2-48}$$

$s_o(t)$ 和 $s(t)$ 根据数学定义都是复数的时域信号。但实际采集过程中，通常只记录实数域的信号分量的幅度信息、而不会保留信号的相位信息，如采集 $s_o(t)$ 的实部 $s_r(t)$：

$$s_r(t) = \mathrm{Re}[s_o(t)] = A(t)\cos(\omega_0 t + \phi(t)) \tag{2-49}$$

尽管 $s_r(t)$ 不具备相位信息，但当射频线圈中产生的载波信号源被同步记录时，可以通过相敏检波法解调到所需的复值 $s(t)$。该方法的实施过程如图 2-14 所示。

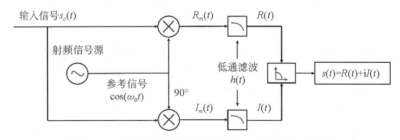

图 2-14　相敏检波法解调原始信号 $s_o(t)$ 的流程示意图

首先，获得射频信号源的载波信号实部与虚部，生成频率为 ω_0 的余弦波和与其正交的正弦波，分别得到信号 $R_m(t)$ 和 $I_m(t)$：

$$R_m(t) = A(t)\cos(\omega_0 t + \phi(t)) \cdot \cos(\omega_0 t) = \frac{\alpha(t)}{2}(\cos(2\omega_0 t + \phi(t)) + \cos(\phi(t)))$$

$$I_m(t) = A(t)\cos(\omega_0 t + \phi(t)) \cdot \sin(\omega_0 t) = \frac{\alpha(t)}{2}(\sin(2\omega_0 t + \phi(t)) - \sin(\phi(t)))$$

（2-50）

由此便将载波信号的频率移位到 $2\omega_0$ 处，借助一个脉冲响应为 $h(t)$ 的低通滤波器滤除 $2\omega_0$ 的高频成分，就可以得到实部分量 $R(t)$ 和虚部分量 $I(t)$：

$$R(t) = \alpha(t)\cos(\phi(t))$$
$$I(t) = -\alpha(t)\sin(\phi(t))$$

（2-51）

最终可以合成复数基带信号 $s(t)$：

$$s(t) = R(t) + \mathrm{i}I(t) = \alpha(t)\mathrm{e}^{-\mathrm{i}\phi(t)}$$

（2-52）

由式（2-52）描述的时域基带信号 $s(t)$ 将被用于磁共振成像，具体原理将在第三章中阐述。

读者可转至实验章节（第十一章第二节），通过仿真模拟来进一步直观地理解进动、弛豫等过程，以及在不同参数条件下信号的产生与变化。

思 考 题

1. 什么是原子核的自旋？原子核需具备什么样的条件才能测得磁共振信号？

2. 什么是进动？拉莫尔方程中各个变量代表什么含义？

3. 磁共振现象所使用的射频波段电磁波的频率一般在什么范围？为什么不用担心其对人体产生电离辐射危害？

4. 90°射频脉冲作用下，磁化矢量将如何变化？

5. T_1 弛豫和 T_2 弛豫分别代表磁共振信号在什么方向上的变化过程？它们各自的变化趋势是什么？T_1 弛豫时间和 T_2 弛豫时间该如何计算得到？

6. 自由感应衰减信号的形成过程是什么样的？信号经历了哪种类型的弛豫？

第三章　磁共振空间编码

本章介绍磁共振成像空间编码的基本原理：首先借助布洛赫方程推导成像信号公式；然后以该公式为基础阐述主流的傅里叶成像理论；最后对激发磁共振信号的射频脉冲和实现空间成像的梯度磁场做详细说明，为磁共振脉冲序列的学习奠定基础。

第一节　空间成像基础

第二章讨论了布洛赫方程和原子核受激发后产生的自由感应衰减信号，本节研究如何利用时空变化磁场调制自由感应衰减信号，并推导其信号方程。成像信号方程可以描述磁共振成像过程中得到的原始信号数据，提供空间成像的理论基础。

一、成像信号方程

自由感应衰减信号描述了成像物体中所有体素宏观磁化矢量的总和，根据布洛赫方程，可知在时间上恒定、空间分布均匀的主磁场 $\boldsymbol{B}_0$ 中，物体宏观磁化矢量 $\boldsymbol{M}_0$ 在 xy 平面的投影 M_{xy} 大小随时间变化的情况如下：

$$M_{xy} = M_0 \cdot \mathrm{e}^{-t/T_2} \cdot \mathrm{e}^{-\mathrm{i}\omega_0 t} \tag{3-1}$$

其中，$\omega_0 = \gamma B_0$，γ 为旋磁比，ω_0 为磁化矢量在 $\boldsymbol{B}_0$ 场中的拉莫尔进动频率。实际成像过程中，成像物体的磁化矢量在空间中呈非均匀分布，此时磁化矢量水平分量大小 M_{xy} 和弛豫时间常数 T_2 作为空间的函数，可以使用 $M_{xy}(\boldsymbol{r},t)$ 和 $T_2(\boldsymbol{r})$ 描述。与此同时，将磁场的空间分布纳入计算，假设成像区域中心的初始磁场场强为主磁场场强 B_0，使用 ΔB 表示 $M_{xy}(\boldsymbol{r},t)$ 对应的场强 $B(\boldsymbol{r},t)$ 与 B_0 的差值：

$$\boldsymbol{B}(\boldsymbol{r},t) = [B_0 + \Delta B(\boldsymbol{r},t)]\boldsymbol{k} \tag{3-2}$$

此时，$\boldsymbol{r}$ 处体素在 t 时刻磁化矢量水平分量大小 M_{xy} 的变化微分方程如下：

$$\frac{\mathrm{d}M_{xy}}{\mathrm{d}t} = -\left[\frac{1}{T_2(\boldsymbol{r})} + \mathrm{i}(\omega_0 + \Delta\omega(\boldsymbol{r},t))\right]M_{xy}$$
$$\Delta\omega(\boldsymbol{r},t) = \gamma\Delta B(\boldsymbol{r},t) \tag{3-3}$$

其解为

$$M_{xy}(\boldsymbol{r},t) = M_0(\boldsymbol{r})\mathrm{e}^{-t/T_2(\boldsymbol{r})}\mathrm{e}^{-\mathrm{i}\omega_0 t}\exp\left(-\mathrm{i}\int_0^t \Delta\omega(\boldsymbol{r},\tau)\mathrm{d}\tau\right) \tag{3-4}$$

式（3-4）可作为时空变化磁场下布洛赫方程的一般解。首先讨论静态磁场的情况，即场强的空间梯度 $\boldsymbol{G}$ 在时间上为常数。需要注意的是，尽管磁场空间梯度 $\boldsymbol{G}$ 可以分为大小为 G_x、G_y、G_z 三个分量，但施加梯度场前后磁场矢量 $\boldsymbol{B}$ 的朝向均与主磁场方向 z 轴平行，如图 3-1 所示。

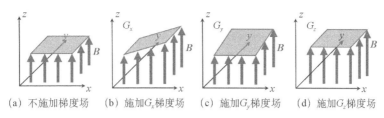

（a）不施加梯度场　　（b）施加 G_x 梯度场　　（c）施加 G_y 梯度场　　（d）施加 G_z 梯度场

图 3-1　梯度场作用下的磁场矢量 $\boldsymbol{B}$ 示意图

不妨假设 $\boldsymbol{G}$ 为 x 方向上线性变化的梯度场 G_x，根据拉莫尔频率公式，G_x 会导致沿 x 轴方向磁化矢量的进动频率出现线性分布：

$$\omega_x(x) = \omega_0 + \Delta\omega(\boldsymbol{r}) = \gamma(B_0 + G_x x) \tag{3-5}$$

代入式（3-4）一般解可知，在 G_x 静态梯度场中磁化矢量水平分量的运动遵循：

$$M_{xy}(\boldsymbol{r},t) = M_0(\boldsymbol{r})\mathrm{e}^{-t/T_2(\boldsymbol{r})}\mathrm{e}^{-\mathrm{i}\omega_0 t}\mathrm{e}^{-\mathrm{i}(\gamma G_x x)t} \tag{3-6}$$

相较于静态梯度场，更加一般的情况是 $\boldsymbol{G}$ 随时间同时改变幅度和朝向，即

$$\boldsymbol{G} = G_x\boldsymbol{i} + G_y\boldsymbol{j} + G_z\boldsymbol{k}$$
$$\boldsymbol{B}(\boldsymbol{r},t) = (B_0 + \boldsymbol{G}(t)\cdot\boldsymbol{r})\boldsymbol{k} \tag{3-7}$$

同样，代入一般解可得 M_{xy} 的方程为

$$M_{xy}(\boldsymbol{r},t) = M_0(\boldsymbol{r})\mathrm{e}^{-t/T_2(\boldsymbol{r})}\mathrm{e}^{-\mathrm{i}\omega_0 t}\exp\left(-\mathrm{i}\gamma\int_0^t \boldsymbol{G}(\tau)\cdot\boldsymbol{r}\mathrm{d}\tau\right) \tag{3-8}$$

由式（3-8）可以得出非均匀物体在时空变化梯度场中某一体素所产生的 M_{xy} 在任意时刻 t 的变化方程。如第二章所述，实际采集过程中，接收线圈收集到的原始信号自由感应衰减是成像物体的所有体素平行于 xy 平面的磁化矢量共同产生的，所以需要使用 xyz 上的体积分描述原始信号 $s_o(t)$：

$$s_o(t) = \alpha\int_x\int_y\int_z M(x,y,z,t)\mathrm{d}x\mathrm{d}y\mathrm{d}z \tag{3-9}$$

代入式（3-8）后的最终结果为

$$s_o(t) = \alpha\int_x\int_y\int_z \left(M_0(\boldsymbol{r})\mathrm{e}^{-t/T_2(\boldsymbol{r})}\mathrm{e}^{-\mathrm{i}\omega_0 t}\exp\left(-\mathrm{i}\gamma\int_0^t \boldsymbol{G}(\tau)\cdot\boldsymbol{r}\mathrm{d}\tau\right)\right)\mathrm{d}x\mathrm{d}y\mathrm{d}z \tag{3-10}$$

为了便于后续的讨论，对式（3-10）做如下简化（Nishimura，1996）：①忽略系统增益常数 α，因为它由线圈设计和电磁常数决定，与接下来的数学分析无关；②忽略磁化矢量的 T_2 弛豫项 $\mathrm{e}^{-t/T_2(\boldsymbol{r})}$；③主要关注 xy 平面上 M_{xy} 的信号，假设物体在 z 方向匀质，或者认为只讨论局限于 $z=z_0$ 附近层面被选择的体素，本章将在第三节详细说明层面选择梯度，即

$$M(x,y) \stackrel{\mathrm{def}}{=} \int_{z_0-\Delta z/2}^{z_0+\Delta z/2} M_0(x,y,z)\mathrm{d}z \tag{3-11}$$

④消去 $\mathrm{e}^{-\mathrm{i}\omega_0 t}$ 项，它对应 $\boldsymbol{B}_0$ 场下拉莫尔频率的载波信号，可以使用相敏检波电路进行解调，从原始的信号 $s_o(t)$ 中得到基带信号 $s(t)$。

依据上述步骤，可以得到如下 $s(t)$ 信号公式：

$$s(t) = s_o(t)\mathrm{e}^{\mathrm{i}\omega_0 t} = \int_x\int_y \left(M(x,y)\exp\left(-\mathrm{i}\gamma\int_0^t \boldsymbol{G}(\tau)\cdot\boldsymbol{r}\mathrm{d}\tau\right)\right)\mathrm{d}x\mathrm{d}y \tag{3-12}$$

进一步，分离 G_x 和 G_y 两个方向的磁场梯度分量，有

$$s(t) = \int_x\int_y \left(M(x,y)\exp\left(-\mathrm{i}\gamma\int_0^t G_x(\tau)\mathrm{d}\tau\right)x\right)\exp\left(-\mathrm{i}\gamma\int_0^t G_y(\tau)y\mathrm{d}\tau\right)y\right)\mathrm{d}x\mathrm{d}y \tag{3-13}$$

定义辅助变量 $k_x(t)$ 和 $k_y(t)$：

$$k_x(t) = \frac{\gamma}{2\pi}\int_0^t G_x(\tau)\mathrm{d}\tau$$

$$k_y(t) = \frac{\gamma}{2\pi}\int_0^t G_y(\tau)\mathrm{d}\tau \tag{3-14}$$

代入式（3-13）就可以得到最终的简化结果：

$$s(t) = \int_x\int_y M(x,y)\mathrm{e}^{-\mathrm{i}2\pi(k_x(t)x+k_y(t)y)}\mathrm{d}x\mathrm{d}y \tag{3-15}$$

式（3-15）即成像信号方程，由于其推导完全基于布洛赫方程描述的动力学模型，信号方程能够描述几乎每一种磁共振成像方法。已知宏观磁化矢量 $\boldsymbol{M}$ 受到磁化密度 ρ、弛豫时间常数 T_1、T_2 等生理参数的影响，故成像信号方程也揭示了磁共振成像的底层逻辑：通过采集的时域信号 $s(t)$，反演空域的体素磁化属性 $M(x,y)$，最终通过 $M(x,y)$ 空间对比度的差异揭示不同体素间 ρ、T_1、T_2 等生理参数的区别。

二、劳特伯成像实验

在 1973 年，保罗·劳特伯（Paul Lauterbur）借助线性梯度磁场和连续波磁共振波谱仪获得了第一幅磁共振图像（Lauterbur，1973）。尽管在后续的技术发展中，劳特伯使用的反投影法不再作为主流的图像重建手段，但劳特伯成像实验提供了一种直观的角度，有助于理解从磁共振时域信号到图像信号的过程。

本节对劳特伯的实验设计做出一些更改，以贴近现代磁共振成像技术。这些修改包括：①使用 90°射频脉冲取代连续波射频激发；②使用 G_x 和 G_y 两个梯度线圈通过调节电流改变梯度场方向的方式，取代真实旋转的样品或梯度线圈（Nishimura，1996）。

假设样品被施加梯度场 $\boldsymbol{G}$：

$$\boldsymbol{G} = G_x\boldsymbol{i} + G_y\boldsymbol{j} \tag{3-16}$$

参照梯度方向定义辅助坐标系 $x'y'$，其 x' 轴正方向和实验室坐标系 x 轴正方向夹角为 θ（图 3-2）：

$$\theta = \arctan(G_y / G_x) \tag{3-17}$$

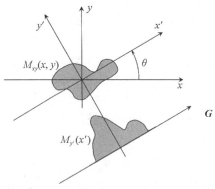

图 3-2　实验室坐标系 xy 和参照梯度场 $\boldsymbol{G}$ 方向设定的辅助坐标系 x' y' 示意图

x 轴与 x' 轴之间的夹角为 θ，$M_{y'}(x')$ 为物体的磁化矢量分布 $M(x,y)$ 向梯度场 $\boldsymbol{G}$ 所在直线上的投影

由于梯度场 $\boldsymbol{G}$ 的作用，物体中体素的磁化矢量 $\boldsymbol{M}(x,y)$ 有不同的共振频率 $\omega(x,y)$：

$$\omega(x,y) = \gamma(G_x x + G_y y) \tag{3-18}$$

在辅助坐标系 $x'y'$ 中，同一体素磁化矢量水平分量的共振频率 $\omega(x', y')$ 为

$$\omega(x', y') = \gamma G_{x'} x' \qquad (3\text{-}19)$$

其中，$G_{x'}$ 等于梯度场 $\boldsymbol{G}$ 的幅值大小。由于 $\omega(x', y')$ 仅与 x' 坐标有关，可以省略自变量 y'，将其表述为 $\omega(x')$。由此可知，在平行于梯度场 $\boldsymbol{G}$ 的 x' 方向上，共振频率呈线性分布，而在垂直于 $\boldsymbol{G}$ 方向上的磁化矢量共振频率相同，故物体沿着 y' 方向切分的体素条带称为等色带（俎栋林和高家红，2014）。

将式（3-12）中的积分由实验室坐标系 xy 修改为辅助坐标系 $x'y'$，物体中所有宏观磁化矢量共同产生的时域信号 $s(t)$ 可以表述为

$$s(t) = \int_{x'} \int_{y'} \left(M(x', y') \exp\left(-\mathrm{i}\gamma \int_0^t G_{x'} x' \mathrm{d}\tau \right) \right) \mathrm{d}x' \mathrm{d}y'$$
$$= \int_{x'} M_{y'}(x') \mathrm{e}^{-\mathrm{i}\omega(x')t} \mathrm{d}x' \qquad (3\text{-}20)$$

其中，$M_{y'}(x')$ 为物体宏观磁化矢量在 x' 方向上的密度分布函数，也可视为沿 y' 方向各等色带内的磁化矢量向 x' 轴的投影：

$$M_{y'}(x') = \int_{y'} M(x', \ y') \mathrm{d}y' \qquad (3\text{-}21)$$

观察式（3-20）可以发现，如果对 $s(t)$ 做一维傅里叶变换，就可以得到密度分布函数 $M_{y'}(x')$。换而言之，$s(t)$ 的频域信号就是物体的磁化矢量分布 $M(x', y')$ 向梯度场 $\boldsymbol{G}$ 所在直线上的投影，$s(t)$ 和 $M(x', y')$ 的投影是一组傅里叶变换对。

在劳特伯的实验中，成像目标为灌注了重水（D_2O）的圆柱形玻璃容器，在容器中放置了两根装有水（H_2O）的毛细管。如图 3-3（a）所示，实验时，梯度场 $\boldsymbol{G}$ 以 45° 为间隔旋转 4 次，最终可以从采集信号中得到 4 个角度下样品磁化矢量分布的投影信息（Lauterbur，1973）。

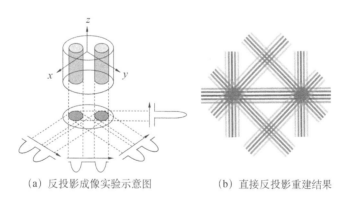

（a）反投影成像实验示意图　　　　（b）直接反投影重建结果

图 3-3　劳特伯实验

得到一定数量的一维投影后，可以通过直接反投影来重建原物体在二维平面的磁化矢量分布，如图 3-3（b）所示。但是反投影法重建的磁化矢量分布图像存在明显的不足：由于该方法直接沿着垂直于各时刻梯度 $\boldsymbol{G}(t)$ 的方向使用均值回填，在回填路径上产生了本不应存在的阴影或者空白，最终形成影响图像质量的纹波。

尽管随着 X 射线计算机断层扫描（computed tomography，CT）技术的发展，多种滤波反投影成像法被提出。相较于直接反投影法，使用滤波反投影法重建的结果得到了改善。但由于投影成像法实现复杂、重建效率较低，该技术逐渐淡出磁共振成像的主流，目前更为常用的是傅里叶成像方法。

第二节 傅里叶成像理论

第一节以最初的劳特伯反投影成像实验为例，阐述了如何从所有体素共同产生的自由感应衰减时域信号中还原宏观磁化矢量的空间分布并得到图像。本节将讨论更为主流的傅里叶成像理论，证明图像空间和填充信号的 K 空间之间存在一种"优雅"的傅里叶变换关系。由离散傅里叶图像重建发散，本节还将讨论采集参数对视场大小和分辨率等图像参数的影响。

一、K 空间与图像的关系

距离劳特伯成像实验不久，1974 年，恩斯特等对劳特伯的成像方法做出了多项改进，使用傅里叶成像方法取代了反投影重建法，对后续磁共振成像技术发展起到了深远的影响（Kumar et al.，1975）。

恩斯特在实验中设计了如图 3-4（a）所示的空间编码梯度时间序列。

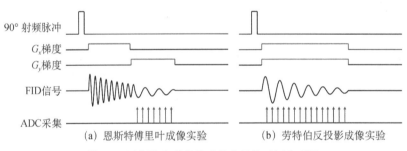

$$90° 射频脉冲$$
$$G_x 梯度$$
$$G_y 梯度$$
$$FID信号$$
$$ADC采集$$

(a) 恩斯特傅里叶成像实验　　　　(b) 劳特伯反投影成像实验

图 3-4　恩斯特和劳特伯成像实验的时间序列图

通过式（3-22），再次回顾成像信号方程中辅助变量 k 代表的物理含义：从量纲上来判断，k 的单位是 Hz/m，即空间频率。

$$k_x(t) = \frac{\gamma}{2\pi} \int_0^t G_x(\tau) \mathrm{d}\tau$$

$$k_y(t) = \frac{\gamma}{2\pi} \int_0^t G_y(\tau) \mathrm{d}\tau \tag{3-22}$$

根据恩斯特的设计，x 方向梯度磁场 G_x 固定幅值并调整开启时长 t_x，这使得每一次采集的 $s_j(t)$ 具有不同的 $k_x(t)$，y 方向梯度磁场 G_y 则与读出电路同时开启，在 $s(t)$ 采样的每一个时间点 t_i，$s(t_i)$ 都具有不同的 $k_y(t_i)$。由于 $s(t)$ 采样点与 k_x 和 k_y 存在确定的映射关系，可以根据 k_x 和 k_y 在新的空间中定位并重新排布时域信号 $s(t)$。综上所述，这种使用梯度磁场调制时域信号 $s(t)$，并使其可按预设方式重新排布的过程称为"空间编码"。

以恩斯特的实验为例，首先构建数据空间 $S(k_x, k_y)$，实验中重复 64 次脉冲激发，每一次激发后采集的 $s(t_i)$ 沿列方向平行于 k_x 轴填充 S 空间，共 64 列；S 空间的每一行 k_y 对应一次激发得到的 $s_j(t)$，沿 k_y 轴堆叠，共 64 行（Kumar et al.，1975）。数据空间 S 由于以 k_x-k_y 为索引，又称空间频率域或"K 空间"。

对比图 3-4（b）所示的劳特伯反投影成像实验序列，在恩斯特实验中的序列设计中，G_x 和 G_y 梯度不再同时开启。故 G_x 和 G_y 定义的 $e^{-i2\pi k_x}$ 和 $e^{-i2\pi k_y}$ 在时空域是正交的，这意味着二者可以作为二维傅里叶变换的核函数。换而言之，按 K 空间排布方式填充的时域信号 $S(k_x, k_y)$ 和磁化矢量空间分布 $M(x, y)$ 是二维傅里叶变换对：

$$S(k_x, k_y) = \int_x \int_y M(x, y) e^{-i2\pi(k_x(t)x + k_y(t)y)} \mathrm{d}x\mathrm{d}y$$

$$M(x, y) = \int_{k_x} \int_{k_y} S(k_x, k_y) e^{i2\pi(k_x(t)x + k_y(t)y)} \mathrm{d}k_x\mathrm{d}k_y$$

（3-23）

在上述傅里叶成像理论下，重建 $M(x, y)$ 的二维分布图只需要对 K 空间信号 $S(k_x, k_y)$ 进行一次二维傅里叶变换，重建流程如图 3-5 所示。

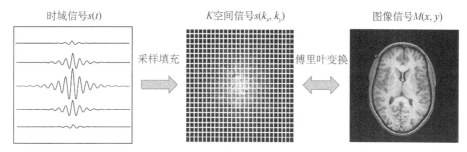

图 3-5　傅里叶成像理论下图像重建流程示意图

二、离散傅里叶变换

在式（3-22）中，不论是 K 空间信号 $S(k_x, k_y)$，还是磁化矢量空间分布 $M(x, y)$，都是定义在 $(-\infty, +\infty)$ 范围内的连续信号。实际工程实践中，存储 K 空间采样信号的矩阵 $\boldsymbol{K}$ 和重建的图像矩阵 $\boldsymbol{I}$ 都是离散的。以 K 空间信号为例，假设采样间隔为 Δk_x 和 Δk_y，采样范围 $\pm k_{x\max}$ 和 $\pm k_{y\max}$，采样后的 K 空间信号可以表示为式 3-24（Nishimura，1996）

$$\hat{S}(k_x, k_y) = S(k_x, k_y) \cdot \left(\frac{1}{\Delta k_x \Delta k_y}\right) \mathrm{III}^2\left(\frac{k_x}{\Delta k_x}, \frac{k_y}{\Delta k_y}\right) \cdot \Pi^2\left(\frac{k_x}{2k_{x\max} + \Delta k_x}, \frac{k_y}{2k_{y\max} + \Delta k_y}\right)$$ （3-24）

其中，$\mathrm{III}(\cdot)$ 表示狄拉克梳状函数，对应离散信号的采样，定义为

$$\frac{1}{\Delta k} \mathrm{III}\left(\frac{k}{\Delta k}\right) = \mathrm{III}_{\Delta k}(k) = \sum_{i=-\infty}^{\infty} \delta(k - i\Delta k)$$

$$\delta(k) \stackrel{\text{def}}{=} \begin{cases} +\infty, & x = 0 \\ 0, & x \neq 0 \end{cases}$$

（3-25）

$\Pi(\cdot)$ 表示方波函数，对应有限范围内的信号截断：

$$\Pi\left(\frac{k}{W}\right) = \begin{cases} 0, & |k| > \dfrac{W}{2} \\ 1, & |k| \leqslant \dfrac{W}{2} \end{cases}$$

（3-26）

$$W = 2k_{\max}$$

对连续 K 空间信号 $S(k_x, k_y)$ 采样得到 $\hat{S}(k_x, k_y)$ 的过程如图 3-6 所示，各方块表示被采样的 K 空间数据。

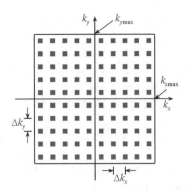

图 3-6　K 空间信号离散化采样示意图

以间隔 Δk_x 和 Δk_y 在 $\pm k_{x\max}$ 与 $\pm k_{y\max}$ 范围之间采样

以采样间隔 Δk_x 和 Δk_y 为单位长度，将 $\hat{S}(k_x,k_y)$ 数据存储到矩阵 $K(u,v)$：

$$K(u,v)=\hat{S}(u\Delta k_x, v\Delta k_y), \quad u\in\left[-\frac{N_{\text{col}}}{2}, \frac{N_{\text{col}}}{2}-1\right], \quad v\in\left[-\frac{N_{\text{row}}}{2}, \frac{N_{\text{row}}}{2}-1\right] \tag{3-27}$$

$$N_{\text{col}}=2k_{x\max}/\Delta k_x, \quad N_{\text{row}}=2k_{y\max}/\Delta k_y$$

其中，N_{col} 与 N_{row} 分别表示数据矩阵的列数与行数，由采样范围 $k_{x\max}$ 与 $k_{y\max}$ 和采样间隔决定。

对于离散数据矩阵，需要使用离散傅里叶变换（discrete Fourier transform，DFT）将 $K(u,v)$ 转换为数字图像 $I(a,b)$：

$$I(a,b)=\sum_u\sum_v K(u,v)\exp\left(\text{i}\frac{2\pi}{N_{\text{col}}}a\cdot u\right)\exp\left(\text{i}\frac{2\pi}{N_{\text{row}}}b\cdot v\right) \tag{3-28}$$

$$a\in[-N_{\text{col}}/2,\ N_{\text{col}}/2-1],\quad b\in[-N_{\text{row}}/2,\ N_{\text{row}}/2-1]$$

由 $[u,v]$ 和 $[a,b]$ 的定义可知，DFT 后的数字图像 $\boldsymbol{I}$ 和转换前的 K 空间矩阵 $\boldsymbol{K}$ 尺寸相同。为了便于运用快速傅里叶变换（fast Fourier transform，FFT）技术，矩阵维度数量 N_{col} 和 N_{row} 通常选取 2 的整数次幂，如 64、128、256 等。此外，和 $M(x,y)$ 一样，图像 $I(a,b)$ 也是复数域数据。一般情况下展示的图像 $\boldsymbol{I}$ 是其模值，称为"幅值图"，一些情况下也会展示其相位数据图，称为"相位图"。将 K 空间信号重现为数字图像的具体操作和实现方法可参考第十一章第一节。

三、成像混叠与分辨率

由于在 K 空间信号 $S(k_x,k_y)$ 到数字图像 $I(a,b)$ 的过程中经历了信号的采样和离散傅里叶变换，最终得到的图像会受到采样参数的影响，从而导致图像混叠或分辨率下降。本节将借助离散傅里叶变换的数学特性，理论推导成像问题与采样参数之间的关系。

回顾式（3-24）所述 K 空间信号的采样过程：

$$\hat{S}(k_x,k_y)=S(k_x,k_y)\cdot\left(\frac{1}{\Delta k_x\Delta k_y}\right)\text{III}^2\left(\frac{k_x}{\Delta k_x},\frac{k_y}{\Delta k_y}\right)\cdot\Pi^2\left(\frac{k_x}{2k_{x\max}},\frac{k_y}{2k_{y\max}}\right) \tag{3-29}$$

根据傅里叶变换的性质，函数乘积的傅里叶变换是各函数傅里叶变换结果的卷积。由此可知采样后 $\hat{S}(k_x,k_y)$ 对应的傅里叶变换结果 $\hat{M}(x,y)$ 为

$$\hat{M}(x,y)=M(x,y)*\text{III}^2(\Delta k_x x,\Delta k_y y)*W_xW_y\text{sinc}(W_xx)\text{sinc}(W_yy)$$

$$W_x=2k_{x\max},\quad W_y=2k_{y\max} \tag{3-30}$$

其中，"＊"表示二维卷积；W_x 与 W_y 分别对应 K 空间矩阵在 x 和 y 方向的宽度。狄拉克梳状函数 $\mathrm{III}(\cdot)$ 的傅里叶变换是改变周期的另一个狄拉克梳状函数，方波函数 $\Pi(\cdot)$ 的傅里叶变换是 sinc 函数。

在实际成像过程中，通常使用视场（field of view，FOV）来描述可见物体区域的大小或范围。对于给定的 FOV，数字图像矩阵的像素数量越多，单个像素覆盖的物体区域越小，空间分辨率越高。图 3-7 展示了不同角度视场下的颅脑磁共振成像效果。

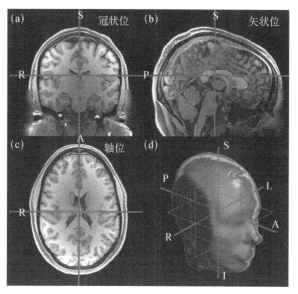

图 3-7　磁共振成像中各视角的视场
（a）冠状位视角；（b）矢状位视角；（c）轴位视角；（d）各个视角在三维空间中的关系

FOV 受到采样间隔 Δk 大小的影响，为简化推导，忽略方波函数造成的截断效应，有

$$\hat{S}(k_x, k_y) = S(k_x, k_y) \cdot \left(\frac{1}{\Delta k_x \Delta k_y} \right) \mathrm{III}^2 \left(\frac{k_x}{\Delta k_x}, \frac{k_y}{\Delta k_y} \right) \tag{3-31}$$

$$\hat{M}(x, y) = M(x, y) * \mathrm{III}^2 (\Delta k_x x, \Delta k_y y)$$

将任意二维函数卷积二维梳状函数的过程，等价于以梳状函数周期的倒数 $1/\Delta k$ 为间隔，以原点为中心复制原函数 $M(x, y)$，如图 3-8 所示。

FOV 的尺寸是复制结果 $\hat{M}(x, y)$ 最小不可重复单元的大小，所以 FOV 与 K 空间采样间隔 Δk 之间存在如下关系：

$$\mathrm{FOV}_x = \frac{1}{\Delta k_x}, \quad \mathrm{FOV}_y = \frac{1}{\Delta k_y} \tag{3-32}$$

进一步考虑 FOV 与空间编码所使用的梯度磁场的关系，考虑图 3-9 中的梯度磁场时间序列，G_y 在每次采集中以固定间隔改变梯度大小 ΔG_y，G_x 开启过程中以固定间隔 Δt_x 对自由感应衰减信号进行采样。根据式（3-14）中对 k 的定义，有

$$\Delta k_x = \frac{\gamma}{2\pi} G_x \Delta t_x, \quad \Delta k_y = \frac{\gamma}{2\pi} \Delta G_y \tau_y$$

$$\mathrm{FOV}_x = \frac{2\pi}{\gamma G_x \Delta t_x}, \quad \mathrm{FOV}_y = \frac{2\pi}{\gamma \Delta G_y \tau_y} \tag{3-33}$$

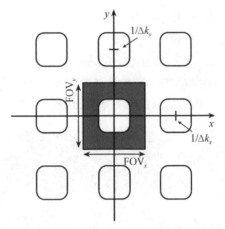

图 3-8　采样导致的图像信号复制现象示意图

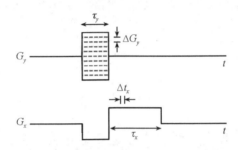

图 3-9　空间编码梯度磁场时间序列示意图

G_y 为 y 方向磁场梯度，以固定时长 τ_y 开启，每次增加 ΔG_y；G_x 为 x 方向磁场，
在开启时长 τ_x 期间以固定间隔 Δt_x 对自由感应衰减信号进行采样

　　当 FOV 大小不足以覆盖整个成像对象时，就会在图像上发生混叠现象［图 3-10（a）］。混叠现象的本质是离散采样的频率 f_s 不满足奈奎斯特采样定理，即 f_s 应当大于原始信号最大频率 f_{max} 的 2 倍（Pusey et al.，1988）。过低的采样频率使得傅里叶变换后的信号卷折到正常信号的范围内，故使用带通滤波器可以在一定程度上消除卷折的信号，但滤波可能会导致图像信息的丢失。同时，设计一个适合所有成像场景的滤波器是极具挑战的，所以通常不会考虑带通滤波消除混叠伪影的方案。

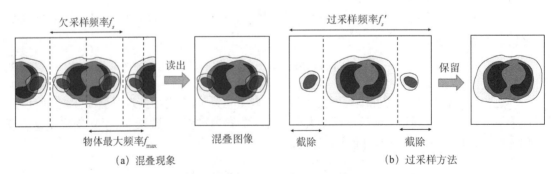

（a）混叠现象　　　　　　　　　　　　　（b）过采样方法

图 3-10　通过过采样结合后期图像剪裁的方法对胸腔进行轴位成像

　　由式（3-33）可知，FOV 大小和磁场梯度大小 G 与时间 t 的积分面积成反比。想要扩大 FOV 以覆盖更大的成像对象，可以在不改变序列时间长度的情况下减小梯度场 $\boldsymbol{G}$ 的幅值大小，或者

在不改变梯度大小的情况下增加读出时的采样率使得 $f_s > 2f_{\max}$，这种方法也称为过采样。图 3-10（b）展示了过采样结合后期图像剪裁，对胸腔进行轴位成像的方法。

空间分辨率是评价图像质量的关键指标之一，定义空间分辨率 r 为单位像素对应的空间尺度大小：

$$r_x = \frac{\text{FOV}_x}{N_{\text{col}}} = \frac{1}{\Delta k_x N_{\text{col}}} = \frac{1}{W_x}$$

$$r_y = \frac{\text{FOV}_y}{N_{\text{row}}} = \frac{1}{\Delta k_y N_{\text{row}}} = \frac{1}{W_y} \tag{3-34}$$

对于图 3-9 所示的空间编码序列，可得

$$r_x = \frac{1}{W_x} = \frac{2\pi}{\gamma G_x(\tau_x)}$$

$$r_y = \frac{1}{W_y} = \frac{2\pi}{\gamma(2G_y)\tau_y} \tag{3-35}$$

由此可知，如果想要在不改变 FOV 大小的情况下提高图像分辨率，由于空间编码梯度场大小不能改变，只能增加总体成像过程的采样次数和梯度场开启时长，从而导致成像时间延长。

影响磁共振成像分辨率的另一重要因素是对连续信号 $S(k_x, k_y)$ 的截断操作，为简化推导，忽略采样 $\hat{S}(k_x, k_y)$ 使用的狄拉克梳状函数：

$$\hat{S}(k_x, k_y) = S(k_x, k_y) \cdot \Pi^2\left(\frac{k_x}{W_x}, \frac{k_y}{W_y}\right)$$

$$\hat{M}(x, y) = M(x, y) * W_x W_y \text{sinc}(W_x x)\text{sinc}(W_y y)$$

$$W_x = 2k_{x\max}, \quad W_y = 2k_{y\max} \tag{3-36}$$

由于 $\hat{S}(k_x, k_y)$ 为 $S(k_x, k_y)$ 与方波函数的乘积，其傅里叶变换 $\hat{M}(x, y)$ 等价于原函数 $M(x, y)$ 卷积二维 sinc 函数。sinc 函数的振荡性质会在一些精细的空间结构边缘产生振铃伪影[图 3-11（b）]，振铃伪影会模糊图像的细节，降低图像空间分辨率。由截断效应和频率峰宽导致的空间分辨率下降可以依据光学瑞利判据进行分析，这超出了本节讨论的范围，在此不再赘述。

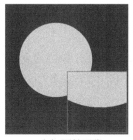 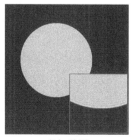

（a）原始图像 （b）伪影

图 3-11 频域截断图像振铃伪影的示意图

综上所述，成像总时长和图像质量在磁共振图像采集中是相互钳制的两个要素。在磁共振成像方法的设计和使用过程中，往往需要根据实际情况在两者之间做出权衡。

四、K 空间轨迹

K 空间轨迹指磁共振成像中将时域信号 $s(t)$ 填充至数据空间 $S(k_x,k_y)$ 时的坐标路径。除了在恩斯特实验中提到的逐行填充，依据不同的空间编码方式，K 空间轨迹有着种类繁多的设计。不同的 K 空间轨迹也有着各自的优点，对应于不同的磁共振成像应用领域。本节将介绍以下四种典型的 K 空间轨迹。

（一）笛卡儿轨迹

笛卡儿轨迹是最常见和常用的 K 空间轨迹（Zhu et al.，2013），对应 K 空间信号的笛卡儿采样方法。在笛卡儿采样中，K 空间被均匀地划分为网格状的采样点，按照直角坐标系进行采样，如图 3-12（a）所示。

笛卡儿采样的优势在于简单、直观，并且数据重建过程可以直接调用二维 FFT，相对简单。但由于笛卡儿轨迹均匀覆盖 K 空间，对于高空间分辨率的成像耗时较长。此外，当笛卡儿轨迹未完全遍历 K 空间或采样点数量有限时，重建结果可能出现伪影或失真。

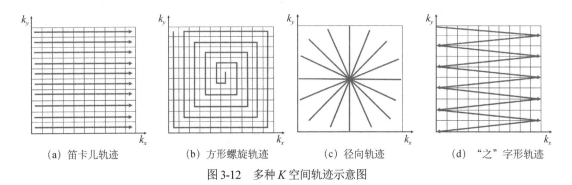

（a）笛卡儿轨迹　　　（b）方形螺旋轨迹　　　（c）径向轨迹　　　（d）"之"字形轨迹

图 3-12　多种 K 空间轨迹示意图

（二）螺旋轨迹

螺旋（spiral）轨迹是一类非均匀采样轨迹，包含多种 K 空间螺旋采样方法，如等角速率螺旋、方形螺旋[图 3-12（b）]等（Chapman et al.，1987；Stig，1983）。螺旋轨迹常见从 K 空间中心出发，旋转向外覆盖 K 空间。

相较于笛卡儿轨迹，螺旋轨迹的优势在于更高的采样效率，尤其是对于圆形 FOV 的成像。此外，螺旋轨迹的排布契合对应于中心对称的 K 空间，可以提供各向同性的空间分辨率。

（三）径向轨迹

径向（radial）轨迹是另一种常见的非均匀采样轨迹，劳特伯反投影法获得的第一幅磁共振图像使用的就是径向轨迹（Lauterbur，1973）。如图 3-12（c）所示，在径向采样中，采样点按照从 K 空间中心向外的径向方向进行排列，形成一组径向线或扇区。采样点在每个径向线或扇区上密集分布，但在不同径向线之间的采样点数量相对较少。

由于径向线多次重复经过 K 空间中心，且越靠近中心，采样密度越高。K 空间中心的信号往往对应图像的低频信息，故径向轨迹可以抑制成像时运动导致的伪影。

（四）"之"字形轨迹

"之"字形（zig-zag）轨迹呈现前、后交替穿过 K 空间的运动[图 3-12（d）]。这种采样方式通常使用平面回波成像（EPI）实现（Stig，1983）。

由于 EPI 方法允许单次射频激发填充多行 K 空间数据，故使用"之"字形轨迹的 EPI 是最快的成像方法之一，关于 EPI 的详细介绍将在第四章第五节中给出。

第三节 射 频 脉 冲

射频脉冲（radio frequency pulse）是指额外施加的一个独立于主磁场 B_0 的射频磁场，通常用 B_1 来表示。第二章描述了射频脉冲激发物体中的自旋，使其产生自由感应衰减信号的原理，在磁共振成像中，射频脉冲同样是磁共振时域信号能量的来源。根据其功能的不同，射频脉冲可分为激发脉冲（excitation pulse）、反转脉冲（inversion pulse）和重聚脉冲（refocusing pulse），本节将对每种脉冲进行详细介绍。

一、激发脉冲

当施加一个较强的主磁场 B_0 时，整个自旋系统会呈现纵向磁化，其总磁化矢量 M 与 B_0 场平行且同向（即指向 $+z$ 方向），这称为平衡磁化矢量 M_0。由于实际测量过程中需要检测 M 的大小及变化，而与 B_0 场相比，M 非常微弱难以测量，因此通常使用一个垂直于主磁场方向的额外射频磁场 B_1 将 M 从 B_0 中分离出来，从而被接收线圈检测到。这类用于激发水分子自旋，使其偏离主磁场以便于检测的射频脉冲称为激发脉冲。通常来说，一个磁共振成像序列至少会使用一次激发脉冲。

激发脉冲一般通过短暂地施加具有一定波形的射频磁场来实现，其持续时间较短，通常为 $500\mu s \sim 5ms$。相较于主磁场，射频场的幅值也非常小，一般在零至几十微特斯拉。如前所述，该脉冲的效果是将磁化矢量 z 轴分量翻转偏离主磁场，偏离角度的大小称为翻转角（flip angle，FA）。激发后的磁化矢量的水平分量 M_{xy} 由原始磁化矢量 M 和翻转角的大小共同决定（图 3-13）。一般来说，翻转角越大，磁化矢量的水平分量越大，在翻转角等于 90° 时 M_{xy} 达到最大值。

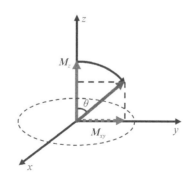

图 3-13　射频脉冲激发磁化矢量翻转示意图

一个射频脉冲 $B_1(t)$ 可通过以下公式描述：

$$B_1(t) = A(t)e^{-i\omega t} \tag{3-37}$$

其中，$A(t)$ 为射频脉冲的幅度调制波形；ω 为其载波频率。如第二章所述，只有 ω 与拉莫尔频率相同时才能实现共振，达到最大限度的激发。因此，通常利用梯度场调节自旋的共振频率，使得层面中心的频率与射频脉冲频率保持一致。关于层选梯度的说明详见本章第四节，此处不再展开。

进一步，翻转角 $\theta(t)$ 与射频脉冲 $B_1(t)$ 之间的关系可写为

$$\theta(t) = \gamma \int_0^t B_1(t')\mathrm{d}t' \tag{3-38}$$

其中，γ 为旋磁比［单位为 rad/(s·T)］。以上公式仅适用于共振（on-resonance）翻转角的计算。在射频脉冲作用下磁化矢量的运动方程可由布洛赫方程求解，在第二章中已经给出，此处不再赘述。本节将介绍两种常用的射频脉冲波形，即矩形脉冲（rectangular pulse）和 sinc 脉冲。

（一）矩形脉冲

矩形脉冲的幅度调制为一个简单的矩形。考虑一个幅值为 B_1、持续时间为 T、中心频率为 f_0 的矩形脉冲：

$$B_1(t) = \mathrm{rect}\left(\frac{t}{T}\right) = \begin{cases} 1, & |t| < \dfrac{T}{2} \\[2mm] 0, & |t| > \dfrac{T}{2} \end{cases} \tag{3-39}$$

在小翻转角的情况下，其频率选择特性近似为其傅里叶变换，即 sinc 形：

$$\mathrm{FT}(B_1) = T\mathrm{sinc}(\pi f T) \tag{3-40}$$

这类脉冲在频域上并没有选择性，因此又称"硬脉冲"（hard pulse）。如图 3-14 所示，其频率响应函数由一个主瓣和几个旁瓣组成，主瓣两侧第一次穿过零点的坐标为 $\pm 1/T$。定义这种频率响应的带宽为主瓣的半高宽（full width half maximum，FWHM），通过计算可知，其带宽等于：

$$\Delta f = \mathrm{FWHM} = \frac{1.22}{T} \tag{3-41}$$

脉冲持续时间越短，带宽越大，频域上主瓣所覆盖的频率范围越大，可以激发人体中几乎所有不同频率的自旋信号。

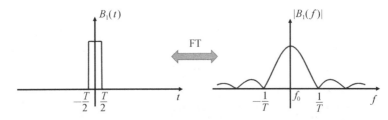

图 3-14　矩形脉冲及其频域分布

根据式（3-38），可以简单计算出其翻转角为

$$\theta = \gamma B_1 T \tag{3-42}$$

由于矩形脉冲的非选择性，成像时无法通过调节梯度场使其达到层面选择的效果；也无法利用这类脉冲实现磁共振分子成像中所需要的对特定共振频率自旋的激发。然而，矩形脉冲能在最短的时间内达到最大的翻转角度，并且结构简单，因此通常用作非选择性准备脉冲（preparation pulse）对成像物体中的自旋施加某种对比度，如 T_2 准备脉冲（T_2-preparation pulse）。

需要注意的是，只有在小翻转角或者共振的情况下，一个射频脉冲的频率选择特性才可以近似为其傅里叶变换（Pauly et al.，1989）。对于大翻转角的情况，激发层面两端处于偏共振（off-resonance）状态，由于布洛赫方程的非线性特性，脉冲的频率选择特征将会有所差异。其具体的数学表达较为复杂，在此不做详细展开。

（二）sinc 脉冲

磁共振成像通常需要对一个特定层面进行选择，再施加相位和频率方向的梯度场进行空间编码，这就要求激发脉冲具有频率选择性。

理想情况下，该脉冲的频率选择应为矩形，这将使得所选层面的轮廓（slice profile）更为锋利。由傅里叶变换在时域和频域的对称性可知，一个在频域上呈现矩形的脉冲，在时域上对应为 sinc 波形。然而实际情况中，射频线圈不会施加一个无限长的 sinc 射频脉冲，而是截取其中间的一部分，导致最终的频率选择产生一定的波动，而非绝对的矩形。用数学表达式来说，一个 sinc 射频脉冲可以表示为

$$B_1(t) = \begin{cases} A\mathrm{sinc}\left(\dfrac{2\pi t}{T}\right), & |t| < \dfrac{T}{2} \\ 0, & |t| > \dfrac{T}{2} \end{cases} \tag{3-43}$$

其傅里叶变换为

$$\mathrm{FT}(B_1) = \dfrac{AT}{2}\mathrm{rect}\left(\dfrac{Tf}{2}\right) * T\mathrm{sinc}(\pi Tf) \tag{3-44}$$

一般只考虑 sinc 函数的主瓣部分，即第一次穿过零点之前的部分，因此一个主瓣底宽为 T 的 sinc 射频脉冲对应的频率选择带宽近似为式（3-45），见图 3-15。

$$\Delta f \approx \dfrac{2}{T} \tag{3-45}$$

实际成像时，射频脉冲的波形不是连续函数，而是由多个离散时间点构成：

$$B_1(t) = \begin{cases} A\mathrm{sinc}\left(\dfrac{\pi t}{t_0}\right), & -N_1 t_0 \leqslant t \leqslant N_2 t_0 \\ 0, & \text{其他} \end{cases} \tag{3-46}$$

其中，N_1 和 N_2 代表脉冲中心左右穿过零点的数量（在对称 sinc 脉冲中 $N_1 = N_2$）。

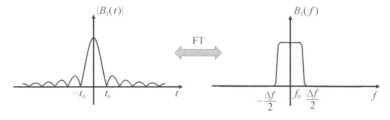

图 3-15 sinc 激发脉冲及其频域分布（FT 代表傅里叶变换）

据此可以得出该脉冲的带宽近似为

$$\Delta f \approx \dfrac{1}{t_0} \tag{3-47}$$

其时间带宽积（time-bandwidth product，TBW）为

$$T\Delta f = N_1 + N_2 \qquad\qquad (3\text{-}48)$$

通常来说，时间带宽积定义了脉冲在频域的选择性，时间带宽积越大，代表射频脉冲旁瓣数量越多，频率选择轮廓越锐利（图 3-16）。反映到成像中，时间带宽积更大的脉冲，其选择性激发的层面轮廓更加锐利，层面选择效果越好，对周围自旋的影响就越小。然而，脉冲施加时间过长，会导致回波时间增长和信号衰减。因此，根据实际需要，主瓣和旁瓣的总数在 3～9；也可以通过选择非对称性的 sinc 脉冲来缩短回波时间。

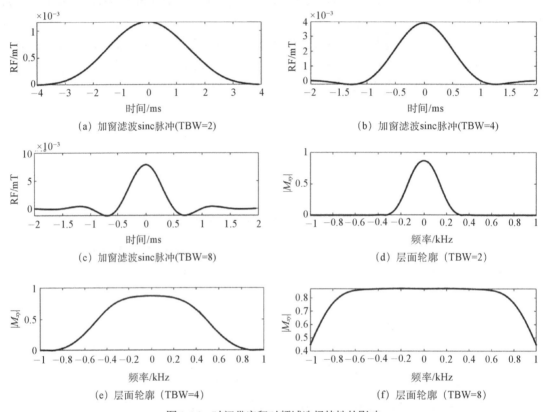

图 3-16　时间带宽积对频域选择特性的影响

二、反转脉冲

射频脉冲不仅可以将磁化矢量从 +z 轴旋转至 xy 平面，也可以将其反转到与主磁场方向平行但相反的方向，即 −z 方向，这种射频脉冲称为反转脉冲（图 3-17）。

反转脉冲通常用于需要实现 T_1 对比度的序列中，当反转脉冲将具有不同 T_1 的自旋反转后，等待一定的时间使其进行 T_1 弛豫，这些信号将根据 T_1 的不同呈现出相应的对比度。

根据实际需要，反转脉冲可以采用 180°脉冲，也可以使用较小的翻转角，如 120°或 150°，使得磁化矢量在 −z 轴产生分量。相较于激发脉冲，反转脉冲施加的时间一般较长。与激发脉冲类似，可以使用矩形脉冲产生非选择性的反转效果，也可以通过 sinc 脉冲对特定的层面或频率进行反转。

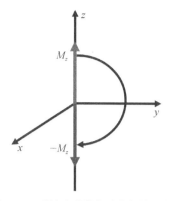

图 3-17 反转脉冲激发磁化矢量示意图

三、重聚脉冲

前两节介绍了如何通过调整射频脉冲的时间和幅值产生不同的翻转角，实现对自旋的激发或者反转。当自旋被激发至 xy 平面后，由于自旋和自旋之间的相互作用，磁化矢量会以弛豫时间 T_2 进行衰减。然而，由于梯度场的施加、磁场的不均匀性、不同自旋间磁敏感度的差异、化学位移等，磁化矢量的衰减要比 T_2 弛豫快得多，这种衰减称为 T_2^* 衰减。

重聚脉冲的作用就是利用射频场对自旋在 xy 平面内的反转，将这部分额外的衰减效应消除。具体来说，一个自旋被激发至 xy 平面后，会由于上述各种效应产生一个相位（图 3-18）。不同的自旋进动频率不同，产生的相位不同。如果此时施加另一个 180° 脉冲，根据脉冲的方向，这些自旋将被翻转 180°，原先旋转较快的自旋变成"落后"的自旋，而原先旋转较慢的自旋现在变成了"领先"的自旋。再等待一定时间后，这些自旋将再次重聚，产生回波信号，即自旋回波（spin echo）（Hahn，1950）。该回波信号的衰减程度将完全由 T_2 弛豫决定，而不受到其他因素的干扰。

重聚脉冲通常采用 180° 脉冲，因为这将使自旋被最大限度地重聚。实际情况下，由于 180° 翻转角的脉冲所产生的能量较高，在快速自旋回波或梯度自旋回波等需要多个重聚脉冲的序列中，常常采用低于 180° 的翻转角。然而，非 180° 的重聚脉冲会导致激励回波信号（stimulated echo）（Burstein，1996），该信号可以通过序列设计消除或者加以利用。

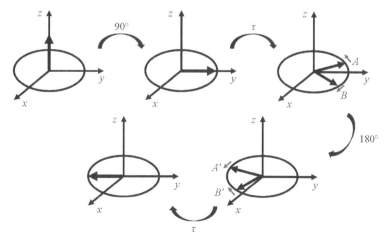

图 3-18 重聚脉冲的作用和自旋回波的产生示意图

以磁化矢量的水平分量 M_{xy} 在 τ 时刻散相后的两个分量 M_A 和 M_B 为例，二者经过重聚脉冲反转后得到 M_A' 和 M_B'，
经过 τ 时间后两个分量再次重聚为 M_{xy}'，产生新的回波信号

四、射频场的不均匀性

理想情况下，可以通过施加不同幅值和时间长度的射频脉冲的方式，达到所需要的激发、反转或者重聚效果。然而实际情况中，射频场通常无法做到完全均匀，这就导致不同空间位置的自旋所经历的翻转角不同，造成最终信号和对比度的差异。

射频场的不均匀性主要来源于两个物理效应：一方面，这与成像组织的电导率有关。根据麦克斯韦定律，交变的射频场会在导电组织中产生电流，这使得一部分组织所经历的射频场减小，导致图像上的信号缺失。另一方面，与成像组织的介电常数有关。光的波长和速度在强介电介质（含水组织等）中会减小，当成像物体尺寸约为一个波长或更大时，可能会在图像内产生驻波伪影。射频场的不均匀性在高场强（如 7T）设备或者腹部成像中尤为明显，可能会导致信号缺失，极大地影响诊断的准确性（Franklin et al., 2008）。

因此，在高场强环境下，磁共振成像设备通常配备多通道的发射线圈，通过采集不同通道下的 B_1 场图并针对性地调整各个通道射频脉冲的幅值和相位的方式，最大限度地保证射频场的均匀性（Grissom, 2010）。此外，也可以利用额外采集的 B_1 场图对重建后的图像做进一步的校准。

五、比吸收率

如第一章第三节所述，比吸收率（specific absorption rate, SAR）是用来衡量人体组织所吸收的电磁辐射能量大小的指标。除了在硬件设计中以外，在设计磁共振脉冲序列，尤其是射频脉冲的过程中，也需要格外关注 SAR 值的大小。SAR 值过大会导致组织发热，造成安全性问题。

SAR 值与射频场的施加过程直接相关，射频场幅值越大、时间越长，能量越高，单位时间会导致组织温度提升越多。SAR 值与主磁场场强大小 B_0、翻转角 α 及射频脉冲频率 Δf 三种因素成正比（Collins and Wang, 2011）：

$$SAR \propto B_0^2 \alpha^2 \Delta f \tag{3-49}$$

SAR 值具体计算极为复杂，需要精密的数学模型和数值仿真。目前所有的商用磁共振成像系统均会在扫描前对特定的扫描参数进行模拟运算，根据实际扫描人体的体重等参数，给出 SAR 值估计和阈值，确保成像过程的安全。

第四节   梯 度 磁 场

梯度磁场由梯度线圈产生，开启梯度磁场后，成像物体不同位置的体素拥有不同的共振频率，从而将空域的信号分布转换为频域的隐藏信息。在磁共振成像的过程中，梯度磁场起到了关键作用，通过切换不同梯度磁场，可以实现对成像信号来源的选择和空间编码。本节重点阐述空间编码所使用的以下三种梯度。

一、层面选择梯度

传统的二维磁共振成像中，需要对特定的一个层面（slice）进行激发，进而对其中的自旋进行编码和解析。随着磁共振技术的发展，三维成像由于其较高的信噪比得到广泛使用，与二维成像稍有不同的是，三维成像通过激发一个较厚的层块（slab），并在层块内进行额外的空间编码以解析信号。但无论是二维成像还是三维成像，其激发的自旋均来自于具有一定厚度的特定空间层面，而层面选择梯度则是实现这种空间选择的必要手段（Mansfield et al.，1976；Lauterbur et al.，1975）。

患者采用仰卧姿势进入磁共振扫描仪内，一般将头到脚方向定义为 z 方向，将在 z 轴进行切面所得到的图像称为横断面（transverse plane）或轴位（axial plane）图像。在施加激发脉冲的同时，打开 z 方向的梯度场 G_z，这使得处于不同 z 坐标的自旋所处的磁场产生了细微的差异，其进动频率如下所示：

$$\omega(z) = \gamma(B_0 + G_z z) = \omega_0 + \gamma G_z z \tag{3-50}$$

其中，ω_0 为拉莫尔频率。这就意味着在 $z<0$ 的位置，自旋进动频率将略小于拉莫尔频率，而在 $z>0$ 的位置，自旋进动频率略大于拉莫尔频率。G_z 越大，不同 z 坐标自旋的频率差异就越大。

前面提到，软脉冲（如 sinc 脉冲）具有频率选择性，只有当自旋的进动频率落在射频脉冲的带宽之内时才能被激发。以一个中心频率为 ω_{rf}，带宽为 $\Delta\omega_{\text{rf}}$ 的射频脉冲为例，能够被激发的自旋需满足以下条件：

$$\left| \omega(z) - \omega_{\text{rf}} \right| \leqslant \frac{\Delta\omega_{\text{rf}}}{2} \tag{3-51}$$

在实际扫描过程中，机器将会计算所希望选择的平面中心和等中心点（isocenter）之间的距离，调节射频脉冲的中心频率使其与层面中心的进动频率完全一致。

另外，结合式（3-50）和式（3-51），可知：

$$\Delta\omega_z = \gamma G_z \Delta z = \Delta\omega_{\text{rf}}$$

$$\Delta z = \frac{\Delta\omega_{\text{rf}}}{\gamma G_z} \tag{3-52}$$

其中，Δz 为所选层面的厚度；$\Delta\omega_z$ 为所选层面自旋进动频率的最大差值。由此可知，层面的厚度取决于层选梯度场 G_z 的大小，以及射频脉冲的带宽 $\Delta\omega_{\text{rf}}$。当带宽固定时，层选梯度越大，层面越薄，反之则层面越厚（图 3-19）。

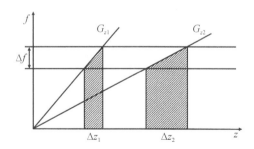

图 3-19　层面选择示意图

Δf 为频率选择范围，层面选择梯度大小为 G_{z1} 或 G_{z2}，Δz_1 与 Δz_2 为梯度所对应的层面厚度

二、频率编码梯度

当层面内的信号被激发至 xy 平面后，需要通过平行于主磁场方向的空间编码梯度对信号进行空间编码。空间编码梯度由 G_x 和 G_y 两部分组成，通常将 x 方向定义为频率编码方向，故称 G_x 为频率编码梯度。

如图 3-20 所示，在未施加频率编码梯度时，两个不同位置的水质子进动频率相同，因此其频谱只在水质子的拉莫尔频率上有一个峰。开启频率编码梯度后，不同位置的水质子以不同频率进动，从而在频谱上出现两个不同的峰。

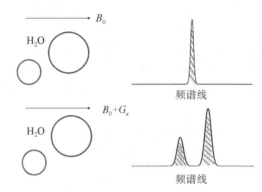

图 3-20   频率选择示意图（G_x 为施加的频率编码梯度大小）

对于一系列处于不同 x 位置（$x_1, x_2, \cdots, x_n$）的自旋，施加一个大小为 G_x 的频率编码梯度，这些自旋的进动频率将变为

$$\omega'(x_i) = \gamma(B_0 + G_x x_i) \tag{3-53}$$

在以拉莫尔频率 ω_0 旋转的坐标系下，该公式可简化为

$$\omega(x_i) = \gamma G_x x_i \tag{3-54}$$

参照傅里叶成像理论，G_x 开启的同时，接收线圈同步对自旋产生的时域信号 $s(t)$ 进行采集。由于不同 x_i 位置的自旋信号具有不同的进动频率 $\omega(x_i)$，分析时域信号 $s(t)$ 的频谱成分可以将来自各 x_i 处体素的自旋信号区分出来。

由式（3-20）可知，采集到 t 时刻，信号填入 K 空间的 k_x 坐标由频率编码梯度和时间的积分决定，设计 G_x 的大小、正负及开启时间，可以控制任意时刻 K 空间轨迹所处的 k_x 坐标：

$$k_x(t) = \frac{\gamma}{2\pi} \int_0^t G_x(\tau) \mathrm{d}\tau \tag{3-55}$$

在实际扫描序列中，通常会设计一个前置梯度（prephase gradient）对所有自旋施加一个初始相位，以使初始 K 空间位置为 k_x 方向的最左侧。随后施加与前置梯度极性相反的频率编码梯度，使得自旋按照相反的方向进动，一定时间后，所有自旋的相位重新变为零，各自旋的磁化矢量实现重聚，信号达到最大值（图 3-21）。信号重聚所需的时间长度称为回波时间 TE。根据式（3-55）可以发现在 TE 时刻，K 空间轨迹正好到达 $k_x = 0$ 处，即 K 空间的 k_y 轴线。

三、相位编码梯度

因为在垂直于 G_x 方向的等色带上，所有质子的进动频率都相等，所以频率编码梯度只能区分开不同 x 坐标下的自旋信号。要定位一个二维激发层面中的体素，还需要在 y 方向施加梯度磁场 G_y，称其为相位编码梯度。对一个磁共振基础序列来说，相位编码梯度通常施加在激发脉冲之后、频率编码之前。

当对成像物体施加一个幅值为 G_y 的梯度场时，不同 y_i 位置的自旋将以如下频率进动：

$$\omega(y_i) = \gamma G_x y_i \tag{3-56}$$

相位编码梯度将在 T 时间内持续开启，这些自旋累积的相位为

$$\varphi(y_i) = \int_0^T \gamma G_y y_i \mathrm{d}t = \gamma y_i \int_0^T G_y \mathrm{d}t = 2\pi x_i k_y \tag{3-57}$$

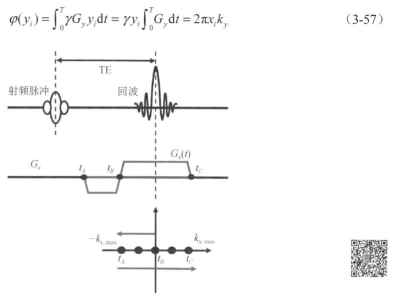

图 3-21 频率编码梯度 G_x 与 K 空间轨迹示意图

蓝线和红线分别为 t_A 到 t_B 以及 t_B 到 t_C 时间梯度 G_x 的大小与 K 空间轨迹

由此，在频率编码梯度开启前，y 方向上不同位置的自旋已经累积了不同的相位，体素的位置信息 y_i 以相位差的形式隐藏在时域信号 $s(t)$ 中。在傅里叶成像理论中，频率编码梯度结合相位编码梯度最终为每个体素分配了一个由 (k_x, k_y) 决定的空间平面波，二者缺一不可。将空间平面波作为傅里叶变换的正交核函数可以得到各个体素在时域信号 $s(t)$ 中的贡献权重，即 $M(x, y)$。

$$k_y(t) = \frac{\gamma}{2\pi} \int_0^t G_y(\tau) \mathrm{d}\tau \tag{3-58}$$

与频率编码梯度类似，K 空间轨迹的坐标 k_y 由相位编码梯度和时间的积分决定[式(3-58)]。为了完整覆盖 K 空间，在实际采集过程中需要重复若干次相位编码，每次使用不同的 G_y 幅值（图 3-22）。

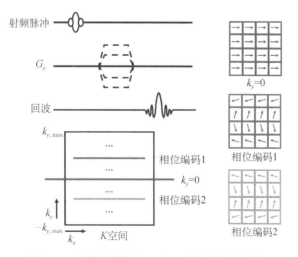

图 3-22 相位编码梯度 G_y 与 K 空间轨迹示意图

四、其他梯度磁场

梯度磁场不仅可以用来进行成像的空间编码，还可以产生不同的对比度或提供校正功能，这些梯度模块常常被加入磁共振脉冲序列中以实现额外的目的。以下将对梯度脉冲的这部分功能进行简单介绍，详细内容将在后续各章中进行阐述。

（一）扩散加权梯度

扩散加权梯度（diffusion-weighted gradient）是扩散磁共振成像最重要的组成部分，它利用磁场梯度对水分子的扩散运动进行编码，从而探测水分子在组织中受限扩散的特性，提供组织的微结构信息。扩散梯度通常由一对具有相同面积的梯度脉冲组成。对于自旋回波序列，二者极性相同；对于梯度回波序列，二者极性相反。扩散梯度会导致组织信号的降低，降低的幅度与水分子扩散系数 D 和梯度的 b 值成正比，扩散系数或 b 值越大，信号强度越小。详细内容请见第五章。

（二）血流编码梯度

血流编码梯度（flow-encoding gradient）是一种对宏观血流信号进行编码的梯度脉冲。与上述不同的是，扩散梯度是用来编码组织内非相干运动的梯度脉冲，而血流编码梯度关注的则是相干运动。由于其对宏观血流的敏感特性，该梯度通常被用在磁共振血管造影中，如相位对比磁共振成像（phase-contrast MRI）技术。血流编码梯度通常由一个双极梯度（bipolar gradient）构成，其一阶矩与所需的血流编码速度直接相关。一般来说，在相同梯度时间下，梯度幅值越大，一阶矩越大，可编码的血流速度越小，即对微小血管的敏感度越高。详细内容请见第八章。

（三）扰相梯度

对于一个完整的磁共振脉冲序列，每一个重复时间结束后，xy 平面上都会残余部分磁化矢量。这部分信号可能在下一个重复时间的采集中被检测到，干扰实际信号。因此，可以通过扰相梯度（spoiler gradient）消除 xy 平面上的残余信号。一个扰相梯度通常施加在一个重复时间的末尾，或者一个准备脉冲结束之后，如反转脉冲或饱和脉冲。在扰相梯度的影响下，磁化矢量的水平分量逐渐失相位（dephase），最终在体素内这些信号相互抵消，而磁化矢量的竖直分量不会被扰相梯度影响。扰相梯度的面积通常很大，以实现对体素内信号的完全消除。扰相梯度可以在 x、y、z 三个方向上同时施加，也可以选择在一个方向上施加（通常选择 z 方向）。

思　考　题

1. 磁共振成像空间是如何借助梯度磁场实现空间信息编码的？
2. 什么是 K 空间，它与图像空间存在什么样的关系？
3. 梯度磁场的开启时间和梯度大小是如何影响 K 空间填充轨迹的（笛卡儿、放射状、螺旋等轨迹）？
4. 有哪些方法可以提高磁共振成像的空间分辨率，它们各自的优缺点是什么？
5. 有哪些常见的射频激发脉冲？如何计算射频脉冲的翻转角？
6. 重聚脉冲产生自旋回波的原理是什么，它和反转脉冲有什么关系？
7. sinc 脉冲是如何选择性激发成像层面的？层面选择梯度大小和层面厚度之间存在什么关系？

第四章　基本成像序列

磁共振脉冲序列（MRI pulse sequence）通常由一系列的射频脉冲和不同方向的梯度脉冲组成，共同实现对水分子自旋的激发、翻转、空间编码等功能，最终通过对所采集的 K 空间信号进行重建获得图像。本章介绍磁共振基本成像序列的构成，并详细讲解梯度回波序列、自旋回波序列、反转恢复序列和平面回波序列，为实际运用磁共振成像和高级序列的学习迈出第一步。

第一节　成像序列的基本构成

磁共振脉冲序列是指由一系列事件（event）组成的时间序列，这些事件包括各种射频脉冲、梯度脉冲和数据采集模块，当它们被顺序执行时，磁化矢量将经历不同的演化过程，最终产生所需的图像对比度。脉冲序列是磁共振成像的核心部分，通过不同脉冲序列的设计，磁共振成像系统得以产生丰富的对比度，如 T_1 加权，T_2 加权、磁敏感度加权、扩散加权等。进一步，可以通过高级序列的设计测量一系列的生理参数，如水分子扩散特性、血流灌注等。磁共振成像的灵活性是其相较于其他模态成像最大的优势之一，即使经过数十年的发展，磁共振脉冲序列设计仍然是磁共振研究的重点与热点。本节将对脉冲序列的基本构成进行介绍，并在接下来的几节中详细介绍临床常用的基本成像序列。

一、磁共振脉冲序列模块与时序图

一个磁共振脉冲序列主要由一系列具有时序的模块构成，每个模块内部包含不同功能的射频脉冲和梯度脉冲。不同模块根据其作用可以分为准备模块和采集模块（图 4-1）。一般来说，一个或多个准备模块会将磁化矢量 z 轴分量操纵成感兴趣的大小和对比度，而采集模块负责进行信号的激发、回波和读出。

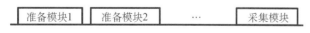

图 4-1　磁共振脉冲序列模块示意图

如第三章梯度磁场部分所述，相位编码梯度需要重复多次以填满整个 K 空间，通常情况下，在每次重复时，所有的准备模块和采集模块也将被重复。两次采集之间的时间称为重复时间（repetition time，TR）。

另外，在采集模块中通常采用一个激发脉冲将信号翻转至 xy 平面，在梯度的作用下这些自旋开始散相，利用梯度脉冲和重聚脉冲的组合可以进行信号的回波和读出。所有自旋相位重聚的时间点与激发脉冲中心的时间间隔称为回波时间（TE）。

TR 和 TE 是控制图像对比度的重要部分，通过调整不同的 TR 和 TE，磁共振成像可以更好地显示特定的解剖结构或病变，帮助临床诊断评估。

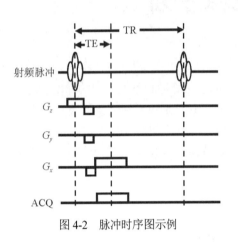

图 4-2　脉冲时序图示例

时序图（sequence diagram）是磁共振脉冲序列的一种图形化表示方法，用来说明磁共振扫描过程中如何按照时间顺序进行所需要的各种模块，以及模块内部如何施加射频脉冲、梯度脉冲和信号采集。一个脉冲序列时序图通常由多个横轴表示，用来显示射频脉冲、$x/y/z$ 三个方向的梯度脉冲和信号读出。图 4-2 描述了一个基本序列的组成部分，按照时间顺序：

（1）施加一个激发脉冲及其对应的层面选择梯度，它们的作用是将平行于主磁场的初始磁化矢量 z 轴分量 M_z 翻转至 xy 平面形成 M_{xy}。

（2）在 y 方向上施加一个相位编码梯度 G_y，其面积决定了此次采集信号在 K 空间中的 k_y 坐标。

（3）在 x 方向上施加一个频率编码梯度 G_x，随着施加时间的不断增长，自旋将经历散相和重聚，并在 TE 时刻信号达到最大值。

（4）与上述频率编码梯度配套的是一个信号采集或读出模块（acquisition，ACQ），它通过磁场变化感应电流记录当前的磁化矢量大小。

（5）以上部分构成了一个完整的 TR，上述过程将被重复 N 次，每次施加不同的相位编码梯度，以完成对整个 K 空间的采样。

（6）所述序列仅为一个基础序列，信号激发之前并没有额外的准备模块，仅由采集模块构成。更加复杂的序列将在后面几个章节进行讨论。

无论是基础的梯度回波序列、自旋回波序列，还是后续将会介绍的高级磁共振脉冲序列，如动脉自旋标记序列、扩散加权序列等，都可以通过脉冲序列时序图进行直接的可视化展示。时序图对理解序列中各个组块的时间关系至关重要，有助于研究人员优化参数以实现特定的成像目标。这将是学习磁共振物理原理、设计磁共振脉冲序列、规划和优化磁共振成像协议必不可少的工具。

二、磁共振脉冲序列的基本参数

一个磁共振脉冲序列包括诸多参数，这些参数共同定义了序列中各个组成部分的特征和时间关系，在实际扫描过程中，很多参数都可以进行调整，它们将最终影响生成图像的对比度、质量以及获取特定的信息。通常来说，基础的磁共振脉冲序列参数包括以下内容：

（1）重复时间（TR），同一序列对应模块之间的间隔时间，如采集模块之间或者激发脉冲之间的时间间隔。TR 影响磁化矢量 z 轴分量的恢复程度和图像对比度。

（2）回波时间（TE），即激发脉冲中心到信号峰值之间的时间。TE 影响磁化矢量水平分量的衰减程度和图像对比度。

（3）反转时间（inversion time，TI），即反转恢复序列中，反转脉冲和随后激发脉冲之间的时间间隔。TI 影响磁化矢量 z 轴分量的大小与图像对比度。

（4）翻转角（FA），即激发脉冲翻转磁化矢量的角度。FA 影响信号强度和对比度。

（5）视场（FOV），即成像剖面的区域大小，通常由实际采集的部位决定。

（6）层面厚度（slice thickness），又称切片厚度，即成像每一层的厚度，反映了磁共振成像系统观察细微结构的能力。

（7）矩阵（matrix）大小，即成像中的像素数量。通常情况下，磁共振图像的矩阵大小与 K 空间采样的矩阵大小保持一致。因此，视场越大，图像分辨率越高，矩阵越大，所需要采集的 K 空间线的数量也越多，扫描时间越长。

（8）分辨率（resolution），即每个体素的大小，通常以 mm 为单位，它反映了磁共振图像的精细程度，以及区分两个相邻结构的能力，由 FOV、矩阵大小和层面厚度决定。

（9）扫描时间（scan time），即获取完整图像所需要的总时间。

在后续章节中还将说明，不同的磁共振脉冲序列还会有额外的特殊参数，如扩散加权序列中的 b 值和梯度方向、动脉自旋标记序列中的标记时长和标记后延迟时间、快速梯度回波中的涡轮因子、相位对比序列中的血流编码速度等。每个序列最终的表现形式都由上述基本参数和这些特殊参数共同决定。了解和掌握这些参数的基本定义将有助于理解它们对序列运行和最终图像生成的影响。

第二节　梯度回波序列

广义的梯度回波序列是一类基于梯度回波现象的成像序列的总称。它的特点在于施加激发脉冲之后，信号的散相将由频率编码梯度进行恢复并产生回波。由于其成像速度较快，这些序列被广泛应用在脑部成像、血管成像、腹部成像和心脏成像中。本节将对梯度回波的基本概念以及在此基础上发展出的两种快速成像序列进行介绍。

一、梯度回波的产生

一个梯度回波（gradient echo）的包括以下基本构成（图 4-3）。

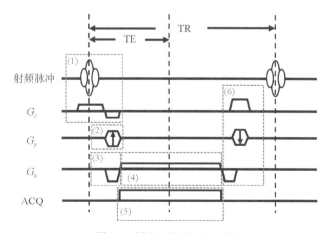

图 4-3　梯度回波序列时序图

（1）激发脉冲和对应的层选梯度，二者将磁化矢量 z 轴分量翻转至 xy 平面，并紧接着一个与层选梯度极性相反的重聚梯度，用以消除层选梯度本身对信号造成的散相。

（2）施加相位编码梯度，其幅值与时间积分的面积大小对应特定的 k_y 采样。

（3）在频率编码方向施加一个反向的前置散相梯度（prephasing gradient），使得不同空间位置的自旋产生不同的相位。为缩短扫描时间，该梯度与相位编码梯度、层面选择方向的重聚梯度一般同时施加。

（4）在频率编码方向施加正向的聚相梯度（rephasing gradient），当该梯度面积达到与前置散相梯度相同时，所有自旋被重聚在同一方向，产生回波信号峰值，该时间点对应回波时间。该梯度面积通常等于前置散相梯度面积的 2 倍，以完成从 $-k_x$ 到 $+k_x$ 采样。

（5）在上述梯度施加的同时，打开信号采集装置对信号进行采样。

（6）信号采集完成后还可以在 xy 方向上施加恢复梯度（rewinder gradient），并在 z 方向上施加扰相梯度（spoiler gradient）以减少下一个 TR 的影响（该步骤非必需）。

（7）以上环节将被重复 N 次，每个 TR 将施加不同强度的相位编码梯度，以完成从 $-k_y$ 到 $+k_y$ 的采样。

通常来说，梯度回波序列的翻转角都小于 90°，因此磁化矢量 z 轴分量恢复所需要的时间较短，大大缩短了扫描时间，使其更加适用于三维扫描和腹部扫描。

如上所述，梯度回波最重要的特征即使用频率编码梯度而非 180° 重聚脉冲来形成回波，这与第五章所要介绍的自旋回波不同。也因此，梯度回波序列中磁化矢量水平分量将以 T_2^* 常量衰减，而非 T_2，二者之间满足以下关系：

$$\frac{1}{T_2^*} = \frac{1}{T_2} + \frac{1}{T_2'} \tag{4-1}$$

其中，T_2 为自旋-自旋弛豫时间，仅由组织特性决定；T_2' 与主磁场不均匀性、体素大小、磁敏感度等因素均有关系。一些特殊情况，如组织中金属成分过高、空气与组织交界处磁场均匀性过差等，均会使得 T_2^* 缩短，从而导致图像出现信号缺失。

在梯度回波序列中，激发脉冲是每个 TR 中唯一的射频脉冲，根据 Bloch 方程，在经历足够长的一串射频脉冲后，磁化矢量将进入稳态（steady-state）。根据激发后磁化矢量水平分量 M_{xy} 的特征，可以将梯度回波序列分为两大类：扰相梯度回波（spoiled gradient echo，SPGR）序列和稳态自由进动（steady-state free precession，SSFP）回波序列。这两类序列的磁化矢量演化特征、稳态特征、生成图像特征均有所不同，将在后续详细介绍。需要指出的是，由于梯度回波的种类较多，各大磁共振厂商所采用的序列名也不尽相同，在后续的描述中尽量采用通用的序列名称，并将其不同名称列在表 4-1 中以便对照。

表 4-1　不同磁共振厂商对梯度回波序列的命名

序列	GE	Siemens	Philips	UIH
扰相梯度回波	SPGR	FLASH	FFE	GRE_sp
超快速梯度回波	fast SPGR	Turbo FLASH	TFE	GRE_fsp
SSFP-FID	GRASS	FISP	T1-FFE	GRE_SSFP
SSFP-Echo	SSFP	PSIF	T2-FFE	—
Balanced-SSFP	FIESTA	True FISP	Balanced FFE	GRE_BSSFP

二、扰相梯度回波序列

扰相梯度回波序列又称快速小角度激发（fast low angle shot，FLASH）序列或者 T_1 快速梯度回波（T_1 fast field echo，T_1-FFE）序列。它通常由一连串小角度激发脉冲配合相应的散相和聚相梯度组成，激发脉冲角度较小，TR 较短[图 4-4（a）]。重要的是，每个 TR 内信号采集完成后，该序列都将采用一定的扰相策略，使得磁化矢量水平分量彻底破坏，消除其对下一个 TR 信号采集的影响。

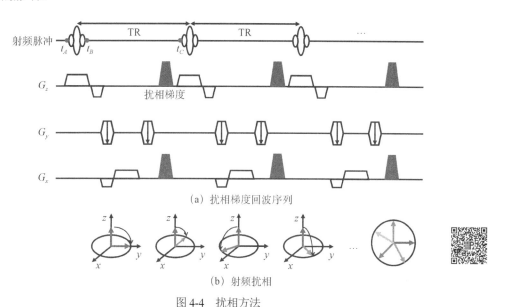

（a）扰相梯度回波序列

（b）射频扰相

图 4-4　扰相方法

（一）扰相方法的选择

通常采用的扰相方法有以下三种。

（1）使用长 TR 使磁化矢量水平分量自行衰减。这要求 TR 至少是 T_2 值的 5 倍及以上，但增加了扫描时间，实际扫描中使用较少，仅对交替多层采样适用。

（2）施加扰相梯度（spoiler gradient）。读出信号结束后，在一个或多个轴上施加面积较大的梯度，主动破坏磁化矢量水平分量[图 4-4（b）]。但是该方法对稳态下的磁化矢量水平分量消除效果较差，除非每次使用的扰相梯度面积不同。另外，由于梯度场本身具有空间分布特征，容易导致扰相的效果在空间上也不均匀。

（3）射频扰相（RF spoiling）。相较于上述两种方案，射频扰相是 SPGR 序列中更加常用且效果较好的扰相方法。它通过对每个 TR 的激发脉冲施加不同的相位，使得磁化矢量 z 轴分量被翻转到 xy 平面的不同位置而实现[图 4-4（b）]（Crawley et al.，1988）。具体来说，可以在每个 TR 的射频脉冲上增加一个相同的角度，形成一定的相位循环即可达到扰相的目的。如式（4-2）所示，第 i 个射频脉冲在旋转坐标系下的相位可以用 φ_i 来表示：

$$\varphi_i = \varphi_{i-1} + \mathrm{i}\varphi_0, \quad \varphi_i = \frac{1}{2}\varphi_0(i^2 + i + 2) \tag{4-2}$$

根据 Zur 的推荐，φ_0 可选为 117°（Zur et al.，1991）。另外需要注意的是，当射频脉冲被施加一定的相位后，信号读出也要偏移同样的相位，使得整个 K 空间相位统一。

（二）扰相梯度回波的稳态

如上所述，磁化矢量在一连串射频脉冲的施加后将进入稳态。对稳态信号的理解和计算是调整序列参数的重要前提，它也将直接影响最终生成图像的对比度。本节根据图 4-4 中标注的时间点对该序列的稳态信号进行计算。如果在 t_A 点的磁化矢量 z 轴分量大小为 M_{za}，那么在经历翻转角为 θ 的射频脉冲之后，t_B 点的剩余磁化矢量 z 轴分量大小为

$$M_{zb} = M_{za}\cos\theta \tag{4-3}$$

经历了一个 TR 的纵向弛豫之后，t_C 点的磁化矢量 z 轴分量大小变为

$$M_{zc} = M_{zb}e^{-\frac{TR}{T_1}} + M_0\left(1 - e^{-\frac{TR}{T_1}}\right) = M_{za}\cos\theta e^{-\frac{TR}{T_1}} + M_0\left(1 - e^{-\frac{TR}{T_1}}\right) \tag{4-4}$$

在此，TR 中的磁化矢量水平分量将经历衰减和破坏，因此不会对下一个 TR 的信号造成影响。信号达到稳态时意味着 $M_{zc} = M_{za}$，据此可以得到

$$M_{ss} = M_{za} = M_0 \frac{1 - e^{-\frac{TR}{T_1}}}{1 - \cos\theta e^{-\frac{TR}{T_1}}} \tag{4-5}$$

此时，实际测量的信号为

$$S = M_{za}\sin\theta e^{-\frac{TE}{T_2^*}} = M_0 \frac{\sin\theta\left(1 - e^{-\frac{TR}{T_1}}\right)}{1 - \cos\theta e^{-\frac{TR}{T_1}}} e^{-\frac{TE}{T_2^*}} \tag{4-6}$$

对该信号做关于翻转角 θ 的导数，可以发现使得信号值最大的翻转角为

$$\theta_E = \arccos\left(e^{-\frac{TR}{T_1}}\right) \tag{4-7}$$

这个翻转角称为恩斯特角（Ernst angle）。

一般情况下，SPGR 序列采用较小的 TE 以减少信号的 T_2^* 衰减。由式（4-6）可见，该序列的信号主要由 TR、T_1 和 θ 决定：在 θ 非常小（一般小于 5°）时，图像将呈现质子密度对比，信噪比较低；随着 θ 的增加，一般在 30° 以内时，图像将呈现较好的 T_1 对比度，以大脑为例，该图像将很好地展现灰质和白质之间的差异；当 θ 继续增加时，稳态信号降低，而新流入的血液未经历过这些激发脉冲，呈现高信号（图 4-5），因此常用来进行血管造影（详见第八章）。

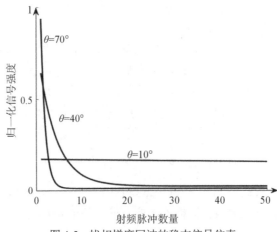

图 4-5 扰相梯度回波的稳态信号仿真

（三）超快速梯度回波

超快速梯度回波（fast SPGR）序列是从 SPGR 序列中演变而来的快速采集方法。如第一节所述，一个磁共振脉冲序列在采集模块之间通常会有较多的准备模块。如果每个准备模块结束后，都采用普通的 SPGR 进行信号采集，对于一个频率编码数量为 N_{ro}、相位编码数量为 N_{pe} 的矩阵，整体采集时间就等于 $\mathrm{TR} \times N_{pe}$。然而，很多的准备模块都需要较长的时间，如动脉自旋标记和化学交换饱和转移等序列，其准备模块长达数秒，显然将如此长的 TR 重复 N_{pe} 次（一般为 64 及以上）将大大延长扫描时间，无法满足临床需求。

因此，超快速梯度回波序列在准备模块结束后，重复多次 SPGR，每次施加不同的相位编码，从而在一个 TR 时间内就采集 K 空间的多条 k_y 线，极大地缩短了扫描时间（图 4-6）。每个 TR 采集的 k_y 线数量称为涡轮因子（turbo factor），该因子越大，扫描时间越短。具体的涡轮因子选择需要根据准备模块的类型、所需信号的对比度、扫描时长的限制、信噪比等多种因素决定。

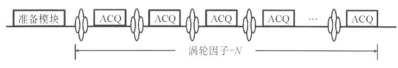

图 4-6 超快速梯度回波序列示意图

三、稳态自由进动回波序列

另一类常用的梯度回波序列为稳态自由进动（SSFP）回波序列（Carr，1958）。与 SPGR 不同的是，SSFP 序列不会使用扰相梯度或射频将磁化矢量水平分量破坏，而是保留至下一个 TR 中，因此具有更强的信号，但同时其信号演化更为复杂，对比度也完全不同。

（一）SSFP-FID 与 SSFP-Echo 序列

SSFP 信号的产生需要满足以下条件：①相位相干，即每个 TR 所施加的射频脉冲具有相同或相反的相位；②相位累积相同，即每个 TR 所施加的梯度面积相同；③短 TR，一般要求 TR 小于信号的 T_2 值。满足以上条件时，磁化矢量水平分量和 z 轴分量都将在一定的 TR 后达到稳态。如图 4-7 所示，当施加一串间隔为 TR、翻转角为 θ 的射频脉冲之后，自旋信号将分为以下两种。

（1）SSFP-FID 信号，这种信号出现在每次施加射频脉冲之后，呈现自由衰减。

（2）SSFP-Echo 信号，这种信号出现在每次施加射频脉冲之前的负 TE 时刻，这是由于前序两个脉冲的作用，自旋将在第三个射频脉冲前重聚并产生回波。

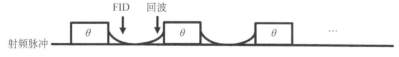

图 4-7 稳态自由进动回波（包括 SSFP-FID 信号和 SSFP-Echo 信号）

可以通过调整信号读出时间的方式，决定采集 SSFP-FID 信号还是 SSFP-Echo 信号：

（1）SSFP-FID 与 SPGR 信号相似，更多地呈现 T_1 对比度。

（2）SSFP-Echo 信号与自旋回波相似，更多地呈现 T_2 对比度，但信噪比较低。

类似地，可以通过限制第 i 个激发脉冲前后的信号相等来计算稳态时的 SSFP 信号，其计算过程较为复杂，在此仅给出最终结果（不做展开）（Hänicke and Vogel，2003）：

$$\text{SSFP}_{\text{FID}} = M_0 \tan\frac{\theta}{2}\left[1 - \frac{(E_1 - \cos\theta)(1 - E_2^2)}{\sqrt{p^2 - q^2}}\right]$$

$$\text{SSFP}_{\text{Echo}} = M_0 \tan\frac{\theta}{2}\left[1 - \frac{(1 - E_1\cos\theta)(1 - E_2^2)}{\sqrt{p^2 - q^2}}\right]$$

（4-8）

其中

$$E_1 = e^{-\text{TR}/T_1}, \quad E_2 = e^{-\text{TR}/T_2}$$

$$p = 1 - E_1\cos\theta - E_2^2(E_1 - \cos\theta)$$

$$q = E_2(1 - E_1)(1 + \cos\theta)$$

（4-9）

（二）Balanced-SSFP 序列

因为 SSFP 序列拥有两个回波，所以可以设计双回波序列将这两个回波同时采集，增加图像信息。增强信号的另一种思路则是将这两个回波合并，以产生一个信号更强的回波，提升图像的信噪比。参照上述思路，可以通过调整 TR 和 TE，并设计在三个方向上完全对称的梯度波形来实现这两个回波的重叠（图 4-8），在每个 TR 结束时，所有方向上的梯度面积均为零。这种序列称为平衡自由稳态进动序列，即 Balanced-SSFP 或 BSSFP（Oppelt et al.，1986）。

按照是否交替施加相位相反的激发脉冲序列，Balanced-SSFP 信号的稳态表达可以分为以下两种：

$$\text{bSSFP}_{\text{alt}} = M_0\sin\theta\frac{1 - E_1}{1 - (E_1 - E_2)\cos\theta - E_1 E_2}e^{-\frac{\text{TE}}{T_2}}$$

$$\text{bSSFP}_{\text{same}} = M_0\sin\theta\frac{1 - E_1}{1 - (E_1 - E_2)\cos\theta + E_1 E_2}e^{-\frac{\text{TE}}{T_2}}$$

（4-10）

根据以上公式，可以发现使用交替激发脉冲所得的信号大于使用相同相位的脉冲，因此实际扫描中一般采用第一种方案。同时可以发现当 TR 足够小时（$\text{TR} \ll T_2 < T_1$），Balanced-SSFP 信号可以近似为以下公式：

$$\text{bSSFP}_{\text{alt}} \approx M_0\sin\theta\frac{1}{\dfrac{T_1}{T_2}(1 - \cos\theta) + 1 + \cos\theta}e^{-\frac{\text{TE}}{T_2}}$$

（4-11）

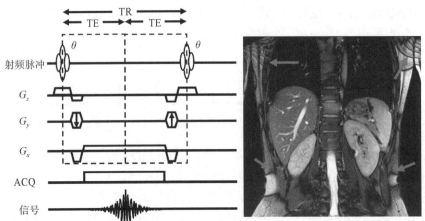

图 4-8 Balanced-SSFP 序列示意图和常见的黑带伪影示意图

因此，该序列的对比度既不是纯粹的 T_1 也不是 T_2，而是近似一个 T_1/T_2 对比度（尤其是当 θ 较大时）。

Balanced-SSFP 序列虽然有着较高的信噪比，但极易受到磁场不均匀性的干扰而产生黑带伪影（banding artifact），这是因为在磁场偏移较大的地方，每个 TR 之间的射频脉冲相位差从 180° 偏移回到了 0°，相当于没有进行交替相位，根据式（4-10），这部分信号将非常小，在图像上呈现为多条黑带（Scheffler and Lehnhardt，2003）。

第三节　自旋回波序列

除了梯度回波序列，自旋回波序列也是一种基础的磁共振脉冲序列类型。当自旋被激发脉冲翻转至 xy 平面时，信号衰减一方面取决于自旋与自旋之间的相互作用；另一方面则取决于磁场均匀性、组织磁敏感性等多重因素，即 T_2' 衰减。可以通过施加一个 180° 重聚脉冲消除 T_2' 效应，使得信号衰减仅按照 T_2 进行，并产生自旋回波（Hahn，1950）。利用该方法的一系列序列称为自旋回波序列。本节首先回顾自旋回波的产生，随后介绍几种常用的自旋回波序列。

一、自旋回波的产生

一个自旋回波的基本构成包括（图 4-9）：

（1）施加 90° 激发脉冲和对应的层选梯度将磁化矢量 z 轴分量翻转至 xy 平面，并紧接着一个与层选梯度极性相反的重聚梯度，用以消除层选梯度本身对信号造成的散相。

（2）施加相位编码梯度，其幅值与时间积分的面积大小对应特定的 k_y 采样。

（3）同时在频率编码方向施加一个前置散相梯度。

（4）施加 180° 重聚脉冲和对应的层选梯度，脉冲施加的方向可以与激发脉冲相同或正交。激发脉冲中心到重聚脉冲中心的时间间隔等于半个回波时间 TE。

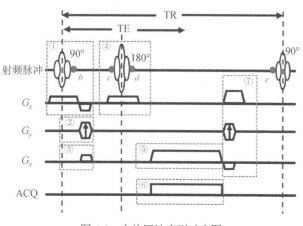

图 4-9　自旋回波序列时序图

（5）等待一段时间后，在频率编码方向施加聚相梯度，该梯度与散相梯度的极性相同。当该梯度面积达到与前置散相梯度相同时，所有自旋被重聚在同一方向，产生回波信号峰值，该时间点对应回波时间 TE。该梯度面积通常等于前置散相梯度面积的 2 倍，以完成从 $-k_x$ 到 $+k_x$ 的采样。

（6）在上述梯度施加的同时，打开信号采集装置对信号进行采样。

（7）信号采集完成后还可以在 xy 方向上施加恢复梯度，并在 z 方向上施加扰相梯度以减少下一个 TR 的影响（该步骤非必需）。

（8）以上环节将被重复 N 次，每个 TR 将施加不同强度的相位编码梯度，以完成从 $-k_y$ 到 $+k_y$ 的采样。

自旋回波的信号可以用以下数学表达式进行描述：

（1）假设在 90° 激发脉冲前，磁化矢量 z 轴分量大小为 M_{za}，那么经历了 90° 激发脉冲后的磁化矢量水平分量大小等于 M_{za}，而磁化矢量 z 轴分量大小 $M_{zb} = 0$。

（2）从 b 点到 c 点，磁化矢量 z 轴分量逐渐恢复，$M_{zc} = M_0 \left(1 - e^{-\frac{TE}{2T_1}} \right)$。

（3）经历 180° 重聚脉冲后，$M_{zd} = -M_0 \left(1 - e^{-\frac{TE}{2T_1}} \right)$。

（4）从 d 点到 e 点，磁化矢量 z 轴分量逐渐恢复，$M_{ze} = M_{zd} e^{-\frac{TR - \frac{TE}{2}}{T_1}} + M_0 \left(1 - e^{-\frac{TR - \frac{TE}{2}}{T_1}} \right)$。

（5）下一个自旋回波的信号等于 M_{ze} 按照 T_2 进行时长为 TE 的衰减，即

$$S = M_0 \left(1 - 2e^{-\frac{TR - \frac{TE}{2}}{T_1}} + e^{-\frac{TR}{T_1}} \right) e^{-\frac{TE}{T_2}} \tag{4-12}$$

在 TR 远大于 T_2 或者施加扰相梯度时，上一个 TR 的磁化矢量水平分量并不会对下一个 TR 的自旋回波信号产生影响，而主要是由纵向弛豫控制的。

通过调节 TR 和 TE，自旋回波序列可以提供不同的对比度，无论是 T_1、T_2 还是质子密度图像。相较于梯度回波图像，由于 180° 重聚脉冲的作用，自旋回波对主磁场不均匀性鲁棒性更高，对于像素内的化学位移伪影也不敏感。然而，为了使磁化矢量 z 轴分量尽量恢复，自旋回波序列的 TR 通常较长，对于一个相位编码数量为 N_{pe} 的图像，其总扫描时间为

$$\text{scan time} = \text{TR} \times N_{pe} \tag{4-13}$$

例如，对于一个 TR=5s、N_{pe}=256 的单层采集，扫描时间长达 21min，不仅耗时长，也极易产生运动伪影。因此，研究者设计了诸多基于自旋回波的改进序列，详见下面几节。

二、多回波自旋回波与快速自旋回波

（一）多回波自旋回波

多回波自旋回波（multi-echo spin echo，MESE）序列并非直接对采集进行加速，而是利用几乎相同的时间尽量多地采集具有多个对比度的图像，提供更多的诊断信息（Feinberg et al.，1985）。

MESE 序列在激发脉冲后施加多个重聚脉冲，这会将磁化矢量水平分量不断地重聚，每个

自旋回波都遵循 T_2 衰减，这一系列的自旋回波称为回波链。不同回波下的信号将被单独合并形成一个 K 空间，因此可以同时得到多幅对比度不同的图像。如图 4-10 所示，第一个 TE 相较于 T_2 来说非常短，因此提供的是质子密度对比；而第二个 TE 较长，其回波可以提供 T_2 加权图像。回波链长度（echo train length，ETL）取决于组织的 T_2，一般来说 T_2 越长，信号衰减越慢，就可以设置越长的回波链。

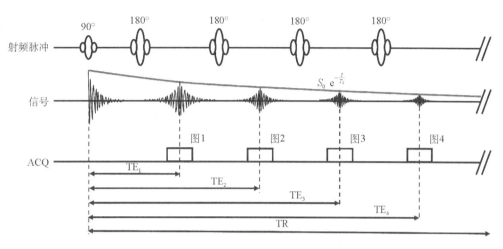

图 4-10　多回波自旋回波序列时序图

除了提供不同对比度的图像，MESE 序列的另一用途是对信号的 T_2 值进行直接定量（T_2 mapping），该定量可以反映独特的组织特征，如脑白质髓鞘的完整性等（Breger et al.，1989）。

（二）快速自旋回波

上述回波链除了可以提供多对比度图像，也可以用来对采集进行直接加速，即快速自旋回波（fast spin echo，FSE）序列（Hennig et al.，1986）。具体来说，回波链中的每个相位编码梯度不再相同，而是根据需要施加不同面积的梯度，对应 K 空间不同的相位编码线，因此每次激发都可以采集到多条 K 空间线（图 4-11）。如果定义每次采集的回波个数为 N_{echo}，那么最终的扫描时长将缩短为

$$\text{scan time} = TR \times N_{pe} / N_{echo} \tag{4-14}$$

例如，对于上述 TR = 5s、N_{pe} = 256 的单层采集，如果将回波个数定为 20，那么最终的采集时间仅需要 1min 4s。

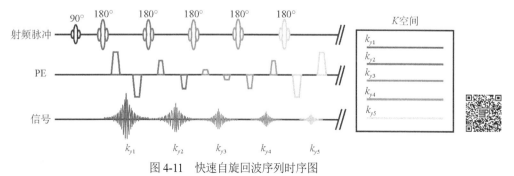

图 4-11　快速自旋回波序列时序图

随着回波链的增长，信号呈现 T_2 衰减，因此在实际序列设计中，为了提高信噪比，在每个回波后施加一个与该回波相位编码梯度面积相同、极性相反的回绕梯度（rewinder gradient），以消除梯度对自旋的散相。

另外，不同相位编码线的信号具有不同的 T_2 衰减程度，这会导致图像在相位编码方向出现模糊。因此，通常采用交替相位编码方法（图 4-12），这主要是利用了 K 空间中心决定图像对比度而 K 空间外围决定图像细节的特性。例如，采集质子密度或者 T_1 加权图像时，可以在第一次激发采集 0、+16、−16、+32、−32、…，第二次采集−1、+15、−17、+31、−33、…，依此类推，这种采集方式称为从中心到两边（center-out）[图 4-12（a）]；而采集一个 T_2 加权图像时，可以采用线性（linear）采集方法[图 4-12（b）]，即第一次激发采集…、−32、−16、0、16、32、…，第二次采集…、−33、−17、−1、15、31、…，依此类推。

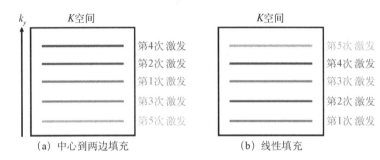

图 4-12 K 空间采集顺序

（三）CPMG 条件

前面提到，180°重聚脉冲的相位可以和 90°激发脉冲相同或者正交，然而实际情况下更多采用正交的形式，这主要是因为磁场的不均匀性导致 180°脉冲不精确，而对最终成像产生影响。

例如，首先向+x 轴施加 90°激发脉冲将自旋翻转至+y 轴并开始散相，接着 180°脉冲也向 x 轴施加，那么自旋将在−y 轴重聚，这种方法由 Carr 和 Purcell（1954）提出[图 4-13（a）]。而如果重聚脉冲无法达到 180°，那么每个回波都会累积一定的相位误差，导致信号丢失。因此，Meiboom 和 Gill（1958）提出了一种改进方法，即 180°脉冲全部向+y 轴施加，那么自旋将在+y 轴重聚，即使一个回波产生了 $\Delta\varphi$ 的相位误差，在下一个回波则会累积−$\Delta\varphi$ 的相位误差，二者抵消，因此误差不会累积[图 4-13（b）]。这种脉冲施加方法统称为 CPMG 条件，可以描述为 $90^\circ_x \rightarrow \tau \rightarrow 180^\circ_y \rightarrow 2\tau \rightarrow 180^\circ_y \rightarrow \cdots \rightarrow 2\tau \rightarrow 180^\circ_y$。

三、其他自旋回波序列

虽然 MESE 序列和 FSE 序列是最常用的自旋回波序列，但将其拓展到三维成像时，无论是扫描时间还是图像对比度等都存在着一定的局限性。因此，研究者开发了多种新型的自旋回波序列以实现不同的目标。本节将简要介绍两种序列，即三维快速自旋回波序列和三维梯度自旋回波序列。

（一）三维快速自旋回波序列

当成像被拓展到三维采集时，最大的挑战在于相位编码数量的倍增和扫描时间的增长。对于一个传统 FSE 序列，如果想要缩短扫描时间，必须要采用极长的回波链，而回波链越长，信号衰减越多，会导致图像信号的丢失、对比度变化和模糊。

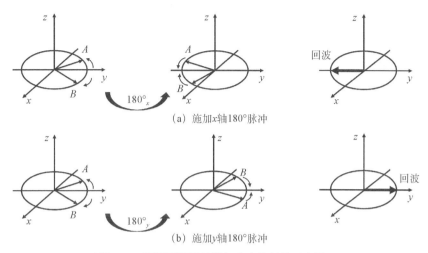

(a) 施加 x 轴 180°脉冲

(b) 施加 y 轴 180°脉冲

图 4-13　不同重聚脉冲施加方向的差异示意图

一种改进方法是使用可变翻转角（variable flip angle，VFA），即对前面的回波采用较小的翻转角，如 60°，然后逐渐增加翻转角的大小，并在最后的回波达到最大（图 4-14）（Mugler，2014）。这种方法可以较好地保留和利用磁化矢量，提升信噪比。可变翻转角链的模式可以根据不同的组织特性和需要的对比度进行设计。该序列根据厂商的不同又称 SPACE 序列、VISTA 序列或 CUBE 序列。

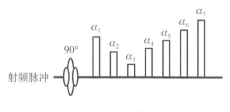

图 4-14　可变翻转角方法

（二）三维梯度自旋回波序列

前面已经介绍了梯度回波和自旋回波两种序列，它们各有优势，如果将两种回波结合在一起，可以大大提升三维图像的采集效率和信噪比。这种方法称为梯度自旋回波（gradient and spin echo，GRASE）序列（Feinberg and Oshio，1991）。如图 4-15 所示，GRASE 序列在施加 90°激发脉冲后，采用一串重聚脉冲产生自旋回波，而又以每个自旋回波为中心，利用梯度的不断切换产生梯度回波（类似于平面回波成像，详见第五节）。一般来说梯度回波维度负责一个相位编码方向（如 y 方向）的信号采集，自旋回波维度负责另一个相位编码方向（如 z 方向）。这样可以大大提高采集效率，并且相较于三维 FSE 序列使用了较少的重聚脉冲，因此 SAR 值较低。GRASE 采集被广泛地应用在多种需要长时间脉冲准备的序列中，如动脉自旋标记序列和化学交换饱和转移序列。

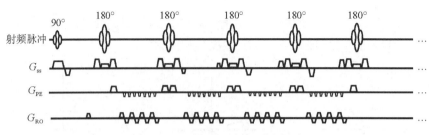

图 4-15　三维 GRASE 序列时序图
G_{ss} 指层选梯度，G_{PE} 指相位编码梯度，G_{RO} 指读出梯度

第四节　反转恢复序列

上述介绍的梯度回波序列和自旋回波序列都是基础的磁共振序列，它们一般仅包含采集模块。而反转恢复（inversion recovery，IR）序列则是在采集之前利用反转脉冲进行磁化矢量准备，以获得所需的对比度，在临床上有着广泛的应用。对反转恢复序列的学习有助于更好地理解序列中准备模块的实施以及其与采集模块的关系，这对后续高级序列的学习至关重要。

一、常见的反转恢复序列

本节介绍两种临床中最常见的反转恢复序列，即磁化准备快速梯度回波成像（magnetization prepared rapid gradient echo imaging，MPRAGE）序列和液体衰减反转恢复（fluid attenuated inversion recovery，FLAIR）序列。

（一）MPRAGE 序列

MPRAGE 序列是一种 T_1 加权序列，它由一个反转恢复模块和一个小角度超快速梯度回波采集模块构成（图 4-16）（Mugler and Brookeman，1991）。以大脑为例，为了达到较好的灰白质对比度，MPRAGE 序列的 TI 通常在 600～1000ms，TR 在 2000ms 左右，而整体扫描时间大约 5min，是实现三维 T_1 加权成像的一种高效方法。

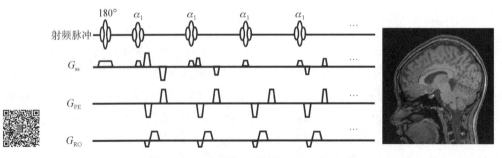

图 4-16　MPRAGE 序列时序图及成像效果示例

在此基础上，MPRAGE 序列还可以进行第二个梯度回波采集，在长 TI 的情况下可以获得质子密度图像，而将这两幅图像相结合并加以一定的数学计算，可以消除图像中 T_2^* 的影响，使得灰白质对比度更加明显，这种序列称为 MP2RAGE 序列（Marques et al.，2010）。

（二）FLAIR 序列

与 MPRAGE 序列不同的是，FLAIR 序列不是 T_1 加权而是 T_2 加权，其目的是通过一个反转恢复脉冲使得大脑中的脑脊液信号在采集时刚好达到零点，从而抑制脑脊液对图像的影响，并接着利用一个快速自旋回波序列进行信号读出，提供 T_2 对比度，在最终的图像上呈现灰质信号高、白质信号低、脑脊液信号几乎为零的特征（图 4-17）（Hajnal et al.，1992）。这样的图像有利于一些特殊病灶的诊断，如缺血导致的白质高信号。由于脑脊液 T_1 长达 4000ms，想要使其达到零点，FLAIR 序列的 TI 一般较长，在 2000～2500ms，并且使用大 TR 和大 TE 以制造 T_2 对比度。

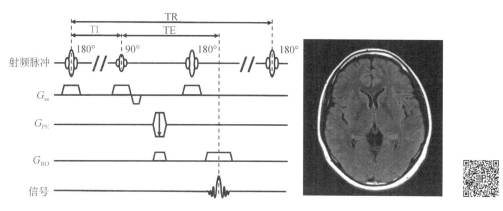

图 4-17 FLAIR 序列时序图及示例

（三）T_1 定量

最后介绍反转恢复序列的另一用途，即对组织 T_1 进行定量。传统的临床序列如 T_1 加权图像和 T_2 加权图像仅提供定性的对比度，而非定量数值，难以在不同人群、不同研究中进行对比。因此，研究者致力于开发新型的定量磁共振成像方法，其中最基础的就是对组织的 T_1 进行定量成像，而反转恢复序列就是对 T_1 定量最有效的手段。

这类序列首先施加一个反转恢复脉冲，接着在不同的 TI 时间采集图像，将图像信号根据式（4-16）进行拟合，就可以计算出每个体素的 T_1 值（图 4-18）（Pykett et al.，1983；Look and Locker，1970）。为了较好地对 T_1 曲线进行采样，这类序列的 TR 一般较长，因此传统的梯度回波或自旋回波采集时间过长，通常采用平面回波成像（详见第五节）等快速成像方法进行信号采集。

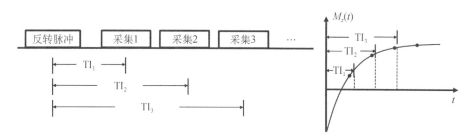

图 4-18 基于反转恢复脉冲的 T_1 定量方法示意图

二、反转恢复序列的基本原理

生物组织具有不同的 T_1 特性，通过调节梯度回波或者自旋回波序列的 TE 和 TR，磁共振成像可以获得具有一定 T_1 加权的图像。而产生 T_1 加权的另一种方式就是通过反转脉冲准备对自旋进行 T_1 调控。一个反转恢复序列由一个反转准备模块和一个采集模块构成：

（1）在反转准备模块中，采用一个大于 90°的反转脉冲将磁化矢量+z 轴分量反转至−z 轴，并通过一个破坏梯度将残余磁化矢量水平分量消除（可选择）。

（2）等待一定时间使得磁化矢量+z 轴分量恢复，该时间称为反转时间。

（3）施加激发脉冲，并采用任意读出方式对信号进行采集，包括但不限于超快速梯度回波、平面回波、快速自旋回波等。

对反转恢复信号的数学表达进行描述：首先定义磁化矢量 z 轴分量大小为 M_0，施加一个翻转角为 α 的反转脉冲后，磁化矢量 z 轴分量大小变为

$$M_z = M_0 \cos\alpha \qquad (4\text{-}15)$$

磁化矢量水平分量将被破坏梯度消除，因此不会对后续信号采集产生影响。经过时间 TI 以后，磁化矢量 z 轴分量根据组织 T_1 进行恢复：

$$M_z(\mathrm{TI}) = M_0 \cos\alpha\, \mathrm{e}^{-\frac{\mathrm{TI}}{T_1}} + M_0\left(1 - \mathrm{e}^{-\frac{\mathrm{TI}}{T_1}}\right) \qquad (4\text{-}16)$$

如果采用 180°反转脉冲，那么在 TI 时刻的信号可写为

$$M_z(\mathrm{TI}) = M_0\left(1 - 2\mathrm{e}^{-\frac{\mathrm{TI}}{T_1}}\right) \qquad (4\text{-}17)$$

而对于 90°饱和脉冲，该信号变为

$$M_z(\mathrm{TI}) = M_0\left(1 - \mathrm{e}^{-\frac{\mathrm{TI}}{T_1}}\right) \qquad (4\text{-}18)$$

对于纵向弛豫时间分别为 T_{1a} 和 T_{1b} 的两种组织，在 TI 时刻其信号差为

$$\Delta M(\mathrm{TI}) = M_0(1 - \cos\alpha)\left(\mathrm{e}^{-\frac{\mathrm{TI}}{T_{1b}}} - \mathrm{e}^{-\frac{\mathrm{TI}}{T_{1a}}}\right) \qquad (4\text{-}19)$$

对式（4-19）求导可知，当 TI 满足以下条件时，对比度达到最大：

$$\mathrm{TI} = \frac{\ln(T_{1a}) - \ln(T_{1b})}{T_{1a} - T_{1b}} T_{1a} T_{1b} \qquad (4\text{-}20)$$

因此，可以通过调节 TI 获得所需的信号强度和对比度。

第五节　平面回波成像

平面回波成像（EPI）被认为是最经典和最重要的快速磁共振扫描序列（Mansfield，1977），它可以看成梯度回波序列的一个变种，在多种高级序列中均有应用。本节对 EPI 序列进行详细介绍。

一、平面回波成像的基本原理

平面回波成像是指一次激发后就通过快速梯度切换的方法采集整个 K 空间的成像方法，对于单层扫描仅需要几十毫秒，至今仍然是最快速的扫描方法。图 4-19 展示了通用的平面回波成像（GE-EPI）序列图：

（1）与梯度回波或自旋回波类似，首先施加一个激发脉冲和对应的层选梯度。

（2）在相位编码方向施加一个较大面积的前置梯度，相当于移动至 k_y 方向的最下方。

（3）在频率编码方向施加一系列的交替梯度，相当于在 k_x 方向左右移动。

（4）在每次频率编码梯度变换极性时插入一个小的相位编码梯度，称为 blip 梯度，从而使得采样轨迹扫过整个 K 空间。

（5）每个频率编码梯度的中心对应 $k_x = 0$，信号达到峰值。

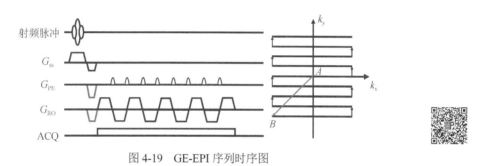

图 4-19　GE-EPI 序列时序图

EPI 的这种采样方法能够最大限度地利用被激发的信号，从而在短时间内填满整个 K 空间。EPI 的相位编码梯度并非随意选择，而是需要满足以下条件：对于一个前置梯度面积为 A_{prephase}、blip 梯度面积为 A_{blip} 的 EPI 序列，第 i 个回波所处的 K 空间相位编码位置为

$$k_y = \frac{\gamma}{2\pi}[A_{\text{prephase}} + (i-1)A_{\text{blip}}] \tag{4-21}$$

若要满足奈奎斯特采样要求，则对于相位编码方向视野大小为 L_y 的图像，其相位编码步长必须符合 $\Delta k_y = 1/L_y$，可以计算出 blip 梯度的面积为

$$A_{\text{blip}} = \frac{2\pi}{\gamma L_y} \tag{4-22}$$

前置梯度的面积可以通过 A_{blip} 和采集矩阵的大小进行计算。为了尽快采集所有的信号，EPI 对于 blip 梯度施加的速度有较高的要求，通常使用三角形梯度而不是矩形梯度，此时 blip 梯度没有一个固定的幅值。

二、常见的 EPI 序列

常见的 EPI 序列一般包括 GE-EPI 序列、SE-EPI 序列和 IR-EPI 序列。

（一）GE-EPI 序列

GE-EPI 序列是最基础的 EPI 序列，即基于梯度回波进行采集，前面已经给出了 GE-EPI 序列的时序图（图 4-19）。在没有重聚脉冲的情况下，EPI 信号符合 T_2^* 衰减，对于起始信号为 M_0 的采集，回波链中的第 i 个回波信号值可以写为

$$M(i) = M_0 e^{-\frac{TE(i)}{T_2^*}} \qquad (4\text{-}23)$$

由于空间编码梯度的存在，对称回波两边的信号衰减更快。因为图像的对比度主要由 K 空间中心来决定，因此对于 EPI 序列，通常定义一个有效回波时间 $\mathrm{TE_{eff}}$，它等于 $k_y = 0$ 时的 TE。由式（4-21）可知，A_{prephase} 的绝对值越大，到达 $k_y = 0$ 的时间越长，这就意味着在视野大小一定的情况下，分辨率越高，采集矩阵越大，$\mathrm{TE_{eff}}$ 越长。

GE-EPI 序列的这种 T_2^* 加权特征非常适合神经功能成像，即血氧水平依赖成像（BOLD fMRI），这是由于神经活动过程中产生了大量的脱氧血红蛋白，而这种蛋白的磁敏感特性与人体相反，导致组织 T_2^* 变化，GE-EPI 序列可以以最快的时间分辨率捕捉到这种变化，详见第六章。

（二）SE-EPI 序列

SE-EPI 序列可以看成自旋回波和 EPI 的组合。在一个激发脉冲之后，该序列首先施加前置的相位编码梯度和频率编码梯度，使得 K 空间轨迹运动到初始位置（图 4-20 A 点）；然后施加 180°重聚脉冲，这将使得自旋相位移动到 K 空间相反的位置，即图 4-20 B 点；接下来采用一系列的 blip 梯度和交替的频率编码梯度进行 EPI 读出，从而覆盖整个 K 空间。

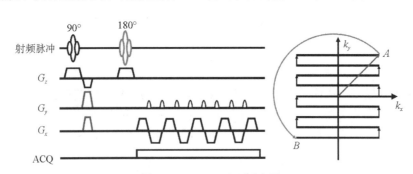

图 4-20　SE-EPI 序列时序图

定义自旋回波时间为 $\mathrm{TE_{se}}$，即激发脉冲到重聚脉冲中心点的 2 倍时间。$\mathrm{TE_{se}}$ 与 EPI 的 $\mathrm{TE_{eff}}$ 不一定相同，若二者相等，则该图像呈现较强的 T_2 对比度。这种序列在扩散加权成像中经常使用。

（三）IR-EPI 序列

如果在 EPI 采集之前施加一个反转恢复模块，就能快速实现一个 T_1 加权成像。同样，也可以在反转恢复模块之后采集多个时间点的 EPI 图像，以获得组织的 T_1 定量。关于反转恢复模块的介绍详见第四节。

三、EPI 序列的常见问题

EPI 序列虽然扫描速度极快，但其对硬件要求很高，尤其是梯度的要求，因此在实际使用过程中常常产生各种伪影（图 4-21）。本节对 EPI 采集中的实际问题进行简单分析。

（一）变形

变形是 EPI 最常见的问题，这主要是由主磁场的不均匀性造成的。根据 EPI 采集轨迹的设计，自旋信号在相位编码方向上的相位是连续变化的，一旦主磁场有所偏移，就会导致该方向

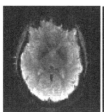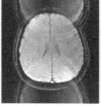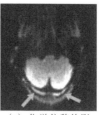

(a) 变形　　　　(b) 奈奎斯特伪影　　(c) 化学位移伪影

图 4-21　常见的 EPI 伪影［包括变形、奈奎斯特伪影（Liu et al.，2023b）和化学位移伪影］

上累积较大的相位误差，这反映在图像上就是空间位置的移动，即一个本来在 A 点的信号被移动到了 B 点，从整体来看就导致了图像的变形。

最常见的图像变形案例就是 BOLD 成像中前额叶的信号缺失。由于前额叶邻近鼻腔等解剖结构，这里存在着较多的组织-空气交界面，因此主磁场非常容易产生偏差，导致 EPI 采集的信号以较快的速度衰减，图像上呈现信号丢失（drop-out）的情况。这种信号缺失和变形可以通过采集一个 B_0 场分布图来进行校正（Jezzard and Balaban，1995），或是采集一对相位编码方向相反的图像（详见第十二章第三节），并通过图像后处理来缓解变形。

（二）奈奎斯特伪影

在 EPI 采集过程中，由于奇数线和偶数线的采集方向相反，在图像重建过程中需要将其中的一半倒置。由于磁场不均匀、涡流效应、接收器响应延迟等问题，正向和负向的 K 空间线常常有着不一样的相位误差，反映在图像上就是将原图的一部分信号平移到 1/2 视野的位置，即 $N/2$ 奈奎斯特伪影（Buonocore and Gao，1997；Zakhor and Weisskoff，1991）。

相较于变形伪影，奈奎斯特伪影更加严重，会直接干扰对图像的解读和判断。因此，目前商用的磁共振扫描仪均开发了一定的校正算法。例如，可以额外采集一个仅有频率编码而没有相位编码的 EPI 信号，通过正向和负向信号之间的相位差来计算实际采集 EPI 图像的相位误差并将其还原（Reeder et al.，1997）。一些图像后处理的方法也可以帮助校正奈奎斯特伪影（Buonocore and Gao，1997；Yang et al.，1996）。

（三）化学位移伪影

化学位移是指处于不同化学结构中的氢原子核的共振频率有所差异，导致共振吸收峰的偏移（详见第七章第一节）。在同样的梯度场下，不同化学物质自旋产生的相位不同，这在图像上最主要的表现就是水信号与脂肪信号的偏离（Soila et al.，1984）。在常规的梯度回波和自旋回波采集中，由于每次回波仅有一个恒定的相位编码梯度，化学位移伪影一般出现在频率编码方向但不明显。而在 EPI 采集中，由于相位编码方向的相位一直在累积，有效带宽很小，因此在该方向上脂肪伪影非常严重（Jezzard and Balaban，1995）。通常会在 EPI 读出之前施加额外的脂肪抑制脉冲来减小这种伪影。

（四）运动伪影

EPI 由于其扫描速度极快，一般来说对运动非常不敏感。然而，这通常仅对单次激发（single-shot）EPI 采集成立。有时候，为了提升图像分辨率、减少图像变形或者模糊，一次激发不能采完整个 K 空间，这就意味着成像时需要采用多次激发（multi-shot）EPI。当受试者运动幅度较大时，每次激发采集的 EPI 并不能反映同一个 K 空间，合并在一起后图像上就会出现严重的运动伪影。

综上所述，EPI 采集虽然有众多优点，但其对硬件的要求以及附加的各种问题也常常限制了它的使用。通常来说，EPI 在神经功能成像或者需要较长准备时间的成像（如动脉自旋标记成像，详见第八章第一节）中有着较好的应用，EPI 的具体应用将会在后续章节中进行详细介绍。

思 考 题

1. 梯度回波是如何产生的？一个基础的梯度回波序列由哪些主要部分构成？

2. 扰相梯度回波序列和稳态自由进动回波序列的最大区别是什么？有哪些扰相的方法？

3. 自旋回波是如何产生的？一个基础的自旋回波序列由哪些主要部分构成？

4. 自旋回波和梯度回波各有什么优势和劣势？结合这些优势和劣势，思考两种回波序列的一些典型应用场景。

5. 一个脉冲序列的主要参数有哪些，这些参数之间如何相互约束？

6. 磁共振图像的对比度通常由哪些脉冲序列的参数决定？

7. 请列举几种平面回波成像的常见伪影，并尝试理解其原因。

第五章　扩散磁共振成像

扩散磁共振成像（dMRI）是磁共振领域最主要的成像模态之一。借助磁场梯度脉冲，水分子的动态运动得以编码，人们从而能够获取关于组织微观结构的宝贵信息。本章首先介绍扩散磁共振成像所关注的扩散运动背后的物理原理，如何通过磁场梯度量化这些物理行为以及发生在实际生物组织中的水分子运动；然后介绍扩散磁共振成像所特有的扩散加权模块中扩散梯度的编码方式，以及相关的图像读出采集方式，并讨论成像伪影的形成原因；最后介绍目前扩散磁共振成像先进的技术及应用，主要通过扩散成像建模以及衍生的神经纤维束追踪等方法，用一些数学物理模型实现扩散磁共振成像对生物组织微结构的探索。

第一节　扩散磁共振成像基本原理

扩散磁共振成像利用磁场梯度脉冲对水分子的动态运动进行编码从而探测组织的微结构信息。基于水分子在生物组织中的扩散运动，包括受限扩散、受阻扩散、各向异性扩散、交换与流动等现象的诸多理论与模型逐渐建立。本节主要介绍扩散磁共振成像所关注的扩散运动背后的物理原理、如何通过磁场梯度量化这些物理行为以及发生在实际生物组织中的水分子运动。

一、扩散的物理原理

自扩散（self-diffusion）描述了液体中的分子以随机运动的方式从一个地方迁移到另一个地方的过程。这种随机性是分子间频繁碰撞的结果，也是布朗运动的特征。即使在无限空间的规范流体中，一个分子在给定时间间隔内移动的平均距离也被分子运动的平均速度所限制，该平均速度强烈依赖于温度与分子量，同时分子与其他集团碰撞也可能会导致运动方向的改变。因此从本质上而言，扩散意味着碰撞带来的影响，即为不受约束的分子运动带来阻碍（Gore et al., 2010）。

（一）菲克扩散定律

扩散过程是浓度梯度产生粒子通量的结果。在给定粒子的局部浓度 $c(\boldsymbol{r}, t)$ 的条件下，菲克提出粒子的通量可以写为（Fick, 1855）

$$\boldsymbol{J} = -D\nabla c(\boldsymbol{r}, t) \tag{5-1}$$

又根据总粒子数守恒条件，$c(\boldsymbol{r}, t)$ 的时间变化率与局部通量散度有 $-\nabla \boldsymbol{J} = \dfrac{\partial c}{\partial t}$ 的关系，即

$$\frac{\partial c}{\partial t} = D\nabla^2 c \tag{5-2}$$

式（5-1）和式（5-2）分别称为菲克第一定律和菲克第二定律，其中菲克第二定律也称为扩散方程。

（二）分子运动的传播子描述

值得注意的是，菲克定律用来描述溶质分子在不均匀浓度作用下的行为，即为了平衡浓度梯度，粒子从较高浓度向较低浓度漂移。这个过程也称为"相互扩散"，需要溶质和溶剂颗粒的逆流来维持整体的质量密度。爱因斯坦引入条件概率 $P(r|r', t)$ 的概念，即在零时刻从位置 r 处出发的粒子（或分子）在时间 t 后将移动到 r' 的概率，并证明使用条件概率替换菲克定律中的局部浓度时，菲克定律在没有宏观梯度存在的自扩散情况下仍然适用（Einstein，1905）。因此，布朗运动可以视为一个随机过程，该过程中概率密度服从微分方程（Jones，2010）：

$$\frac{\partial}{\partial t} P(r|r',t) = D\nabla^2 P(r|r',t) \tag{5-3}$$

其中，条件概率 $P(r|r', t)$ 表示在零时刻从位置 r 处出发的粒子（或分子）在时间 t 后将移动到 r'。若式（5-3）满足初始条件 $P(r|r',t) = \delta(r' - r)$，$\delta$ 为狄拉克函数，则式（5-3）有高斯解：

$$P(r|r',t) = (4\pi Dt)^{-\frac{3}{2}} \exp\left(-\frac{(r'-r)^2}{4Dt}\right) \tag{5-4}$$

对于分子系统，往往并不需要确定每一个粒子的某些状态，而是其整体的统计学特征。因此，需引入集合的概念，它包括了系统中处于各种状态的所有分子，并使用集合平均定义集合中某些性质的平均：

$$\langle A \rangle = \sum_s P(s)A(s) \tag{5-5}$$

其中，A 表示某种性质；s 表示集合中系统的一种可能状态；$P(s)$ 是该状态的概率。对于式（5-3）所表示的自扩散，其条件概率的高斯性质即式（5-4）使扩散位移的集合平均满足：

$$\langle (r'-r)^2 \rangle = d_i Dt \tag{5-6}$$

式（5-6）即爱因斯坦扩散方程，其中 d_i 为与位移维度有关的常数，d_i=2、4、6 分别对应1、2、3维发生的扩散。

二、扩散成像基本原理

目前扩散磁共振成像检测的是扩散过程本身，即实际的分子随机运动，这是测量组织中水分子扩散运动（微米尺度）信息的唯一活体非侵入式的方法。通过在磁共振脉冲序列中添加扩散敏感梯度序列可以捕捉水分子扩散导致的散相。不同组织间的扩散系数等与扩散过程相关的特性有所差异，因此通过这种方式采集的磁共振图像对比度便具有了扩散加权的含义。本节将解释如何通过施加梯度场研究水分子的扩散。

（一）不移动的自旋

在考虑自旋的平动运动之前，首先考虑不运动自旋的相位。在这种情况下有

$$S(q) = S_0 \langle \exp(-iq \cdot r_0) \rangle \tag{5-7}$$

其中，r_0 为质子的初始位置。

式（5-7）中的平均值也可以用位置 r_0 处质子的概率密度 $\rho(r_0)$ 表示为

$$S(q) = S_0 \int_{r_0} \rho(r_0) \exp(-iq \cdot r_0) dr_0 \tag{5-8}$$

$S(q)$ 和 $\rho(r_0)$ 之间的傅里叶关系是磁共振成像的关键概念。在扩散磁共振成像中，$q(t)$ 通常称为散相矢量，为

$$q(t) = \gamma \int_0^t g(t')\mathrm{d}t' \tag{5-9}$$

（二）扩散运动下的自旋

现在考虑在没有相干运动的情况下由随机运动引起的自旋回波衰减。如前文粒子的扩散物理原理所述，对于自旋的扩散同样有转移概率 $P(r_1, t_1 \mid r_0, t_0)$，即时刻 t_0 时位于位置 r_0 的自旋在时刻 t_1 时被移至位置 r_1 的概率密度。若是平稳的过程，则转移概率只取决于时间差 $t = t_1 - t_0$，以及在此期间发生位移 $R=r_1-r_0$。因此，转移概率可以简单地写成 $P(r_0+R \mid r_0, t)$。对于这种随机运动，需要确定 $g(t)$ 的内容才能进一步得到信号的理论表达。

1963 年，McCall 等提出，在回波序列的散相和复相部分以矩形脉冲的形式分别插入梯度，但在射频脉冲传输和信号检测过程中被门控关闭，这种方式的梯度可能得到最有效的应用。这种脉冲梯度自旋回波（pulsed-gradient spin-echo，PGSE）序列是由 Stejskal 和 Tanner（1965）首次证实的。通常，它使用 90° 和 180° 正交相位的射频脉冲，表示为 90_x 和 180_y，梯度波形如图 5-1 所示。

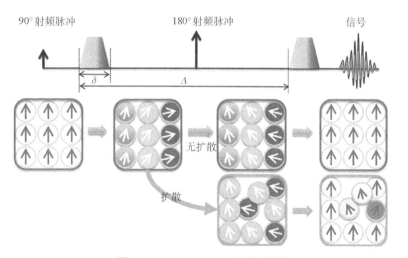

图 5-1 Stejskal-Tanner 序列示意图

该序列在标准的自旋回波序列重聚脉冲两侧添加了一对扩散梯度。其中 δ 为脉冲梯度的持续时间，Δ 为两个脉冲梯度的间隔。两个梯度间的扩散导致体系内自旋的散相，从而导致了扩散加权信号的衰减

对于理想的 Stejskal 和 Tanner 的 PGSE 实验条件（即 $\delta \to 0$ 或 $\delta \ll \Delta$），其中有效梯度波形由编码间隔的开始和结束处极性相反的两个短脉冲给出，在这种情况下可以忽略脉冲持续时间内的运动。在第一个脉冲梯度之后，位置 r 处的自旋立刻产生相位 q，通过 180_y 射频脉冲的作用其相位发生反转，在第二个脉冲梯度时，自旋移动到位置 r' 处，在梯度作用下产生相位 $q \cdot r'$，因此在回波时间 τ 处有

$$\varphi(\tau) = q \cdot (r' - r) = q \cdot R(\Delta) \tag{5-10}$$

其中，$R(\Delta)$ 是两个脉冲梯度间隔中自旋的位移。

对于平稳马尔可夫过程，信号衰减 E 可写为

$$E(\Delta) = \iint_{r_0 R} \rho(r_0) P(r_0 + R \mid r_0, \Delta) \exp(-iq \cdot R)\mathrm{d}r_0 \mathrm{d}R \tag{5-11}$$

其中，r_0 是初始位置。对于自旋回波，式（5-11）丢失了任何关于初始位置 r_0 的信息，信号只依赖于位移 R：

$$E(q, \Delta) = \int_R \bar{P}(R, \Delta) \exp(-iq \cdot R) dR \qquad (5\text{-}12)$$

其中

$$\bar{P}(R, \Delta) = \int_{r_0} \rho(r_0) P(r_0 + R | r_0, \Delta) dr_0 \qquad (5\text{-}13)$$

称式（5-13）为平均扩散传播子（Kärger and Heink，1983）。依据式（5-9）可以调整梯度幅值 g 来给出不同的 q 值，因此原则上可以在 q 空间的不同时间"扫描"平均扩散传播子。这种"扫描"也称为 q 空间成像（Callaghan et al.，1988；Tanner and Stejskal，1968），因为它类似于磁共振成像中用于获得自旋密度图像的"扫描"的概念（对比式（5-12）与式（5-9））。然而，在 q 空间成像的情况下，我们探测的是与 $\bar{P}(R, \Delta)$ 有关的微米级的结构，而不是传统磁共振成像的毫米级的结构（Callaghan et al.，1991；Tanner and Stejskal，1968）。

通过质心传播算子的概念，平均扩散传播子的形式可以扩展到解释有限持续时间（非短脉冲梯度假设）的梯度脉冲（Mitra and Halperin，1995）。对于一维高斯扩散，位移和相位分散用均方位移 $\langle R^2 \rangle$ 来表征，式（5-12）可简化为（Topgaard，2020）

$$E(q, \Delta) = \exp\left(-\frac{1}{2}\langle \varphi^2 \rangle\right) = \exp\left(-\frac{1}{2}q^2\langle R^2 \rangle\right) = \exp(-bD) \qquad (5\text{-}14)$$

在式（5-14）中，使用了表观扩散系数 D，定义为 $D = \langle R^2 \rangle/(2\Delta)$，扩散加权 b 值为 $b = q^2\Delta$。

（三）b 值与 ADC

通过在任何磁共振成像序列中插入梯度脉冲，能够获得"扩散加权"图像，为了量化的目的，有必要准确地确定序列的扩散加权程度。在扩散磁共振成像中，通常使用 b 值的概念来衡量扩散加权的程度：

$$b = \gamma^2 \int_0^{TE} \left(\int_0^t g(t') dt'\right)^2 dt \qquad (5\text{-}15)$$

其中，TE 为回波时间，这样信号的幅值衰减得到简化的表达（对于自扩散）：

$$E = \exp(-bD) \qquad (5\text{-}16)$$

水分子在纯液体中的自由扩散在各个方向的运动规律相同，此时单个自扩散系数 D 足以描述分子间随机热碰撞引起的输运特性。然而，在更复杂的介质中，如生物组织，Tanner 认识到自扩散系数不再足以描述扩散输运。当溶质分子不仅与同类分子碰撞，而且会从不渗透屏障反射或移动到具有不同聚合物或基质体积分数的区域时，自扩散的概念就不适用了（Tanner，1979，1978）。为了解决这一缺陷，Tanner 引入了表观扩散系数（ADC）的概念。

$$\ln\left(\frac{S(b)}{S(b_0)}\right) = -(b - b_0)\text{ADC} \qquad (5\text{-}17)$$

其中，$S(b)$ 为扩散加权为 b 时测得的回波信号幅值；$S(b_0)$ 为扩散加权为零时测得的回波信号幅值。简单地说，如果位移分布为高斯分布，那么 ADC 就是自扩散率。对于生物组织中发生的更加复杂的不相干运动，仍然使用自扩散模型[式（5-16）]，但使用了一个全局参数 ADC 来代替自扩散系数 D。因此，ADC 并没有严格的物理意义而是一个模型参数，它反映了系统中各种复杂的不相干运动综合作用的结果。在扩散磁共振成像中，通过逐体素的 ADC 计算，能够获得 ADC 的图像，如图 5-2 所示。

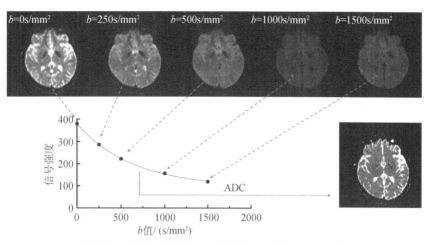

图 5-2　扩散加权图像与在此基础上计算的 ADC 图像

通过改变磁共振成像序列中扩散梯度脉冲的强度，使用不同的 b 值获得一组扩散加权图像。
在扩散加权图像中，整体信号强度随着 b 值的增大而减小，可使用式（5-17）拟合每个体素的 ADC

第二节　扩散磁共振成像序列

本节主要介绍扩散磁共振成像信号的采集方式，即成像序列。基础的扩散磁共振成像序列包括扩散加权模块和图像读出模块，如图 5-3 所示，其中扩散加权模块用于引发扩散信号的衰减，形成特定的扩散对比度；图像读出模块用于该对比度下图像的采集。

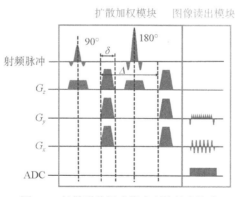

图 5-3　扩散磁共振成像序列的基本构成

一、扩散磁共振编码方法

（一）脉冲梯度自旋回波

扩散磁共振成像序列最早可以追溯到 Stejskal 和 Tanner（1965）开发的 Stejskal-Tanner 序列，即现代扩散磁共振成像中最常用的是脉冲梯度自旋回波（PGSE）序列。如图 5-4 所示，为与自旋回波类似的 90°射频脉冲激发和 180°射频脉冲会聚，对称的强扩散梯度被应用在 180°射频脉冲的两侧。扩散梯度可以设置在任意轴上或组合在多个轴上，以提供所需的空间扩散梯度编码方向和获得较大的梯度场强。静止的磁化质子的相位不会受到扩散梯度的影响，因为第一个梯度施加的任何相位积累都被第二个梯度施加的反向相位积累抵消。然而，由于磁化质子的扩散运动，磁化质子会失相并损失信号。这种方法在扩散磁共振成像中应用最为广泛。回波衰减由式（5-18）给出：

$$S = \exp(-\gamma^2 G^2 D \delta^2 (\Delta - \delta / 3)) \tag{5-18}$$

其中，G 为梯度场强；δ 和 Δ 分别为扩散编码梯度的持续时间和时间间隔。需要注意的是，考虑在临床磁共振扫描仪上梯度脉冲是无法实现矩形脉冲的，因此式（5-18）为扩散磁共振成像衰减的近似表达。

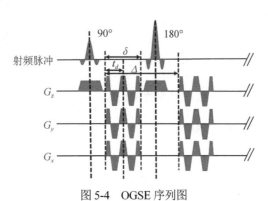

图 5-4　OGSE 序列图

（二）振荡梯度自旋回波

上述 PGSE 实验测量的是"有效扩散时间"内的平均分子位移，在该扩散梯度持续时间 τ 很短的情况下，有效扩散时间（t_d）可近似为 $\Delta - \delta/3$。根据式（5-18），如需要缩短扩散时间，则需要增大梯度场强 G，以保证一致的 b 值。因此，扩散时间的下限取决于最大梯度场强，受到梯度性能硬件的限制，难以实现 10ms 以下的扩散时间。余弦波形调制的梯形振荡梯度自旋回波（oscillating gradient spin-echo，OGSE）方法通过使用连续的短扩散加权梯度，提供了一种在极短的扩散时间尺度下探测自旋扩散的方法（Baron and Beaulieu，2014），如图 5-4 所示。尽管 δ 和 Δ 的大小变化不大，但是在 OGSE 中，扩散时间 t_d 可近似为 $[1/(4f)]$，其中 f 为振荡周期的倒数。通过测量不同扩散时间下的扩散磁共振成像信号，可以捕获扩散的时间依赖性，并用于表征重要的微观结构特性，如细胞大小、细胞内分数和表面体积比等。

（三）激励回波采集模式

激励回波采集模式（stimulated echo acquisition mode，STEAM）最早的提出是在质子波谱领域（Frahm et al.，1987），其原理是使用三个正交的层选梯度激发单个体素，来获取单个体素的受激回波信号。随后，STEAM 被应用于扩散成像（Merboldt et al.，1991），原因是它能有效加长扩散时间并且移除扩散期间的 T_2 信号衰减，STEAM 的扩散梯度准备示意图如图 5-5 所示。

第一个 90°射频脉冲激发后，初始的磁化矢量 z 轴分量翻转至水平平面，并开始失相。随后施加扩散梯度，并在 τ_1 时间点再次施加 90°射频脉冲，将扩散之后的信号储存在纵向平面，以此去除信号在扩散时间内的 T_2 衰减。然后等待一段混合时间 τ_2 使信号充分扩散。最后加 90°射频脉冲将磁化矢量 z 轴分量回归到水平平面，在等待 τ_1 时间后接收回波信号。其中由于在混合时间 τ_2 内，信号没有受 T_2 衰减的影响，STEAM 序列的回波时间 TE = $2\tau_1$。从图 5-5 中可以看出扩散时间 Δ 要明显长于 TE，且扩散时间 Δ 不受 TE 的约束。

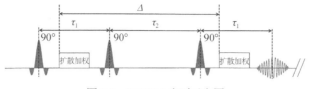

图 5-5 STEAM 序列示意图

STEAM 序列较长的扩散时间对于研究非常慢的扩散现象是十分有用的，这一特性导致 STEAM 可以观察大尺度的细胞结构以及细胞间的水交换。但是从信号强度而言，STEAM 的受激回波信号只能达到自旋回波信号的一半。

二、EPI 读出序列

EPI 是目前所使用的最快的磁共振成像技术之一（Hashemi et al., 2012），能够在 50～100ms 的时间范围内获得单幅磁共振层面图像。速度的提升可以最大限度地减少患者运动对图像造成的不利影响。正是由于 EPI 超快的扫描特性，它非常适合与受运动伪影影响严重的扩散磁共振成像进行结合。与其他可以通过简单地改变 K 空间填充方式来完成的快速扫描技术不同，EPI 需要提高磁共振成像系统的硬件配置。更具体地说，它需要磁共振成像机器具有高性能的梯度以实现扫描过程中梯度的快速切换。

根据最初的定义，在 EPI 序列中，整个二维平面所有 K 空间的数据都在一个单一的射频脉冲激发下的 T_2^* 衰减过程中通过连续施加读出梯度进行填充（但如果时间太长，T_2^* 衰减就会造成图像模糊）。如需要采集高分辨图像，刚读出时间会过长，因而需要通过多次激发和分段采集的方法实现。

目前扩散磁共振成像最常见的脉冲序列是单次激发平面回波成像（single-shot EPI, ss-EPI）。典型的脉冲序列及其相应的采样轨迹如图 5-6 所示。由于使用了单次激发的采样方式，这不仅消除了运动引入的数据相位的差异，还使其成为一种非常快速的成像方法。

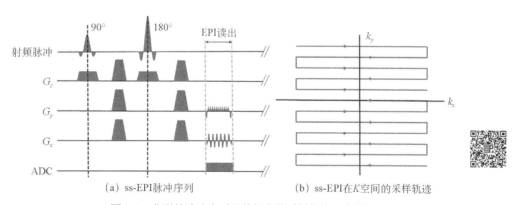

（a）ss-EPI脉冲序列　　　　　　　（b）ss-EPI在K空间的采样轨迹

图 5-6 典型的脉冲序列及其相应的采样轨迹示意图

ss-EPI 脉冲序列使得自旋回波的采样轨迹正好位于 K 空间原点，消除了严重的去相位效应。通常典型的 ss-EPI 脉冲序列的轨迹是在 K 空间一端的边缘位置开始，然后慢慢地移动到 K 空间另一端的边缘。尽管在 K 空间采集中的其中一端可以少采集一些边缘信号，这样不仅缩短了采集的持续时间，也减少了 K 空间中心信号的 T_2^* 衰减，从而增加了磁共振成像的信号。但是 K 空间的对称测量的范围必须足够大，以涵盖所有由运动引起的相位变化。例如，在扩散加权过程中，当患者的头部出现移动（特别是旋转）或存在明显的心脏运动时，靠近 K 空间中心边缘的测量数据会出现问题，产生运动伪影。为了消除这些伪影，通常在离 K 空间中心更远的地方开始采样来减少采集的不对称性。当然，这会相应地带来更多的 T_2^* 衰减的信号损失和更长的采集持续时间。

由于超快的成像速度，在图像质量方面，ss-EPI 不可避免地存在着一些其他问题，包括：①由磁场不均匀性造成的图像的几何变形；②梯度引起的涡流造成的图像几何扭曲；③体素内失相效应降低了实际的图像分辨率。

三、扩散成像伪影的形成与校正

扩散成像伪影主要包括 EPI 脉冲序列采集时由回波峰值差异引起的奈奎斯特伪影、脂肪质子引起的脂肪伪影、磁场梯度快速切换时引起的涡流伪影和多段激发技术引起的混叠伪影等。其中前二者是 EPI 序列中存在的常见问题，在第四章第五节中已有详细讨论，下面将对涡流和多段激发技术引起的伪影进行进一步讨论。

（一）涡流伪影

磁场梯度快速切换时会产生微弱的感应电流，称为涡流。在扩散加权成像中的扩散准备过程，通常需要较高的梯度幅值，尤其是当要求短的扩散时间或者采用振荡扩散梯度时，要求较大梯度上升速率，序列生成的图像往往伴随有涡流伪影，图 5-7 展示了扩散梯度造成的涡流残余对 EPI 采集的 K 空间轨迹以及最终重建图像的影响。

受涡流影响，图像会产生不同程度的畸变，可能表现为图像的收缩、扩张或者是整体的平移、剪切。如图 5-7（a）所示，当层选方向有扩散梯度残余时，虽然层内 K 空间的轨迹不会变形，但是信号读取的层面将会与受射频脉冲激发的层面错开，最终只能得到在层选方向上偏离的低信噪比图像。当扩散梯度残余出现在频率编码方向时，如图 5-7（b）所示，扩散梯度残余在编码正方向，这相当于在 K 空间采集过程中对填充轨迹施加了一个持续的正向线性位移，最终反映在图像上的会是朝频率编码方向的剪切畸变。图 5-7（c）展示的是扩散梯度残余在相位编码正方向的情况，每条相位编码线读出结束进入下一线的读出时，由于梯度残余 K 空间填充会跃迁更大的距离，使得 K 空间内的相位编码线间距增大，最终的图像将会产生沿相位编码方向的膨胀畸变。

这些图像的畸变，通过与常规解剖结构相比较，可以较为直观地发现（Le Bihan et al., 2006）。在扩散成像中，往往需要采集不同扩散加权（b 值）的图像，但是不同 b 值就意味着不同的磁场梯度，伴随而来的是由于不同程度涡流效应的图像变形。由于表观扩散系数（ADC）是由至少两个不同的扩散加权图像计算得出的，这些图像的体素大小略有不同，因此计算出来的 ADC 图像很容易被高估或低估。

解决涡流效应的最优方法是使用自屏蔽的梯度线圈，这种线圈会使用额外的布线以尽可能地减少梯度线圈外部的磁场梯度的影响。同时射频线圈也会产生涡流效应，可以通过将线圈设计成鸟笼形来减小导电面积。在梯度设计方面，一种默认的方法是将理论中的矩形梯度波形变换为有上升下降沿的梯形波形，牺牲少量的梯度准备时间来减少涡流效应；或采用对梯度上下变化采集扩散成像的微分同胚配准（diffeomorphic registration for blip-up blip-down diffusion imaging，DR-BUDDI）（Irfanoglu et al., 2015）的 EPI 相位编码方式校正 EPI 中的涡流伪影。

从图像处理角度，涡流引起的电流感应场可以由三个主要方向（即 x、y、z 方向）上线性梯度的线性组合来近似，即扩散梯度与涡流电流之间存在线性关系，因此对于每个扩散加权图像，由涡流引起的形变失真可以用三个参数简洁地描述，可利用原始数据（梯度表及不同方向上扫描的扩散磁共振成像三维图像）将每个扩散加权的图像向不受涡流影响的 b_0 图像进行仿射（affine）配准，去除收放、平移、剪切畸变。

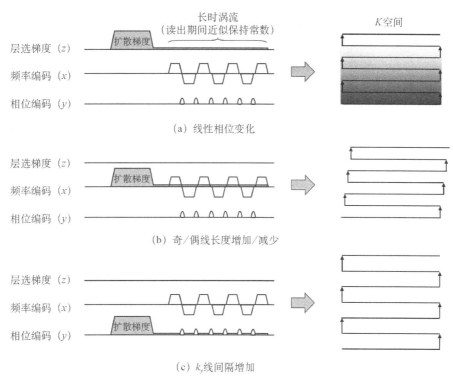

图 5-7　扩散梯度造成涡流伪影的各种形式（Jones，2010）

（二）多段激发混叠伪影

在扩散磁共振成像中，采用的多段激发技术能明显缩短射频脉冲之后的数据采集时间，这不仅提升了图像信噪比，也减少了由自旋相位消除和 T_2 衰减效应导致的图像模糊。特别地，对于追求高分辨率成像所需的长时数据采集问题，多段激发技术有显著优势。这项技术可按照对 K 空间的不同划分方式进一步分类，如读出方向分段和相位编码方向的交错分段等。交错分段是其中较为常见的一种方案，将 K 空间的相位编码方向切割为数段，以交错方式收集小段数据，而非一次性完成整个空间，这样在每次激发后，只需采集部分 K 空间数据，平衡了整个扫描过程的工作量。在多个不同的 K 空间分段在图像重建过程中合并时，如果在不同时间点采集的数据之间存在微小的运动或位置偏差，那么这些数据在重组时不会完美对齐，导致成像的扭曲或重叠，生成模糊或重影的效果，即混叠伪影。尽管这种方法在 T_2 成像即采集 b_0 图像时的相位误差问题较小，混叠伪影不明显，但是扩散梯度的施加将相位误差问题严重地放大，使得扩散加权图像（diffusion weighted image，DWI）产生了严重的混叠伪影问题，如图 5-8 所示。

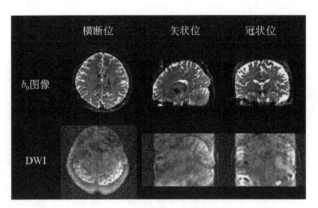

图 5-8　多段激发采集的扩散加权图像上的混叠伪影

　　为了抑制混叠伪影，在多段激发技术成像过程中，一种常用的策略是加入导航器（navigator）序列（Williams et al.，2021），该序列可以监控和校正由头部微动引起的相位误差。导航器序列同样是一种图像采集技术，它在实际采集高分辨率图像之前或之后迅速捕捉整个 K 空间中心区域的图像，用于监测并补偿头部运动带来的相位差异。这种方法虽然可以减少混叠伪影，但增加了扫描的时间和复杂性。混叠伪影不仅影响图像质量，而且可能干扰诊断判断，所以实现准确的相位校正是扩散加权图像中应用多段激发技术的一个重要研究和技术发展方向。

第三节　基于扩散磁共振的微结构建模成像

　　微结构成像是基于传统扩散磁共振成像发展出的一种新技术，这项技术通过设置不同的扩散加权参数（梯度大小及方向、扩散时间）探测各种观测情况下水分子反映的不同微结构信息，并通过描述微结构的数学物理模型逆向推导，拟合和提取扫描样本的关键微结构特征。本节第一部分介绍水分子在不同微环境下的微观扩散模式，以及在宏观视角下的观测表现；第二部分简述微结构建模的基本含义，概述扩散磁共振微结构建模的发展历程；第三部分概述不同扩散成像参数空间下扩散磁共振信号的表达，并介绍在对应空间下经典的生物物理模型。

一、扩散运动与生物组织中的微结构

　　扩散磁共振成像能够无创测量组织中水的扩散率，这对人们了解组织的物理微结构提供了有力的工具。然而，生物组织的微结构具有高度的复杂性和异质性，其包含了多尺度、多形状、高密度的各类细胞和其他物质。细胞形成了一个充满蛋白质、核酸、碳水化合物等大分子障碍物的空间，并存在由脂质、蛋白质和细胞骨架构成的生物膜作为边界，阻碍水分子的跨膜运动。生物组织中的水分子在紧密堆积的各类细胞结构内部及间隙扩散，使得扩散过程非常复杂。因此，水分子在实际生物组织中的扩散往往是受限甚至受阻的，扩散距离的分布是非高斯的，无法用布朗运动简单地进行描述。尽管如此，水分子均方位移与扩散时间和扩散系数的关联仍然可以为人们提供某一扩散时间水分子扩散距离的大致估计，这对建立更详细的微结构模型及确定扫描序列参数有很大的参考价值。本节以自由扩散（free diffusion）、受限扩散（restricted diffusion）与受阻扩散（hindered diffusion）为例介绍真实生物组织中发生的扩散。水分子在不同系统中的扩散情况可以由图 5-9 直观地描述（Jones，2010）。

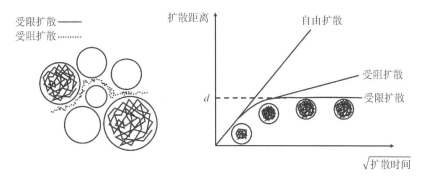

图 5-9　水分子在障碍系统中的扩散示意图

（一）自由扩散

与通过解剖获取亚微米级的组织细胞结构信息的传统组织学相比，临床磁共振的空间分辨率受到基本物理和生理限制，因此扩散磁共振图像只能显示毫米级的体素内组织结构平均信息。而扩散磁共振成像对水分子扩散运动的敏感性，使其能够以非侵入的方式探测微米尺度上的微结构组织特征。

如第一节所述，水分子在自由介质中进行布朗运动，以随机游走的形式进行扩散。布朗运动的路径可以视为 N 个在微小时间间隔 δt 内的微小的随机运动步长 δX_i 之和，且满足均值为 0，方差为 σ^2。在经历了 $t_d = N \cdot \delta t$ 后，水分子总运动距离为 $X = \sum_{i=1}^{N} \delta X_i$。由于每一个 δX_i 均为随机的独立变量，由中心极限定理可知，当 N 足够大时，水分子运动距离 X 将满足高斯分布，其方差 $\langle X^2 \rangle$ 与 $N \cdot \sigma^2$ 成正比，即 $\langle X^2 \rangle \propto N \cdot \sigma^2 = \sigma^2 \cdot t_d / \delta t$。其中 $\langle X^2 \rangle$ 也称为均方位移。通过将扩散系数 D 定义为 $D \propto \sigma^2 / \delta t$，就可以建立水分子均方位移与扩散时间 t_d 和扩散系数的联系：$\langle X^2 \rangle \propto D \cdot t_d$。

水分子扩散的随机游走模型在远大于分子间相互作用的时间尺度（约 10^{-9}s）范围内均成立，而常规扩散磁共振成像的时间尺度为 $10^{-3} \sim 0.5$s

（二）受限扩散

接下来分析水分子在有边界不通透空间（如假设不通透的细胞或轴树突）中的扩散运动，空间尺度为 l_c。当扩散时间 t_d 非常短时，大多数水分子尚未到达边界，此时它们的扩散模式接近自由扩散，扩散系数 D 为常数，即自由扩散系数 D_0。而随着扩散时间的增加，越来越多的水分子将接触介质边界，水分子的扩散受限，扩散模式将偏离高斯型，扩散系数开始随时间减小。水分子抵达边界的时间 t_c 与空间尺度的平方和自由扩散系数的比值成正比，时间进一步增加，水分子扩散至介质的边界，且无法穿过边界，此时水分子扩散受限，扩散系数随时间继续减小。而当扩散的时间足够长，即 $t_d \gg t_c$ 时，理论自由扩散距离远大于介质的空间限制尺寸，但实际扩散距离因受限于限制空间的尺寸并最终趋于平稳，不随扩散时间的增加而改变，扩散系数也将最终趋于零。可以预见，水分子受限扩散的扩散磁共振成像信号取决于扩散空间的形状和尺寸。

满足高斯分布的前提下，不通透的无限大平面、无限长圆柱体及球体内水分子扩散的传统 PGSE 序列观测时的信号强度表达式已经被完整推导（Janez，1993；Neuman，1974）。

另外，测量信号的磁共振脉冲序列也会影响信号衰减。研究者推导出了使用 OGSE 序列时简单几何体中的信号强度表达（Xu et al.，2009），并应用于水分子在癌细胞中扩散的微结构模型中。

（三）受阻扩散

事实上，水分子扩散至生物膜边界时不一定会被完全反射，而是可能出现一定程度的渗透或被部分吸收。对于通透性介质，水分子在扩散至边界后扩散距离仍然会继续缓慢地增大，此时磁共振成像信号和 ADC 值还将受到膜通透性的影响。例如，在一个平行平面屏障系统中，障碍物间距为 a，障碍物通透性为常数 κ，则在较短的时间内 ADC 的测量值为自由扩散系数 D_0，随着扩散时间的增加 ADC 值将减小，显示出受限扩散效应，并最终趋向一个与通透常数 κ 相关的定值 $ADC_{asymp} = D_0/[1 + D_0/(\kappa a)]$。

除了膜通透性，另一个用于描述受阻扩散的参数是曲折度（tortuosity）。曲折度是一个在固体多孔介质研究中被广泛使用的概念，在微结构中一般用于描述细胞结构之间，即细胞外空间的扩散。在细胞外空间中，由于纤维、大分子、细胞器等的存在，水分子的扩散受到阻碍。但与细胞内扩散不同的是，在细胞外的扩散没有明显的封闭屏障，因此理论上水分子可以扩散至无限远处。在这类扩散中，水分子的扩散路径将不再为"直线"，而是通过弯曲路径绕过障碍物，导致在相同的扩散时间内，水分子的扩散距离相对减小，那么此时观测的扩散系数将更小。一般引入曲折系数 λ 描述这种效应，即 $ADC = D/\lambda^2$，其中 D 为水分子在该介质中的自由扩散系数，ADC 为观测到的表观扩散系数。

因此，对于受限扩散，在非常短的扩散时间内，其扩散仍然与自由扩散模式相近；随着扩散时间增加，扩散距离更远，但相对于自由扩散增加较为缓慢，并取决于组织的渗透常数 κ 或几何形状（曲折系数 λ）。

图 5-9 展示了受阻扩散的基本原理。自由扩散不受约束，扩散距离随扩散时间的平方根线性增加，扩散系数为直线的斜率，当存在障碍物时，扩散受到束缚，随着扩散时间的增加，扩散距离的增加减小。例如，当扩散限制在尺寸为 d 的空间内时，扩散距离达到最大值，因此扩散系数随着扩散时间的增加减小并逐渐趋于零，这是限制扩散的情况。对于受阻扩散，扩散能够沿着隔室间的曲折路径进行扩散或直接通过可渗透的屏障进行扩散，此时扩散距离与限制扩散的情况一样，在很短的扩散时间内（通常扩散磁共振成像无法达到）扩散距离与自由扩散一致，但随着扩散时间的增加，扩散系数逐渐减小并最终稳定到一个非零值，该值取决于组织的曲折系数或通透常数。

（四）各向异性扩散

各向异性是指当沿不同方向测量时，材料的一种特性具有不同的值。扩散各向异性（anisotropic diffusion）是指测量到的扩散率在所有方向上都不相同，即不像自由水一样是方向均匀的。在某些组织和纤维介质中，宏观扩散各向异性的观察是存在于样品体积尺度（如成像体素）上的底层有序微观结构组织的结果。在这样的介质中，根据水分子移动的方向，它们可能会遇到不同的障碍，因此扩散输运特性会随着方向的变化而变化。

在水分子的扩散过程中，沿着不同空间方向发生的位移距离可能相同，也很可能不同，这与扩散发生的环境结构有关。例如，在没有阻碍的纯液体中，扩散是各向同性的，在封闭圆柱管道中，轴向的扩散与径向的扩散显然有差异，这种依赖于方向的扩散为各向异性扩散。在大脑中脑脊液的扩散表现为各向同性，当扩散梯度施加在不同方向上时测得的信号差异较小；在神经元细胞体密集的脑灰质中扩散显示出轻微的各向异性；而脑白质中富含神经纤维，很明显水沿着神经纤维的长度方向能够扩散更远的距离，因为垂直方向受到更强的限制，此时扩散是各向异性的。

一般可以使用扩散张量（Jost，1960）解决各向异性扩散问题。此时扩散不再用单一的标量系数来表征，而是用一个对称张量 $\boldsymbol{D}$ 来表征，$\boldsymbol{D}$ 充分描述了沿各轴的分子迁移率以及沿这些轴的位移之间的相关性：

$$\boldsymbol{D} = \begin{bmatrix} D_{xx} & D_{xy} & D_{xz} \\ D_{xy} & D_{yy} & D_{yz} \\ D_{xz} & D_{yz} & D_{zz} \end{bmatrix} \tag{5-19}$$

当选定的坐标系 (x', y', z') 与主扩散方向平行时，张量中所有非对角项为零，张量仅由表示沿轴 (x', y', z') 的三项运动 $D_{x'x'}$、$D_{y'y'}$、$D_{z'z'}$ 决定，此时回波衰减为

$$E = \exp(-b_{x'x'}D_{x'x'} - b_{y'y'}D_{y'y'} - b_{z'z'}D_{z'z'}) \tag{5-20}$$

其中，b_{ij} 为参考系中的 $\boldsymbol{B}$ 矩阵（代替了各向同性扩散中的 b 值）元素。

然而，在实际操作中，测量是在梯度的参考系 (x', y', z') 中进行的，这通常与组织的参考系 (x', y', z') 不一致。因此，还必须考虑 $\boldsymbol{B}$ 矩阵中来自不同轴的非对角元素 b_{ij} 与扩散张量 $\boldsymbol{D}$ 的非对角项的耦合 $D_{ij}(i \neq j)$（此时 ij 表示梯度坐标系），这反映了垂直方向上分子位移之间的关系，此时有（Mattiello et al.，1994）：

$$E = \exp\left(\sum\sum B_{ij}D_{ij}\right), \quad i = x, y, z; \quad j = x, y, z \tag{5-21}$$

$$\boldsymbol{B} = \gamma^2 \int_0^{TE} \left(\int_0^t g(t')\mathrm{d}t'\right)^2 \boldsymbol{n}(t) \cdot \boldsymbol{n}^{\mathrm{T}}(t)\mathrm{d}t \tag{5-22}$$

其中，$g(t')$ 表示梯度场强；$\boldsymbol{n}(t)$ 表示梯度方向。

定量地描述扩散各向异性不仅可以提供这些纤维排列方向的信息，而且通常还可以提供其中有序元素的组织和特性。因此，一般通过扩散张量的对角化获得特征向量 $\boldsymbol{e}$ 与特征值 λ，分别对应主扩散方向与相关的扩散率：

$$\boldsymbol{D} = \begin{bmatrix} D_{xx} & D_{xy} & D_{xz} \\ D_{xy} & D_{yy} & D_{yz} \\ D_{xz} & D_{yz} & D_{zz} \end{bmatrix} = [\boldsymbol{e}_1, \boldsymbol{e}_2, \boldsymbol{e}_3] \begin{bmatrix} \lambda_1 & 0 & 0 \\ 0 & \lambda_2 & 0 \\ 0 & 0 & \lambda_3 \end{bmatrix} \begin{bmatrix} \boldsymbol{e}_1 \\ \boldsymbol{e}_2 \\ \boldsymbol{e}_3 \end{bmatrix} \tag{5-23}$$

我们定义一个扩散椭球（图 5-10）以表示在给定的扩散时间 t_d 内分子在三维空间中所覆盖的距离（Basser et al.，1994a；Basser et al.，1994b）：

$$\frac{x'^2}{2\lambda_1 t_d} + \frac{y'^2}{2\lambda_2 t_d} + \frac{z'^2}{2\lambda_3 t_d} = 1 \tag{5-24}$$

其中，x'、y'、z' 为特征向量构成的坐标系下的坐标。此外，可以用特征向量计算各向异性分数（fractional anisotropy，FA）等反映各向异性程度的指标：

$$\mathrm{FA} = \sqrt{\frac{3\left[(\lambda_1 - \bar{\lambda})^2 + (\lambda_2 - \bar{\lambda})^2 + (\lambda_3 - \bar{\lambda})^2\right]}{2(\lambda_1^2 + \lambda_2^2 + \lambda_3^2)}} \tag{5-25}$$

其中，$\bar{\lambda} = \dfrac{\lambda_1 + \lambda_2 + \lambda_3}{3}$。根据上述原理与公式，可进一步参照实验章节（第十一章第五节）所述步骤进行扩散张量、FA 和彩色 FA 图的计算。

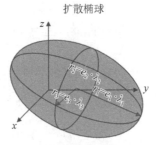

图 5-10　扩散张量的可视化理解

在实验室坐标系中观测各向异性运动，扩散椭球的方向和大小分别对应着
特征向量 e 与特征值 λ，即扩散主方向和该方向的扩散系数

二、信号表征与信号建模

生物组织中的水分子扩散运动受扩散发生的微结构环境特征影响，对磁共振图像的分析是在解决使用给定测量信号分析计算水分子运动规律及所处环境信息的逆问题。合适的信号描述方式旨在从多个扩散磁共振信号测量中推断此类微环境的显著特征。

信号的表征可以基于简单的数学函数、基本的扩散物理规律或微观结构模型。使用数学函数描述信号的方式是指由数据驱动，无须前提假设，利用数据点直接拟合出精简的数学表达式。典型表征方式包括双指数表征（Clark and Le Bihan，2000）、拉伸指数表征（Bennett et al.，2003）和累积展开表征（van Kampen，1992）等。这类信号描述方式基于一般的物理规律，在物理规律适用的情况下均可应用，基本不需要其余假设。但是这些量同样没有揭示信号的微观结构基础，没有与特定微结构建立直接的联系。

通过建立微结构模型描述信号可以得到更具体的微结构参数。这种方式将生物组织简化为简单的几何体和隔室空间，基于特定的前提假设和基本的物理规律正向推导该结构与假设下的信号表达式，使用给定测量信号逆向计算微结构特征，如将癌细胞简化为密堆积球体、白质纤维简化为不同取向的圆柱体等。这种信号描述方式更为直观、具体，能够特异性地建立信号与生物物理参数，如细胞水分数、膜渗透性等。但是建立一个可靠的模型非常困难，需要有效、合理的前提假设，同时对拟合结果准确性的验证工作也存在一定难度。

微结构模型则是一些隔室模型，它们将体素中的信号视为来自若干个隔室贡献的总和，每个隔室都对应于某些细胞成分，并表现出独特的扩散模式，从而反映体素内信号的异质性（图 5-11）。微结构建模是指基于真实组织的微观结构，提出理论概括该组织特征的相关自由度并给出具体的预测结果，即物理图景与数学表达。一个完整的模型应当包括理论假设和参数估计两方面，生物组织复杂性让我们几乎不可能同时完美地实现二者，微结构建模是一种对复杂问题的简约描述。

三、扩散磁共振成像模型的分类

由前面对扩散磁共振成像信号的描述可知测量信号 $S(q, t)$ 是在某一测量时间点 t 下关于 q 的函数，因此由测量的扩散磁共振信号构成的参数空间至少是由 q-t 组成的多维空间，除了梯度方向信息，q 是扩散梯度脉冲带来的空间移相，t 是空间编码相位的分子在重新定相之前扩散的时间，对应的参数空间分别称为 q 空间和 t 空间（图 5-12）。建立 q 空间或 t 空间中的信号与扩散传播算子的映射即 q-t 成像。

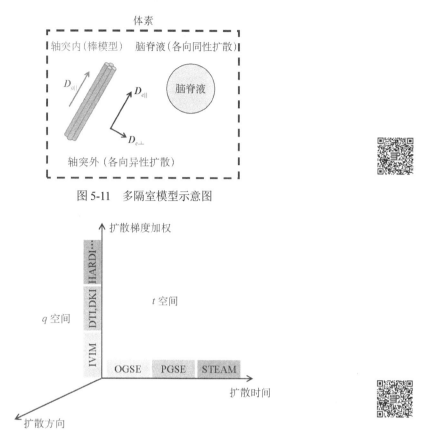

图 5-11　多隔室模型示意图

图 5-12　扩散梯度加权、扩散方向、扩散时间三个维度构成的扩散磁共振成像的参数空间
HARDI 指高角度分辨率的扩散成像，DKI 指扩散峰度成像，DTI 指扩散张量成像，IVIM 指体素内不相干运动

（一）常见 q 空间微结构模型

在低 q 空间中的测量中，由于空间相位差异较小，组织的非高斯性不能与高斯介质的扩散性质区分开，无法反映组织的微结构特征，因此更多地应用于长距离或快速衰减的扩散。而在高 q 空间中，梯度在较短的长度尺度内仍然有较大的差异，因此对水分子微小的位移也有足够的敏感性，能提供有关组织复杂性的有价值的信息，如估计神经细胞的大小等。在中等强度的 q 空间以及较长的扩散时间下，对大脑的微结构建模成像成为可能。

Stanisz 等开创性地建立了第一个神经元组织的隔室模型，他们将牛视神经元组织划分为轴突、神经胶质细胞及细胞外空间，并分别用椭球、球体和具有一定曲折度的各向异性扩散隔室描述。近年来越来越多的模型被提出，如 Charmed-AxCaliber 模型（Assaf et al.，2004）、NODDI 模型（Zhang et al.，2012）、标准模型［图 5-13（a）］（Novikov et al.，2019）、SANDI 模型［图 5-13（c）］和扩散基础光谱成像（DBSI）（Palombo et al.，2020；Wang et al.，2011）等。

（二）常见 t 空间微结构模型

扩散时间 t 作为指标同样可以探测组织复杂性。t 空间对微结构的探索聚焦于时间扩散谱（Gore et al.，2010），即扩散的时间依赖性。研究简单几何体内的扩散谱表达有助于模型的构建，如平面间、圆柱体、球体等结构中有特定的表达式（Xu et al.，2009）。一旦已知，它们就可以计算不同时间的扩散衰减。利用给定的简单几何结构正向推导出信号值，再解决给定测量信号计算对应几何体的结构特征的逆问题，是 t 空间中建模的重要方式之一。

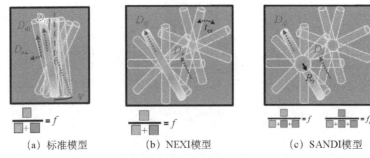

(a) 标准模型　　　　　(b) NEXI模型　　　　　(c) SANDI模型

图 5-13　时间依赖性扩散成像建模示意图（Jelescu et al.，2022）

在实际应用中，生物系统的异质性和复杂性决定了我们无法得到微结构磁共振信号的解析解，因此 t 空间下的建模一般采用极端条件作为前提假设，即考虑在与观测结构相比极短时域极长时域中的扩散。在短时域内的扩散表达模型有 VERDICT（Panagiotaki et al.，2014）、POMACE（Reynaud et al.，2016）和 IMPULSED（Jiang et al.，2016）等；在长时域内的扩散表达形式和模型有幂律表达（Novikov et al.，2014）、Karger 模型（Fieremans et al.，2010；Kärger et al.，1988；Kärger，1985）和 NEXI 模型 [图 5-13（b）] 等（Jelescu et al.，2022）。

随着近年来硬件性能（如最大梯度场强、转换速率等）的提升，以及扩散序列（如 OGSE、STEAM 等）的设计，扩散时间的测量范围被极大拓展，时间依赖性扩散探测微结构特征的方法得到了越来越多的应用（Ba et al.，2023；Zhang et al.，2023a；　Liu et al.，2022）。

第四节　基于扩散磁共振的神经纤维束追踪

扩散磁共振成像通过检测人体组织中水分子扩散运动受限的方向及程度，来间接反映组织的微观结构，尤其是方向性的特征。利用扩散磁共振成像数据被运用最为广泛的领域是对中枢神经系统，尤其是大脑白质纤维的追踪。基于扩散磁共振成像的纤维束追踪，是迄今为止唯一能够描绘大脑神经纤维轨迹的非侵入式成像方法，这一特点提高了它被临床应用的可能性，也为神经科学研究提供了重要手段。本节介绍与大脑白质纤维束追踪相关的概念、原理与方法。

一、基础概念与定义

人类大脑的白质是由被髓鞘包裹的神经元轴突构成的组织。轴突是神经元细胞发出的一条长线状的突起，称为神经纤维，其主要作用是传导并传递由胞体发生的兴奋冲动。局部具有相同方向的神经纤维整齐、紧密地排列在一起，形成的束状结构即白质纤维束。白质纤维束构成了大脑皮质区域之间，或是皮层上与皮层下脑区之间的连接，对大脑中的信息交互有着至关重要的作用。

自由水分子的扩散运动是各向同性的，而在大脑白质纤维中，水分子的扩散受到细胞膜、髓鞘以及长条状细胞结构的限制，表现为沿着纤维方向的各向异性扩散。扩散磁共振成像利用水分子扩散的各向异性，表征白质纤维的走向。利用扩散张量模型（Basser et al.，1994b）、球面解卷积（Tournier et al.，2008）等算法对扩散磁共振成像数据进行重建，能够获得各个体素内纤维束的方向分布。根据相邻体素方向分布的连续性将它们进行连接，以获得完整的纤维轨迹，模拟从一个区域延伸到另一个区域的纤维路径的过程就是纤维束追踪。图 5-14 为全脑纤维束追踪效果示意图。

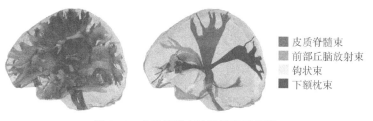

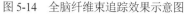
图 5-14　全脑纤维束追踪效果示意图

二、纤维束方向估计

某个位置的纤维束方向是指纤维束穿过该位置时的传播方向。扩散磁共振成像能够探究生物组织内水分子的扩散方向，而纤维束中水分子的扩散方向能够反映纤维束的走向。因此，基于扩散磁共振成像数据及相关的分析方法，如前面介绍的扩散张量模型，即可估计大脑内各个位置的纤维束方向。然而，单个椭球体所表示的扩散主方向只有一个，但大脑内纤维束走向错综复杂，往往存在同一个位置被多根不同方向纤维束穿过的情况，这种包含不同方向纤维束的结构称为交叉纤维。交叉纤维广泛存在于大脑之中，使用扩散张量模型来计算大脑内所有位置的纤维束方向，必定会导致很多交叉纤维被忽略，从而造成计算误差，影响纤维束的追踪效果。因此，纤维方向分布（fiber orientation distribution，FOD）函数的方法便被提出。不同于扩散张量模型仅用一个主方向描述一个位置的纤维束方向，FOD 函数旨在得到该位置所有方向纤维穿过的概率，通过概率值的大小判断该方向上是否存在纤维。如图 5-15 所示，若某方向上存在较多的纤维束，则 FOD 函数上对应方向的值也会更高，对应图中几何体表面与中心点的距离更大，即该方向上纤维束存在的概率更高，反之则距离较小，概率较低。由此可见，FOD 函数突破了扩散张量模型中单个主方向的限制，从而能够更好地描述复杂的纤维束分布情况。

相比于扩散张量模型的六个固定未知数，FOD 函数求解往往需要多个基函数。因此，估计 FOD 函数往往需要在较多方向的扩散梯度场下采集数据，即需要更高的角度分辨率。

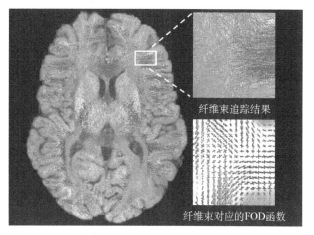

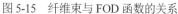
图 5-15　纤维束与 FOD 函数的关系

三、神经纤维追踪方法

完成对纤维束方向的估计后，便可以进行神经纤维束的追踪，神经纤维束追踪可以理解为纤维束从起点出发不断生长直到停止的过程。神经纤维束的出发点称为种子点，以该点为中心，分析周围位置的纤维束方向等情况，若判定不为终点，则以中心为起点，按纤维束方向生长到周围位置。生长到周围位置后，以当前位置为中心点重复上述过程，直到判定周围位置为终点停止生长（图5-16）。其中，纤维束的生长过程一般采用积分法实现（Jeurissen et al.，2019）。

神经纤维束的终点一般需要根据对应位置的相关生理特性决定，常见的有以下三种情况：①预先设置的终点；②中心点与当前位置纤维束方向相差过大；③结合当前位置的扩散情况，如各向异性、纤维束体积分数等综合考虑。在实际纤维束追踪过程中，以上终点的特性往往可以自行设置相关阈值以达到要求的效果。

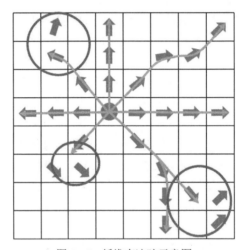

图 5-16 纤维束追踪示意图

实心圆形表示起点，长实线箭头表示纤维束，圈内区域代表方向相差较大终止纤维束追踪

纤维束追踪分为确定性追踪和概率性追踪两类。确定性追踪方法最主要的特点是假设每一个位置的纤维束方向已经确定，基于这些方向进行纤维束的追踪。概率性追踪方法，假设每一位置的纤维束方向是随机的，传播的方向由各个方向纤维束存在的概率值确定，若概率值满足要求，则表示该方向存在纤维束。

确定性追踪因为只考虑确定的纤维束方向，故容易受到影像伪影、噪声的干扰引起误差，以及交叉纤维导致的纤维束缺失。但该算法计算较为方便快捷，在图像质量可靠的前提下能够保证追踪的纤维束均为真实结果。对于概率性追踪方法，相较于确定性追踪方法，其对噪声等干扰的敏感度较低，但由于其考虑大部分方向的纤维束，追踪结果往往会产生一些本不存在的纤维束，即假阳性结果，同时计算量稍大。两种纤维束追踪方法的效果如图5-17所示。

目前较为常用的基于扩散磁共振成像数据的神经纤维束追踪工具有 MRtrix3（Tournier et al.，2019）、FSL（FMRIB Software Library，https://fsl.fmrib.ox.ac.uk/fsl/fslwiki）（Jenkinson et al.，2012）和 DSI Studio。一些磁共振成像设备也可以进行在线纤维束追踪，详见第十二章第三节。

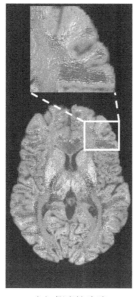 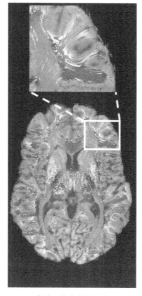

　　　(a) 概率性追踪　　　　　　　　(b) 确定性追踪

图 5-17　两种纤维束追踪方法效果

思 考 题

1. 扩散磁共振成像是如何利用水分子在组织中的扩散特性来形成图像对比度的？

2. 在扩散磁共振成像中，什么是扩散张量？它如何反映组织的微结构信息？

3. 有哪些常见的扩散梯度编码方法，它们各自适用于哪些场景？

4. 什么是受限扩散和受阻扩散？扩散磁共振成像如何利用受限扩散和受阻扩散来实现微结构建模？

5. 在微结构建模中，什么是 q 空间和 t 空间？思考它们各自的优缺点和应用场景。

6. 神经纤维束追踪是如何利用扩散磁共振成像来实现的？它的原理是什么？

7. 在神经纤维束追踪中，两种主要追踪算法是什么？思考它们的差别与应用场景。

第六章　功能磁共振成像

功能磁共振成像技术使人们能无创、非侵入性地检测大脑的功能活动。这一技术在脑科学研究中占据着核心地位，它的高时间和空间分辨率为研究大脑的工作机制提供了前所未有的视角，极大拓展了人们对大脑运作的理解。本章将对这项革命性技术的基本工作原理进行简要阐述。

第一节　脑功能成像原理

一、大脑的功能活动

大脑由 860 亿数量规模的神经元组成。当神经元兴奋时，会产生电脉冲，称为动作电位，这些电信号将通过神经元轴突传递给其他更多的神经元。通过这种神经元的电活动和神经元间的信号传递，大脑实现了各种复杂的功能活动。

人们经常讨论的大脑功能包括感知、情绪、思维、记忆、学习和运动控制等许多方面。感知是通过神经元对外部刺激的感知和处理实现的，涉及视觉、听觉、触觉、味觉和嗅觉等多个感觉通路。情绪是神经元活动在特定脑区产生的化学信号，影响个体的心理状态和行为反应。思维和记忆是通过神经元之间的连接和活动模式实现的，涉及多个特定脑区的协同作用。学习则是通过神经元之间突触连接的减弱和加强实现的，显示出突触具有很强的可塑性。运动控制涉及大脑皮质运动神经元之间的协调和信号传递，以及大脑对肌肉的控制。总之，理解大脑功能和神经元活动间的关系，对于深入研究大脑的工作机制非常关键。功能磁共振成像是宏观尺度下研究大脑功能的重要技术，本节简要介绍该技术的基本工作原理。

二、脑功能活动相关血氧水平变化的定性描述

神经元活动相关的血氧水平浓度变化是一个复杂的生理过程。具体来看，神经元活动需要消耗大量的能量，这些能量主要来自葡萄糖的有氧代谢，实验中可以观测到神经元活动相关的血氧代谢增加。正常情况下，组织周围的毛细血管将随之发生扩张，使得局部的脑血流和局部血容积的显著增加。在这些过程的共同作用下，脑血流量可以充分满足神经元活动的能量需求。

在这个过程中，局部组织环境中的含氧水平将发生相应的动态变化。在初期的氧代谢过程中，脱氧血红蛋白（deoxyhemoglobin）浓度随之轻微上升，导致含氧血红蛋白（oxyhemoglobin）浓度相应小幅下降。而后，远端的新鲜血流大量灌入（可高达 30%），导致血液中的含氧血红蛋白含量随之增加，浓度相应显著上升。由于血氧消耗远小于血流的增加量，从而产生局部血氧过供应的结果。这种由神经元活动引发的含氧血红蛋白和脱氧血红蛋白相对浓度的变化，导致局部微环境中的血氧水平发生先降后升的动态改变是大脑普遍存在的生理规律。由此看来，

在发生局部脑活动时，含氧血红蛋白和脱氧血红蛋白犹如在进行一场跌宕起伏的竞赛，一开始神经元活动导致含氧血红蛋白的比例减小，而后新鲜血流的过补充使得含氧血红蛋白浓度最终反而显著增加。

　　功能磁共振成像正是利用上述事实，通过测量大脑神经元活动发生时伴随的局部血氧水平变化，间接地测量大脑功能信号。人们将这种依赖血氧浓度改变的信号称为血氧水平依赖（blood-oxygenation level dependent，BOLD）信号。在许多场合，人们也经常用 BOLD 功能磁共振成像指代这种脑功能成像技术。那么，血氧水平的变化是如何引起磁共振成像信号改变的呢？下面进一步分析这个问题。

　　大脑的血流中主要有含氧血红蛋白和脱氧血红蛋白这两种重要的血红蛋白。经过氧代谢过程，含氧血红蛋白将转化为脱氧血红蛋白。在磁场中，这两种血红蛋白表现出非常不同的特点。图 6-1 给出了这两种蛋白分子的形象结构。可以看到，含氧血红蛋白中心的铁原子与氧结合，形成配位键，从而处于氧化状态。相比之下，脱氧血红蛋白没有氧原子与其配位，从而保留了 4 个未配对电子（表 6-1）。这一关键的化学差异不仅赋予了这两种血红蛋白分子截然不同的化学反应性，而且还影响了它们在外部磁场中的行为。具体而言，由于未配对电子的存在，脱氧血红蛋白在磁场中表现出一定的顺磁性，磁化率 χ 约为 1.6。而含氧血红蛋白则表现为较弱的抗磁性，磁化率 χ 约为−0.3（表 6-1）。

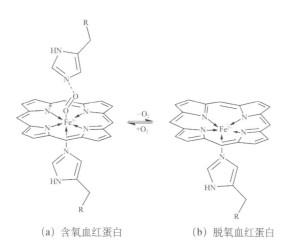

（a）含氧血红蛋白　　　　（b）脱氧血红蛋白

图 6-1　含氧血红蛋白与脱氧血红蛋白的分子结构示意图（Derry et al., 2020）

表 6-1　含氧血红蛋白与脱氧血红蛋白磁化率

类别	未配对电子数	磁化率 χ
含氧血红蛋白	0	抗磁/−0.3
脱氧血红蛋白	4	顺磁 / 1.6

　　值得注意的是，两者均可以引起主磁场的局部变化，但由于它们的磁化率不同，对主磁场的影响不同，血红蛋白在磁场中总磁感应强度大小 B 可以用以下公式表示：

$$B = (1 + \chi)B_0 \tag{6-1}$$

其中，B_0 是主磁场场强；χ 是磁化率，表示组织材料对外加磁场的影响程度。脱氧血红蛋白的磁化率较大，因而对磁场的影响较大。含氧血红蛋白的磁化率较小，对磁场的影响也相对较小。本章后续将忽略含氧血红蛋白的弱抗磁性，直接将其简化近似为对磁性无显著影响。这个简化不影响本部分内容的结果。

因此，当组织中的脱氧血红蛋白浓度增加时，会引起磁场的畸变，这一畸变将导致磁共振信号的变化。具体而言，脱氧血红蛋白因其顺磁性，会增加局部磁场的不均匀性，使得磁场的局部偏移（ΔB）增加，如图 6-2 所示。这种局部磁场的变化会引起局部空间内自旋的进动频率差异增加，从而加速自旋的散相（dephasing），导致组织中磁共振信号的快速衰减。最终，与原来的状态相比，脱氧血红蛋白浓度升高将导致磁共振信号强度的降低。可以做一个形象比喻理解这个过程：用一个平静的水面类比原来的均匀磁场。如果向水面丢入一颗石子，此时水面很快泛起涟漪，甚至水花，就好比是磁场不均匀了。散相越剧烈，局部磁共振信号衰减得越快，这对应于前面提到的 T_2^* 衰减加剧。显然，

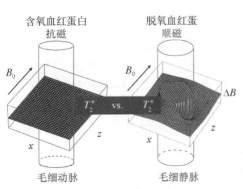

图 6-2　含氧血红蛋白与脱氧血红蛋白引起磁场变化示意图

在以含氧血红蛋白为主导的情况下，T_2^* 时间更长一些，因而信号衰减更慢一些。根据前面的成像可知在相同的回波时间采集磁共振信号，T_2^* 越长时得到的信号自然越大。结合前文讨论的在神经元活动伴随含氧血红蛋白浓度升高这一事实，可以预见此时的磁共振信号也会相对更大。这就是在神经元活动时，功能磁共振成像可以相应检测到高信号的原因，也是功能磁共振成像中 BOLD 信号的基本原理。可以把上述血氧水平依赖信号形成过程中各种生物和物理过程相互作用的机制汇总到图 6-3 中。

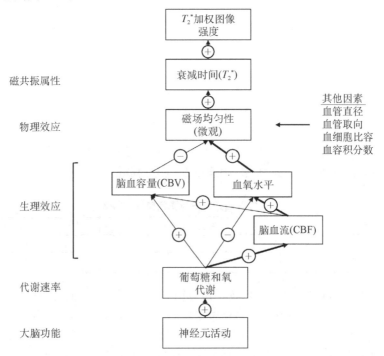

图 6-3　血氧水平依赖信号形成过程中，各生物和物理机制相互作用示意图

图中正向/负向箭头表示参数之间的正相关/负相关。右侧的粗体通路（粗体箭头）
是常见 BOLD 功能磁共振成像检测最主要的效应

三、血流动力学的时间响应模式

前面解释了功能磁共振成像不是直接测量神经元电活动，而是通过血氧水平依赖（BOLD）间接地测量神经活动改变。在这个过程中，我们注意到 BOLD 信号的变化涉及血氧代谢的多个过程，是多个连续生物和物理效应的综合体现。相比于神经元的电活动本身，BOLD 信号在时间尺度上也是非常缓慢的。实验结果表明，可以用血流动力学响应函数（hemodynamic response function，HRF）来近似描述 BOLD 信号随时间变化的形式。数学上，这是一个脉冲刺激引起的理想、无噪声的响应信号，有时也采用双伽马函数模型替代。HRF 的形式如图 6-4 所示，它具有一些重要特征。

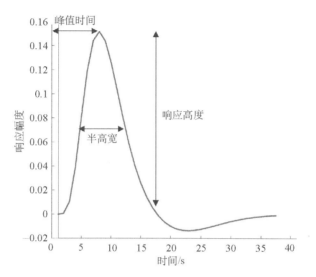

图 6-4　HRF 及其三个参数：响应高度、峰值时间和半高宽

1.响应高度

响应高度（response height）是最常关注的特征，因为它与组织中的神经活动量直接相关，对于 BOLD 功能磁共振成像，最大幅度在 5%左右，一些认知实验中复杂刺激的信号通常更小。

2. 峰值时间

HRF 的峰值通常在刺激开始后的 4～6s 内达到，称为峰值时间（time to peak）。

3. 半高宽

HRF 在刺激开始后 2s 左右慢慢上升，并在 12s 后逐渐恢复到基线水平，这段时间称为半高宽（full width at half maximum，FWHM）。

上述 BOLD 响应曲线忽略的一个特征是在信号初始（1～2s 内）有一个初始下降（initial dip）信号，如图 6-5 所示。这个下降信号对应 BOLD 响应过程的初始阶段，因神经元活动引发的血氧代谢虽已发生，但血容积和血流量的增加在时间上明显滞后的现象。需要注意的是，这个信号非常小，容易被噪声淹没，因此常规实验中很难观测到。在 4T 或以上的超高场强条件下，信噪比足够高，可以帮助更稳定地检测到该下降信号（Buxton，2001）。因此，在大多数功能磁共振成像研究中，人们通常忽略这部分信号内容。

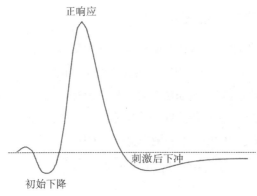

图 6-5　BOLD 信号初始阶段

存在一个小幅度的信号下降，研究中称为初始下降

第二节　脑功能信号成像技术

一、常规脑功能成像方法

根据前面描述，在大脑功能活动状态下，局部含氧血红蛋白浓度有显著增加，磁场局部均匀性相对更高，从而可以在磁共振成像中测量 T_2^* 加权信号的相应变化。对磁场均匀度敏感的梯度回波平面回波成像（gradient echo EPI，GRE-EPI）是脑功能磁共振成像最常用的一种序列方法。结合前面章节，可以知道梯度回波信号强度（S）可以简单表示为

$$S = S_0 e^{-TE/T_2^*} \qquad (6\text{-}2)$$

其中，S_0 是初始信号强度；TE 是回波时间。

与休息状态相比，任务状态的含氧血红蛋白浓度更高，T_2^* 更长，表现为信号曲线衰减变慢（图 6-6）。在给定的相同回波时间采集信号，就可以得到相应脑功能条件下的磁共振信号。需要注意的是，此时测量得到的磁共振信号没有明确的物理单位，所以其绝对数值不具有明显含义。但可以通过比较两种状态条件下的信号差异，得到该任务条件引发的信号变化幅度。

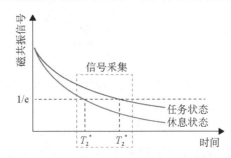

图 6-6　任务状态与休息状态下磁共振信号示意

GRE-EPI 序列的重要优势是可以把全脑扫描的时间压缩到相对较短。常规脑功能实验中一般要求重复时间（TR）在 2s 甚至 1s 以内，同时还要求相对较高的空间分辨率（如 4mm）并且能覆盖全脑所有功能区。近年来，随着磁共振硬件和序列技术的不断发展，通过应用并行成像技术，已经可以实现越来越高时空分辨率的脑功能成像。

与梯度回波相类似，自旋回波也可以应用于脑功能成像中，检测在不同脑功能状态下 T_2 信号的变化。自旋回波在低伪影、高信噪比等方面的优势是常规梯度回波无法达到的，但它同样也受序列本身限制，导致 TR 和 TE 相对较大，以及多次 180°激发带来的射频能量等问题。目前，自旋回波主要应用在一些特殊研究中，如动物成像、局部视野成像等。

二、前沿功能成像方法进展

（一）多回波功能磁共振成像

近年来，多回波功能磁共振成像（multi-echo fMRI，ME-fMRI）在提高脑功能成像数据质量方面的优势得到人们的极大关注。传统的单回波功能磁共振成像（single-echo fMRI，SE-fMRI）在一个 TR 内仅采集一次全脑图像（图 6-7），而 ME-fMRI 在一次 TR 内可以采集三个或更多不同回波时间（TE）的全脑图像，每个回波间隔一般为十几毫秒。通过优化组合不同 TE 下获取的图像，可以增强 BOLD 信号的信噪比，从而达到更准确刻画脑功能活动的目的。已有的实验研究已经表明，ME-fMRI 有利于精确描绘脑功能的个体特征及差异（Power et al.，2018）；通过对广泛分布的随机热噪声的有效抑制（Kundu et al.，2013）以及根据生物物理原理去除噪声信号的影响（Kundu et al.，2014），并有利于提升脑功能指标的信度和效度（Poser and Norris，2009）。

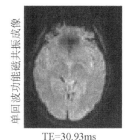
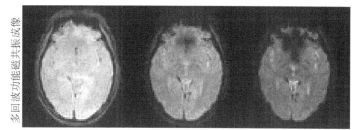

（a）经典的 SE-fMRI 在一个 TR 内仅采集一幅回波图像　　（b）ME-fMRI 则在一个 TR 内采集 3~4 幅不同回波时间的全脑图像

图 6-7　单回波与多回波功能磁共振成像

（二）同时多层采集在功能磁共振成像中的重要价值

同时多层 EPI（multi-band EPI，MB-EPI）是最近兴起的一种快速成像技术，通过特殊的射频脉冲设计，MB-EPI 一次激发可以同时采集多幅二维图像或者三维图块，由于不同接收线圈对不同层面的敏感度不同，再借助图像重建算法可解出卷折的层面。MB-EPI 可以极大地提高功能磁共振成像的采集速度，提升功能磁共振成像的时间分辨率。普通 TR 一般设置为 2s，过低的采样率将导致呼吸（约 0.3Hz）和心跳（约 1Hz）引起的生理噪声混叠到低频信号中，影响数据信号的准确性。MB-EPI 技术可以大大提高采样率，可以减少这种干扰。当然也需要注意到，随着 TR 的缩短，MB-EPI 的信噪比可能会有所降低（Kundu et al.，2013）。

（三）超高场强在功能磁共振成像研究中的重要价值

近年来，3T 及以上，如 5T、7T 甚至更高场强的磁共振成像系统越来越受到关注，尽管超高磁场环境伴随着诸多技术挑战，但其吸引力在于能获得显著提高的信噪比，这可转化为更高的空间分辨率或缩短扫描时间。除了信噪比随场强显著提升的优势之外，血氧水平依赖效应在超高场中更呈现出远超线性的增长趋势。梯度回波平面回波成像（GRE-EPI）方法进行超高场功能成像时，图像通常会遇到强烈的空间失真和信号损失影响，因为需要应用和发展一些新型采集技术减少伪影并提升敏感度。我们有理由相信在不久的将来 5T、7T 甚至更高场强下的功能磁共振成像将推动脑功能研究更快速地发展（Lombardo et al.，2016）。

第三节　任务态和静息态脑功能成像

一、任务态脑功能成像

（一）任务态脑功能成像介绍

任务态功能磁共振成像（task-based functional magnetic resonance imaging，task fMRI）是一种研究大脑在执行特定任务或受到特定刺激时的功能活动模式。研究人员首先需要根据实验目的，设计实验任务。实验任务一般包括一系列刺激或活动，涵盖视觉、听觉、言语、记忆、运动等各个领域。在 task fMRI 扫描过程中，受试者将按要求在特定的任务条件下执行任务。大脑在执行任务期间的血流和含氧水平变化，通过 BOLD 信号被记录下来。采集到的功能磁共振成像数据需要经过数据预处理和分析步骤，包括头动校正、空间标准化、运动校正、时间序列分析等。本书实验章节（第十一章第四节）提供了常用工具 SPM（Ashburner et al.，2014）进行功能磁共振成像数据处理与分析的具体操作。最后，研究人员将分析结果与任务设计和理论模型进行比较，以理解大脑在执行任务时的激活模式和功能连接，从而揭示大脑在不同认知过程中的神经机制和网络。这一系列步骤有助于研究人员深入探索人类大脑的复杂功能和活动。

任务态功能磁共振成像的优点包括非侵入性、高时空分辨率、能够研究多种认知过程和行为，并且在临床诊断、神经科学研究和心理学领域得到了广泛应用。然而，任务态功能磁共振成像的实践应用也存在一些挑战，包括对任务设计的依赖性、解释结果的复杂性以及对受试者的合作和理解能力的要求。

（二）任务态实验设计

在任务态功能磁共振成像研究中，实验设计是至关重要的。任务刺激的设计会直接影响 BOLD 信号的检测效果。在图 6-8 所示的组块（blocked）、事件相关（event-related）和混合（mixed）是常用的三种实验设计方式（Amaro and Barker，2006）。在组块设计中，实验被划分为一系列连续的时间块，每个时间块内包含一种特定的任务或刺激条件。这种设计易于实施，信号稳定性高，对于观察长时间效应较为适用，但难以区分不同事件类型的时间特征，从而限制了对事件间关系的精确分析。

相比之下，在事件相关设计中，实验中的事件以单个或少量的离散事件形式出现，每个事件可以是不同类型的任务或刺激条件。虽然这种设计能够捕获事件间的时间特征，对于研究事件间的响应差异和时间序列分析较为适用，但信号的变化幅度相对较小，可能需要更多的试次来获取稳定的效应，实验设计和数据分析也较为复杂。

　　而混合设计则结合了组块设计和事件相关设计两种实验设计方式的优点。在混合设计中，实验同时包含连续的时间块和离散的事件，允许研究人员在不同时间尺度上观察大脑的响应模式。这种设计兼顾了组块设计和事件相关设计的优点，具有较好的灵活性和可操作性，可以在同一实验中同时考虑到长时间和短时间效应。然而，混合设计也存在一些缺点，包括实验设计和数据分析较为复杂，需要更多的实验设计和数据处理技巧。

　　实验章节（第十二章第四节）描述了一个任务态功能磁共振实验的具体设计及图像采集方案。

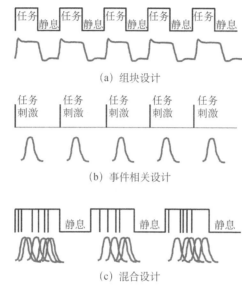

图 6-8　不同实验范式与其 BOLD 信号示意图

（三）任务态脑功能数据分析

1. 任务态信号建模

　　基于模型的任务态脑功能信号分析中，线性时不变（linear time invariance，LTI）性质是描述神经响应和 BOLD 信号间关系的最核心假设。线性性质意味着如果神经响应按比例进行缩放，那么 BOLD 响应也会按照相同的比例因子进行缩放。在这个简单假设下，如图 6-9（a）所示，当神经响应（绿色曲线）的幅度加倍时，预期的 BOLD 响应（紫色曲线）也会加倍。线性性质还暗示着可加性，即如果知道两个独立事件的响应，且这些事件在时间上接近，那么产生的信号将是这些独立信号的总和。这在图 6-9（b）中得到了说明，独立事件的神经响应（蓝色曲线）线性相加，形成预期的 BOLD 响应。时不变性意味着如果一个刺激被推迟 t 秒，那么 BOLD 响应也将被同样的量 t 秒推迟。

　　从给定的神经输入创建预期的 BOLD 信号的一种自然的方法是使用卷积操作。卷积是以 LTI 方式将两个函数混合在一起的一种方法。具体来说，刺激开始时间序列 f（如图 6-9 中的绿色趋势）与一个血流动力学响应函数 h 进行混合，创建一个更接近 BOLD 响应的形状，这个操作由式（6-3）给出：

$$(h*f)(t) = \int h(\tau)f(t-\tau)\mathrm{d}t \tag{6-3}$$

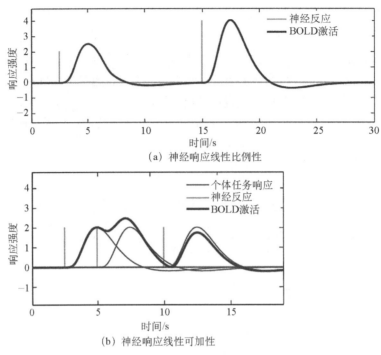

（a）神经响应线性比例性

（b）神经响应线性可加性

图 6-9 线性时间不变性的示例

2. 基于一般线性模型的统计分析

在预处理之后，数据分析通常分两步进行：对来自每个个体受试者的数据进行单受试者分析（single subject analysis），然后进行组分析（group analysis），其中合并来自多个受试者的结果。功能磁共振成像数据分析依赖于一般线性模型（general linear model，GLM）方法来从混有噪声的信号中分离出刺激诱导的 BOLD 信号（Monti，2011）。在 GLM 线性模型的方法下，每个体素的 BOLD 信号被建模为一个或多个已知预测变量加上误差项的加权和。例如，BOLD 信号 y 被采样 n 次。在每个观察点 y_i 处的 BOLD 信号的强度可以被建模为多个已知预测变量（$x_1, x_2, \cdots, x_p$）的和，每个预测变量由参数（β_i）缩放：

$$\begin{cases} y_1 = x_{1,1}\beta_1 + x_{1,2}\beta_2 + \cdots + x_{1,p}\beta_p + \varepsilon_1 \\ y_2 = x_{2,1}\beta_1 + x_{2,2}\beta_2 + \cdots + x_{2,p}\beta_p + \varepsilon_2 \\ \quad \vdots \\ y_n = x_{n,1}\beta_1 + x_{n,2}\beta_2 + \cdots + x_{n,p}\beta_p + \varepsilon_n \end{cases} \quad (6\text{-}4)$$

单受试者分析的目的是确定每个预测变量 x_i 对 y 的观测值贡献有多大，即每个振幅参数 β_i 有多大，以及它是否与零有显著差异。使用更紧凑的矩阵符号，GLM 可以用其最简单的公式重新表示为

$$Y = X\beta + \varepsilon \quad (6\text{-}5)$$

图 6-10 将某一体素时间序列 Y 的 GLM 描绘为三个感兴趣的回归量（如任务 A、B、C）和许多干扰变量（这里是六个运动回归量和一个线性漂移）的线性组合，每个回归量由未知振幅参数（β_i）缩放，并加上误差项 ε_i。有多种方法可用于估计未知振幅参数（β_i）的值，包括普通最小二乘（ordinary least square，OLS）法、广义最小二乘（generalized least square，GLS）法等。

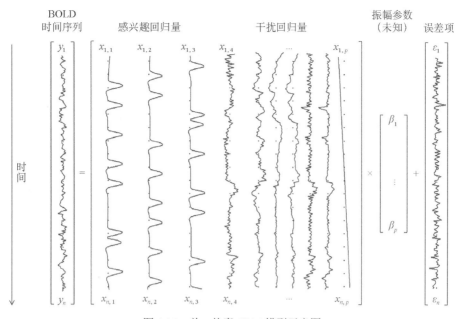

图 6-10 单一体素 GLM 模型示意图

组分析是对多个个体受试者的数据进行整合和分析的过程。它的目的是确定在群体层面上，某种实验条件是否对 BOLD 信号有统一的效果。组分析通常在单受试者分析完成后进行。在组分析中，通常涉及将每个受试者的预测变量参数（如 β 参数）合并到一个更大的数据集中，然后使用统计测试来评估这些参数估计在群体中是否显著不同于零。组分析的方法有多种，包括固定效应模型（fixed effect model，FEM）、随机效应模型（random effect model，REM）和混合效应模型（mixed effect model，MEM）。组分析的统计分析通常包括多重比较校正，如 Bonferroni 校正或假发现率（false discovery rate，FDR）校正，以控制第一类错误的发生。

总体来说，从单受试者分析到组分析，它使研究者能够将单个受试者的结果上升到群体层面，从而揭示更普遍的脑功能模式和认知过程。通过精心设计的实验流程和统计模型，研究者可以有效地识别出组别效应或是交互效应，为大脑如何响应不同的认知过程提供稳定的分析工具。

（四）任务态功能磁共振成像应用示例

下面以视觉任务为例，结合上述实验设计和数据分析技术，简单阐述任务态功能磁共振成像在探测与特定行为相关的脑区上的应用价值。具体地，受试者的任务范式如图 6-11（a）所示，睁眼和闭眼交替 6 次，每次睁眼或闭眼的持续时间为 20s。将任务与经典的血流动力学响应函数进行卷积，可以获得理想的血流动力学响应曲线[图 6-11（b）]。然后使用 GLM，得到大脑每个体素与理想的血流动力学响应曲线的相似程度，设置阈值，确定闭眼任务激活的脑区为左右两侧的视觉区[图 6-11（c）]。展示左脑区和右脑区激活区域对应的平均时间信号分别如图 6-11（d）和图 6-11（e）所示，与理想的血流动力学响应曲线非常相似。

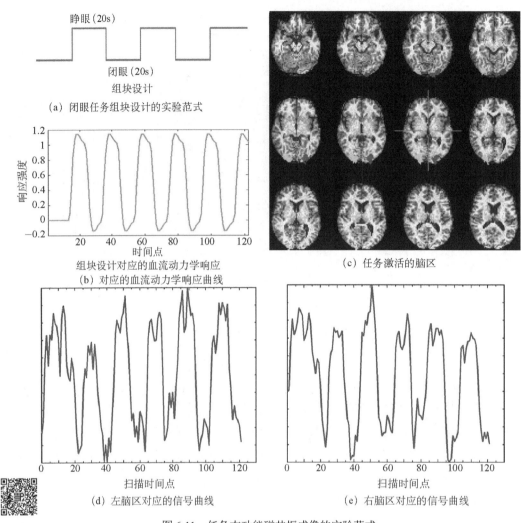

图 6-11 任务态功能磁共振成像的实验范式

　　"熟能生巧"这句俗语表达了一个基本的观点：通过训练和实践，人们可以在特定任务上变得更加熟练。同时神经心理学与脑成像研究发现：训练也会改变大脑的活动模式，这提示大脑具有强大的可塑性。一些研究为我们提供了训练对大脑和能力产生显著影响的直观证据。例如，有研究发现通过研究珠心算训练的影响，发现训练组在执行功能上有所增强，同时其额顶激活区域的活动减少，而对照组则相反。这一发现表明，训练不仅提高了认知能力，还优化了大脑的工作方式，使其更加高效（Wang et al.，2017）。在极端情况下，大脑的适应性和可塑性表现得尤为显著。例如，失去双臂的个体会更频繁地使用脚来完成日常任务，有些人甚至发展出特殊的足部技能。这些人在敲击脚趾时，大脑中原本掌管手部动作的区域被激活，这体现了大脑对于失去肢体的适应（Yu et al.，2014）。技术的进步进一步拓展了人们对大脑可塑性的理解。利用基于功能磁共振成像的脑机接口研究，可以通过记录个体大脑皮质的功能磁共振成像反应，为每个受试者估计一个编码模型，以根据刺激词的语义特征预测大脑反应（Tang et al.，2023）。这不仅揭示了大脑处理和生成语言的复杂机制，也为开发先进的脑机接口技术提供了可能，这种技术未来可能帮助失语症患者恢复交流能力。

二、静息态脑功能成像

（一）静息态脑功能成像介绍

静息态功能磁共振成像（resting-state fMRI，rs-fMRI）是研究大脑在无外界刺激情况下的自发活动。受试者在进行 rs-fMRI 扫描时，通常处于清醒、闭眼且放松的状态。在这种状态下，没有外部任务或刺激引导受试者的大脑活动，实验过程相对容易，适合大规模研究，被广泛用于研究各种脑部疾病，如阿尔茨海默病、精神分裂症、抑郁症等。通过比较患者与健康对照组的静息态功能和网络差异，可以揭示疾病的生物标志物和潜在的病理机制。近年来，基于 rs-fMRI 的脑功能研究正在向更深层次的网络连接性和动态变化方向发展。新的分析方法和计算模型不断涌现。目前静息态脑功能研究中常用的基础分析包括低频振幅（amplitude of low frequency fluctuation，ALFF）（Yang et al.，2007）、局部一致性（regional homogeneity，REHO）（Zang et al.，2004）和静息态功能连接等，下面将对这三项常用参数分别进行简要介绍。

（二）静息态脑功能数据分析

1. 低频振幅

低频振幅反映的是 BOLD 信号中低频部分信号的平均强度，这里的低频通常是指 0.01～0.08Hz。有时也会将信号分成多个子频段，如低频-6（0～0.01Hz）、低频-5（0.01～0.027Hz）、低频-4（0.027～0.073Hz）、低频-3（0.073～0.198Hz）和低频-2（0.198～0.25Hz）。如图 6-13 所示，对原时域信号进行傅里叶变换得到

$$\text{ALFF} = \sum_{i=N_1}^{N_2} Y_i / (N_2 - N_1)$$

(6-6)

其中，N_1 和 N_2 分别为选取频带最低频和最高频对应的离散频率位置（图 6-12）。

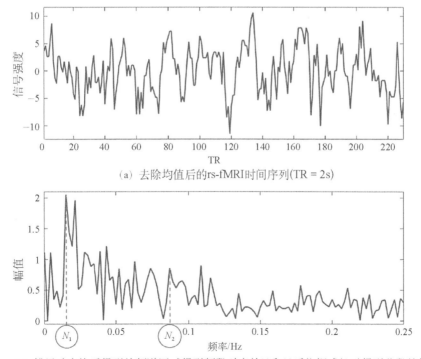

（a）去除均值后的rs-fMRI时间序列(TR = 2s)

（b）傅里叶变换后得到的频谱图 ［得到频段对应的N_1和N_2后依据式(6-6)得到此段的值］

图 6-12 静息态 ALFF 的计算过程

2. 局部一致性

局部一致性测量的是任一体素和周围体素时间信号的一致性，是基于 Kendall 和谐系数（Kendall coefficient of concordance，KCC）计算得到的参数。假设某个体素 j 某个时刻 i 采集的信号值在整个时间序列中的排序为 $r_{i,j}$，则所有研究体素在时刻 i 的总排序 R_i 为

$$R_i = \sum_{j=1}^{K} r_{i,j} \tag{6-7}$$

其中，K 为研究局部体素的个数，一般为 27。R_i 在所有时刻的平均值 $\bar{R}$ 为

$$\bar{R} = \frac{1}{N} \sum_{i=1}^{N} R_i \tag{6-8}$$

其中，N 为 BOLD 功能磁共振成像时间序列中时刻点的个数。则 REHO 可基于如下公式计算：

$$REHO = \frac{12 \sum_{i=1}^{N} (R_i - \bar{R})^2}{K^2 (N^3 - N)} \tag{6-9}$$

有时也会将 BOLD 功能磁共振成像时间信号分成多个子频段，然后分别计算每个子频段的局部一致性，用于个体分析。

3. 静息态功能连接

静息态功能连接是描述大脑两个不同区域在无特定任务状态下时间信号的相关性。一般的功能连接分析，可以用时间信号的相关系数直接度量（He and Liu，2012）。此时需要选择一个或多个特定的脑区作为种子点，提取时间信号。

$$R_{ij} = \frac{\text{cov}(S_i, S_j)}{\sigma_i \sigma_j} \tag{6-10}$$

其中，S_i 为感兴趣区域 i 的时间信号；σ_i 为它的信号标准差。

由于种子点的选择带有一定的先验性，往往需要研究者预设一定的理论模型。另一种数据驱动的功能连接分析方法，可以应用空间独立成分分析等方法，在不需要先验假设的情况下，直接从数据中提取出功能成分图。每个成分图对应大脑的一种空间模式，联系着一个时间成分。这种多脑区关联的模式，越来越多地被脑功能网络的概念取代。在数学上，功能连接是所有这些功能网络分析的基础。以功能连接分析为基础，其他常用的大脑连接分析方法包括基于滑动窗的动态功能连接分析、格兰杰因果分析、体素镜像同源连接性分析、小世界功能网络分析等。

个体水平静息态磁共振分析结果如图 6-13 所示。

（三）静息态功能磁共振成像应用示例

自主闭眼仅在清醒和有意识的人类中存在，而在动物中几乎观察不到。睁眼和闭眼是引导注意力从外部世界转向内部世界的重要行为，并代表着不同的意识状态，即外感觉状态与内感觉状态（Feng et al.，2021）。睁眼和闭眼是静息态功能磁共振成像中常用的两种扫描状态，探究两者的差异不仅具有重要的科学价值，对理解以往静息态功能磁共振文献的发现也很重要。通过对上述静息态功能指标，如 ALFF、REHO、低频振幅分数（fALFF）以及中心度（degree centrality，DC）等进行配对样本 T 检验的统计分析，可以发现睁眼和闭眼在感觉运动区、视觉区、脑岛、前额叶、丘脑等区域的自发脑活动存在差异，且不同指标探测的区域具有一定的相似性和互补性（图 6-14）。基于体素之间、脑区之间的静息态功能连接，还可进行脑功能连接网络分析，揭示深层次的大脑功能活动特征，脑网络分析的方法将在第九章第五节详细展开。

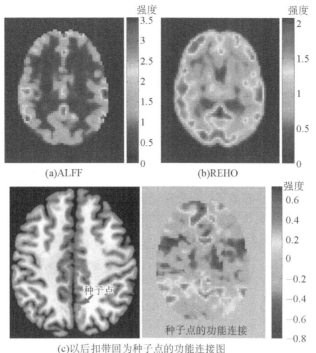

(a)ALFF

(b)REHO

种子点

种子点的功能连接

(c)以后扣带回为种子点的功能连接图

图 6-13　rs-fMRI 体素水平参数图

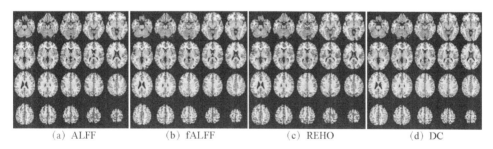

(a) ALFF　　　(b) fALFF　　　(c) REHO　　　(d) DC

图 6-14　睁眼和闭眼两种静息状态在 ALFF、fALFF、REHO 和 DC 指标上的双样本 T 检验统计差异

红色表示闭眼大于睁眼，蓝色反之

思　考　题

1. 在功能磁共振成像中，什么是血氧水平依赖响应（BOLD response）？
2. 功能磁共振成像是基于什么原理来检测大脑活动的？
3. 如何区分大脑中特定任务中的激活区域与非激活区域的信号？
4. 功能磁共振成像的空间分辨率大约是多少？这对研究有何意义？
5. 功能磁共振成像能否提供精确的时间分辨率？为什么？
6. 功能磁共振成像是否能够揭示大脑神经元的活动，还是只能显示血流变化？
7. 回波时间对功能磁共振信号有什么影响？多回波功能磁共振成像技术如何改善信号的信噪比？

第七章 磁共振分子成像

临床上用到的磁共振成像通常是对水分子的信号进行成像，而本章将介绍针对非水分子物质进行磁共振成像的原理及应用。以化学位移的概念为基础，磁共振成像相继发展出水脂化学位移成像、波谱成像、磁化转移成像以及化学交换饱和转移成像等多种成像方法。本章重点介绍化学位移的概念机制，水脂化学位移成像、波谱成像及化学交换饱和转移成像的基本原理及应用。

第一节 化学位移的概念

化学位移是磁共振成像技术中至关重要的概念，该现象在对物质分子结构进行科学探索的过程中发挥着极其重要的作用。从经典物理的角度，化学位移反映了原子核磁性因其所处化学环境的不同而表现出的微观差异，这种效应是由于化学环境中的电子云发生改变，引起原子核所感受到场强的轻微改变。因此，化学位移就像一种指纹，能理解和解读这一现象，就能对微观世界中的复杂化学过程有深入的理解。本节分别介绍化学位移、水脂化学位移成像及其应用。

一、化学位移

（一）化学位移的微观机制

1950 年，理学家 Proctor 和 Yu 在进行研究时，成功观察到原子核磁共振频率与其电子环境之间有关，将质子间由于化学原因产生的共振频率微小的移动称为化学位移。这里首先需要了解，原子核是由一个或多个带正电的质子组成的，原子中带负电的电子的运动产生感应电流，电流产生的局部磁场与外磁场反向，产生磁屏蔽效应。电子云描述了一个原子核周围电子运动的密度分布，因为电子并非以持续不断的行走方式在核周围运动，而是以一种概率云的形式存在。这个云的形状和大小决定了该电子在原子中的空间分布，在不同的化学环境下（如不同的化学键、杂化状态、电负性等），电子云的磁屏蔽效应具有一定差异。因此，即使是在相同的外加磁场中，不同分子结构中的质子因为电子云密度不同感受到了不同的叠加磁场。根据拉莫尔方程

$$\omega = \gamma B_0 \tag{7-1}$$

感受到不同场强的质子会具有不同的共振频率，这种由于化学环境导致的质子共振频率差异就是化学位移。

于是，由于分子中的化学环境的差异，相同类型的原子核在不同的分子，或是在同一分子的不同化学基团中，所呈现的共振频率在频率轴上拉开距离，形成了一维频谱。出于历史原因，

磁共振谱的化学位移轴由高频率到低频率从左到右延伸。在频率轴上，通常选择一个具有最大屏蔽常数的物质作为参考，这使得大多数的化学位移值为正。在人体中，最丰富且具有不同化学环境的 ^1H 来源是水分子（H_2O）和脂肪（由许多 CH_2 基团构成的脂质）。以四甲基硅烷（tetramethyl silane，TMS）的 ^1H 和 ^{13}C 的共振峰分别定为 ^1H 谱和 ^{13}C 谱的参考零点，而其他吸收峰的化学位移值则根据它们与零点的相对距离来确定，其单位为百万分之一（part per million，ppm）。根据这种定标方法，水分子中的氧氢键位（—OH）的质子共振在 4.75ppm 处，而脂肪酸中的亚甲基（$[—(CH_2)]_n$）质子共振在 1.2ppm 处。脂肪质子相对于水质子的频率移动范围为 3.3～3.5ppm。在 1.5T 的场强下，水和脂肪的化学位移频率差约为 217Hz，在 3T 的场强下则约为 434Hz，即化学位移频率差随场强而增大，这种化学位移效应为水脂化学位移成像提供了理论依据。然而需要强调的是，脂肪的谱线并不止一个峰。

（二）化学位移的宏观表现

在频域中，化学位移表现为在磁共振谱中不同化学环境的原子核共振峰的位置差异，此外，在空间域的磁共振成像中，化学位移可以表现为图像出现空间上的偏移。在磁共振成像中，物质的位置是通过在不同方向施加不同强度的梯度磁场来确定的。这种梯度磁场叠加到主磁场上导致不同位置的原子核在频谱上产生唯一对应的共振频率。在重建图像时，采集到的数据（共振频率）会被转化为空间信息。

但在具有化学位移的情况下，原子核的共振频率会发生轻微的变化，这将导致等效磁场在化学环境变化时发生变化。也就是说，如果样品内两个相同的原子核（如两个氢原子核）处于不同的化学环境中（如一种是水的一部分，另一种是脂肪的一部分），那么即使它们在样品中的空间位置相同，它们的共振频率也可能不同。这种共振频率的变化会被解析为来自不同的空间位置，因为系统会认为具有不同频率的信号来自样品的不同部位，从而导致伪影。

二、水脂化学位移成像及其应用

（一）水脂化学位移伪影

本节展示由于化学位移不同，水和脂肪在空间交界面发生伪影的现象。这种现象是由于在相同相位下，水和脂肪信号同时存在，但原子核的共振频率存在差异，该差异约为 3.5ppm。通常情况下，以水的共振频率作为中心频率进行空间定位，而由于频率上的微小变化，在进行频率编码时，脂肪的氢质子将产生相对位移。这种由化学位移导致的频率差异在一般的成像序列中表现为频率编码方向上的脂肪氢质子位置重建错误，导致图像中的像素位置发生偏移。这种像素位置的偏移现象形成了一种水脂化学位移伪影。

由于脂肪分子中的氢质子共振频率低于水分子中的氢质子共振频率，当使用水分子的频率作为定位参考点时，脂肪中的氢质子信号将朝向频率更低的方向偏移，也就是向读出梯度场强更低的方向偏移。如果脂肪中氢质子的这种偏移超出了半个体素的范围，可能会导致两种异常信号区的出现：一种情况是，偏移的脂肪中的氢质子信号与邻近区域水中的氢质子信号汇合叠加生成亮带；另一种情况是，偏移的脂肪中的氢质子信号与邻近水分子中的氢质子信号相消形成一个信号缺失区，表现为暗带，如图 7-1 所示。

若一个像素位置同时包含了水和脂肪的信号，则在诊断时难以确定该像素属于脂肪还是水。因此，这种伪影使得从图像上区分和识别组织成分变得困难，影响了磁共振图像辅助诊断的作用。这种伪影的错位距离依赖于化学位移和读出梯度，因此在很多成像系统中，梯度磁场一般设置得足够强使得化学位移引起的偏移不超过 2 个像素。

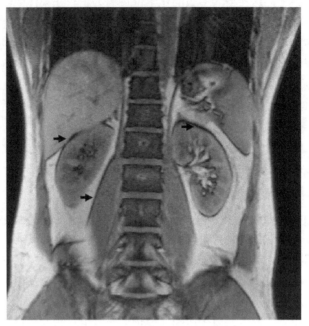

图 7-1　水脂空间上化学位移伪影表现

沿右腰肌外侧、右肾外侧和左肾外侧边缘可见出现了暗带（箭头指出）

（二）水脂化学位移成像

以水和脂肪的氢质子之间微观的化学位移差异为基础，水脂化学位移成像可以生成纯水和纯脂肪图像，提供了新的成像对比度。由于水和脂肪分子中氢质子存在着固定的化学位移偏差，它们信号的相位在磁共振成像过程中会发生周期性的变化。具体来说，在一个 3T 磁共振成像系统中，水中的氢质子共振频率比脂肪中的氢质子共振频率高约 440Hz。在信号产生的初始阶段，也就是在射频脉冲作用下，水和脂肪分子中的氢质子具有相同的进动方向，但是由于进动频率不同，随着时间的推移，它们的信号在相位上逐渐形成差异。

水脂化学位移成像通常利用了水和脂肪在相位相反的回波时刻产生的相位消除效应，Dixon 成像是其中一个典型的例子（Dixon，1984），其成像原理如图 7-2 所示。

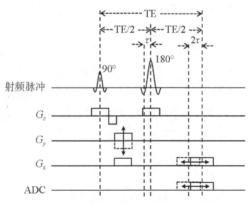

图 7-2　Dixon 水脂化学位移成像序列框图

在 90°激发脉冲与 180°重聚脉冲之间的 2 倍时间后，自旋回波形成，此时水质子和脂肪质子的磁化矢量是同向的。设置读出梯度和采集窗口在回波时间（TE）时刻，采集的是常规的自旋回波（SE）信号，此时水和脂肪拥有相同的相位，即 $I_0=W+F$。如果将 180°重聚脉冲向左平移时间 τ，那么在 TE-2τ 时刻，化学位移效应都将被消除，磁化强度矢量是完全聚焦的，形成 SE 信号。如果不采集此信号，依旧在 TE 时刻采集，那么此时所有沿读出梯度方向的体素内水和脂肪都将具有 2τ 时间带来的化学位移。这样一来，在同一个 180°重聚脉冲后对读出梯度和采集窗口进行平移，可以采集到具有水脂相反相位的图像，即 $I_1=W-F$。对同相位数据和反相位数据进行处理，计算后可以分别得到纯水图像和纯脂肪图像：

$$W = \frac{I_0 + I_1}{2}, \quad F = \frac{I_0 - I_1}{2} \tag{7-2}$$

（三）水脂化学位移成像应用

人体脂肪组织具有较短的 T_1 和较长的 T_2，在磁共振成像中，脂肪通常以高亮信号的形式表现出来，这可能会遮盖水肿、肿瘤、炎症等病灶，极大地影响了诊断的准确性。此外，组织中脂肪的定量值常作为肝脏、胰腺、肾上腺以及骨髓疾病诊断的重要临床指标。在磁共振成像中，基于 Dixon 化学位移成像的水脂分离技术，能够同时获取组织的水和脂肪图像，在临床实践中具有至关重要的价值。

在肌骨系统的检查中，水脂化学位移成像被广泛应用于评估软组织、关节和骨骼病变。此类成像技术可以清晰地勾勒出韧带、肌肉和软组织结构，图 7-3 展示了人体膝关节纯水和纯脂肪图像。该成像方法利用水和脂肪的差异，使图像中病变组织与周围正常组织之间具有高对比度，从而对断裂、炎症、肿瘤等病变区域的定位更为准确。另外，在肿瘤成像中，水脂化学位移成像也具有重要的应用价值。许多恶性肿瘤的水分含量往往比正常组织高，而脂肪含量则相对较低。这种变化使得水脂化学位移成像可以提升肿瘤的可视化程度，同时可以详细描绘出肿瘤的大小、边界，以及内部结构和周围组织的关系。此外，在肝脏疾病的诊断中，水脂化学位移成像能为肝脏内的脂肪分布和含量提供定量评估手段，这对于诊断和评估脂肪肝、肝纤维化、非酒精性脂肪性肝病和肝硬化等疾病具有重要价值。此外，水脂化学位移成像在儿科影像学中也具有广泛的应用。例如，医生可以利用它来观察儿童的正常生长发育，包括骨骼和大脑的发育情况；在儿童脊柱畸形等特殊疾病中，水脂化学位移成像可以提供清晰的骨骼和软组织图像，从而进行准确诊断。

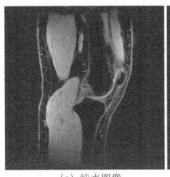

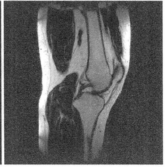

（a）纯水图像　　　　　　　　　　（b）纯脂肪图像

图 7-3　膝关节水脂化学位移成像结果

随着技术的进步，水脂化学位移成像在更多的领域得到应用。例如，通过计算心肌中的脂肪含量，可以评估心肌病变和心脏病的进展；在乳腺癌的筛查和诊断中，水脂分布的变化用于确定病变的性质。总体来说，水脂化学位移成像为临床医生提供了一个强大的工具，他们能够在各种不同的临床场景中获取清晰且有区分度的图像，从而大大提高疾病的诊断准确率。

第二节 磁共振波谱成像

以不同物质的化学位移存在差异为基础，磁共振波谱（magnetic resonance spectroscopy，MRS）成像得以发展形成，它显示了生物组织中不同分子的存在及浓度，提供了生物组织重要的代谢信息。MRS 成像对主磁场的均匀性和场强有较高的要求，并且需要采用特殊的采集序列与合适的信号处理软件，这在早期对其在低场强磁共振成像系统上的应用带来了限制。随着技术的不断进步，磁共振成像系统的性能逐步提升，MRS 成像在医学领域的应用范围也得以扩展。如今，使用 MRS 成像研究活体组织内的代谢物水平已经较为普遍，并且此技术能够揭示正常和病理状态下组织代谢物水平的差异，为疾病的诊断和鉴别提供了重要信息。本节主要介绍以化学位移为理论基础的 MRS 成像技术的基本原理、谱采集方法、谱数据处理方法、常见的可探测代谢物以及 MRS 成像的应用现状及展望。

一、MRS 成像基本原理

MRS 成像是一种基于化学位移的磁共振技术，它与传统的磁共振成像在原理上有相同之处，两者均利用拉莫尔方程决定的进动频率，但两者也存在明显差异。传统的磁共振成像通常产生具有解剖结构信息的图像，通过施加频率编码、相位编码和层选梯度场，实现信号与组织结构之间的关联，并通过参数调整来改变每个体素对应的信号强度。而 MRS 成像提供的是具有代谢化学信息的图像，在信号读取阶段不施加频率编码或读出梯度，波谱成像得到的信号频率差异完全取决于代谢物的化学位移。由化学位移引起的共振频率变化虽微小，却反映了物质的深层化学信息。MRS 成像对主磁场场强 B_0 的均匀度极高，B_0 场不均匀时，MRS 谱线会发生加宽，导致无法区分同种原子核在不同化学基团中的共振峰，以致化学位移中的信息被掩盖。此外，在波谱成像过程中，为了突出每种代谢物的含量，需要尽可能减少参数对信号弛豫的影响。

化学位移的不同导致不同代谢物中共振氢质子具有不同的拉莫尔进动频率，化学位移在谱图中表现为不同的谱线或谱线组，每一条（组）谱线对应特定的代谢产物。可通过对波谱中不同位移点的谱线进行分析，推断出相应代谢物的含量或变化。将一份样本放置在均匀的磁场中进行激发，记录下样本的自由感应衰减信号，然后对自由感应衰减信号进行傅里叶变换，所得到的就是磁共振谱，其不同频率下的线条对应着不同的化学位移。图 7-4 展示了乙酸（CH_3COOH）的 ${}^1H$ 波谱。乙酸的—CH_3 基团中的三个质子和—COOH 基团中质子的化学位移是不同的。造成这种差异的微观原因在于氧原子的化学键引导电子远离质子，使得—COOH 基团中的质子相较于 CH_3 基团中的质子受到的屏蔽效应减少。

谱图上的峰对应着不同种类的分子或基团，横轴为共振频率，单位为 ppm，峰的相对位置不受主磁场场强 B_0 的影响。纵轴则对应着在特定频率下接收到的信号强度，在一定条件下峰下面积正比于自旋核数量。以质子谱为例，理想条件下，特定种类分子中指定位置的所有质子在精准的相同频率处共振，并呈现出尖锐且无限窄的 δ 函数形状。然而实际上，由于邻近的质子会产生局部磁场（即偶极场）而微微偏移共振频率，共振峰被拉宽，峰高降低，而峰下面积不受影响，依然与自旋核数量成正比。例如，—CH₃ 峰下的面积是—COOH 峰下面积的 3 倍，反映出—CH₃ 基团中的质子数量是—COOH 基团的 3 倍，这也正是 MRS 能够反映代谢物浓度信息的基本原理。

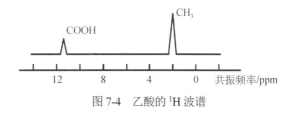

图 7-4　乙酸的 ¹H 波谱

在多数情况下，由于代谢产物的浓度在活体内很低，通过 MRS 成像采集到的信号强度，相较于使用自由水质子进行磁共振成像采集的信号非常微弱。正因如此，在 MRS 成像的研究实验中，为达到可接受的信噪比水平，通常需要反复进行大量的信号采集，并在计算机内存中对获得的数据进行累加处理。因此，即使是采集单一体素的 MRS，通常也需要花费几分钟的时间，因为所获得的数据反映的是采集期间累积得到的信号。

二、活体 MRS 常见的代谢物

在理论上，MRS 有能力测量任何具有自旋的原子核。至于在活体 MRS 测量中，当下常见的原子核类型主要是 ¹H、³¹P、¹³C。通过 ³¹P MRS 可以获取与能量有关的代谢物、细胞内酸碱度（pondus hydrogenii，pH）值、镁离子浓度以及反应通量的信息。而 ¹³C MRS 提供了一个在体内无创性地研究重要代谢途径通量的可能性，如三羧酸循环。大部分代谢物含有氢质子，因此氢磁共振波谱（¹H MRS）的应用范围非常广，能检测许多重要的代谢物，如 N-乙酰天冬氨酸（N-acetyl-L-aspartic acid，NAA）、磷酸肌酸（phosphocreatine，PCr）和肌酸（creatine，Cr）、含胆碱化合物（choline，Cho）、乳酸、谷氨酸（glutamic acid，Glu）和脂类等，这些在人脑中都可以检测到，如图 7-5 所示。

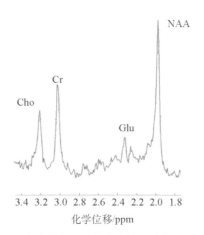

图 7-5　人脑前额区一体素中的四种典型 ¹H 波谱

在健康的脑组织内，¹H MRS 的最高峰就是 NAA，位于大约 2.01ppm 的位置，它被视为神经元功能完整性的标志物（Kalra and Arnold，2004），作为神经元的独有之物，其浓度直接反映神经元的功能状态。在与神经元相关的许多病理过程中，其浓度会明显下降，而降低的程度反映了神经元的损伤情况。在高场强情况下，NAA 的共振峰可以分离出 N-乙酰天冬氨酰谷氨酸（NAAG），有时人们会计算它们的总含量。

Cr 一般对应的是正常脑组织 ^{1}H MRS 的第二高峰（Rackayova et al.，2017），位于 3.02ppm 左右，在 3.92ppm 左右可见一个 PCr 附加峰，有时使用两者相加的总含量。健康状态下 Cr 浓度比较固定，常用作其他代谢物信号强度的参照物，是能量代谢的提示物，在低代谢状态下浓度增加，在高代谢状态下浓度减小。

Cho 通常对应的是正常脑组织中 ^{1}H MRS 中的第三高峰，其位置大约在 3.20ppm 处，被认作是细胞膜活动的标志物（Xu et al.，2016）。当细胞密度增加时，如在恶性程度较高的肿瘤中，Cho 与 Cr 的比值会明显增加。

乳酸在正常脑组织中几乎检测不到，位于 1.33ppm 左右，其受到 J 耦合效应，即相邻原子核通过化学键（电子云）相互作用的影响而呈现双峰状态（Feng et al.，2022）。由于正常的脑组织进行的是有氧代谢，以三羧酸循环为主要的能量代谢途径，所以通常检测不到乳酸峰。乳酸峰的出现则表明细胞内的有氧呼吸受到抑制，糖的发酵过程逐渐增强。在脑肿瘤中，乳酸峰的出现往往意味着肿瘤的恶性程度较高，这种情况在胶质母细胞瘤中较为常见。另外，乳酸还可能聚积在无代谢的囊肿和坏死区域。

谷氨酸（Glu）和谷氨酰胺（glutamine，Gln）位于 2.1～2.4ppm 和 3.75ppm 左右（Ramadan et al.，2013）。Glu 是一种兴奋性神经递质，在线粒体代谢中有重要功能。Gln 作为一种重要的神经代谢物，参与了神经递质的清除和调控过程。在脑组织缺氧或缺血以及肝性脑病的状态下，Gln 的含量会有所增加。

肌醇主要位于 3.56ppm 的位置（Bonavita et al.，1999），作为激素敏感神经受体的产物，肌醇同样也是磷脂酰肌醇和二磷酸磷脂酰肌醇的前驱物质，被广泛认为是胶质细胞的标志物。肌醇浓度上升反映出病灶内胶质细胞的增生；而浓度下降则与高渗透现象有密切联系。此外，肌醇与肌酸（Cr）含量的比值能为肿瘤分级提供有用信息，通常良性脑肿瘤的这一比值要高于恶性脑肿瘤。

^{1}H MRS 在其他部位也有诸多广泛的应用。例如，在骨骼肌中 ^{1}H MRS 是唯一能检测细胞外和细胞内脂质之间区别的技术，其中，细胞内脂质的组成和含量与肌肉对胰岛素的敏感性有直接的关系。另外，在前列腺中可以检测出位于 2.6～2.7ppm 的柠檬酸盐，它在前列腺的氢谱中占主导地位，柠檬酸盐的水平与前列腺癌呈现关联性，前列腺癌患者中胆碱与肌酸相对于柠檬酸盐的比值明显高于前列腺肥大的患者。

三、谱采集和数据处理方法

（一）谱采集和测量方法

标准的单体素采集与测量流程是一项准确而有序的过程：首先采集定位图像，以精准确定体素的位置；接下来，通过获取的水分子信号来设定中心频率；后续步骤包括匀场处理，通常使用梯度回波图中的相位来测定场强的空间分布，实现匀场线圈内的电流迭代调整，使各个部位的场强达到均匀。对于高场强（3T 及以上）磁体的操作，鉴于匀场线圈的数量较多，可以进行更高阶次的精确校正。以西门子 3T Prisma 设备为例的手动匀场操作方法详见第十二章第五节。接下来，需要重新设定中心频率，通常位置在水峰和 NAA 峰之间。在完成上述仔细设定和微调之后，将先后收集一套不压水的谱线和一套压过水的代谢物谱线。

由于 MRS 成像对信噪比和磁场均匀度有较高的要求，在采集过程中需要注意几个关键因素。首先，务必详细解读预扫描中的线宽和水抑制水平：波谱预扫描与常规预扫描类似，可以寻找中心频率、计算发射增益以及信号接收增益。在波谱预扫描中，还需计算线宽和水抑制水平这两个参考值。线宽反映了主磁场的均匀程度，而波谱成像过程中的水抑制水平也是至关重要的，因为与水相比，各种代谢物的浓度极低，通常水的含量是这些代谢物的上千倍，如果水抑制不彻底，残留的水信号将会干扰代谢物峰值的检测。此外，精准定位和合理使用饱和带是成功扫描波谱的关键因素。波谱成像对磁场均匀度有严格的要求，这客观上要求在进行波谱扫描时进行精准定位。最后，信噪比与体素大小呈线性关系：为了降低噪声的干扰，优先选择尽量大的波谱体素（空间分辨率降低）。

为了使信号产生于期望的空间体积内，需要进行精确的空间定位（具体操作见第十二章第五节）。然而，由于梯度场的快速切换调整，生成的涡流可能会破坏磁场的均匀性，从而阻碍干扰波谱数据的采集。为了保证在均匀场环境下进行 MRS 信号的采集，现代临床共振系统中常使用单体素空间定位技术，最常用的单体素 MRS 序列包括点解析谱（point-resolved spectroscopy，PRESS）技术、激励回波采集模式（STEAM）。单体素磁共振波谱技术以与三个正交面相交区域为目标确定感兴趣体素。执行这一操作需要顺序施加三个选择性激发脉冲。当脉冲频率与梯度场配合适当时，就可以在 x、y 和 z 方向上激发特定层面，体素的定位过程如图 7-6 所示，作为 MRS 获得信号的来源。

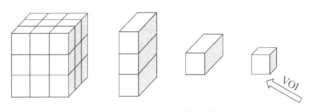

图 7-6　厚层选择性定位
顺序射频脉冲激发正交层厚定义一个感兴趣体素（voxel of interest，VOI）

在层选梯度存在的情况下，各厚层可以被空间选择性射频脉冲激发。这些射频脉冲采用了一个由 90°→180°→90° 的程度顺序进行激发，并配合三个正交层选梯度进行选择，如图 7-7 所示。这个过程会忽略前两个脉冲——90° 和 180° 所产生的第一自旋回波，只对由三个平面相交得到的第二自旋回波进行接收和采样。PRESS 是使用最广泛的单体素波谱技术，然而对于 PRESS，回波时间（TE）不能设置得过短，选择脉冲的时间越长，等待涡流在梯度切换后衰减所需的时间越长。因此，信号的 T_2 衰减是显而易见的，这使得 PRESS 技术不适合用于测量具有短 T_2 时间的代谢物。

与磁共振成像中的自旋回波序列相比，PRESS 在采集回波信号时并没有使用读出梯度（频率编码梯度），因此它们的自旋回波信号是由单纯的 180° 重聚脉冲产生的。

为了实现较短 T_2 值物质的波谱测量，可以将图 7-7 中的 180° 射频脉冲分解成两个间隔一定时间的 90° 射频脉冲。其中第一个 90° 射频脉冲搭配 G_y 梯度，第二个 90° 射频脉冲搭配 G_z 梯度，以有效地实现单个体素的选择。如图 7-8 所示，由于没有使用 180° 射频脉冲，两个 90° 射频脉冲之间的特定间隔可能导致获得的回波信号损失，但这样可以获得较短 TE 的波谱。这种单体素波谱技术称为激励回波采集模式（STEAM），这种技术提供了一种有效测量较短 T_2 值物质波谱的方式。

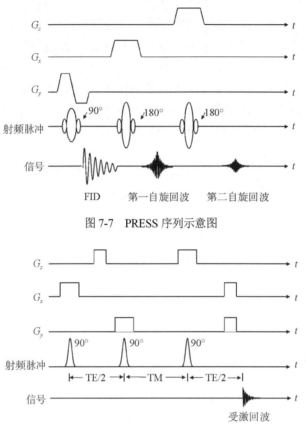

图 7-7　PRESS 序列示意图

图 7-8　STEAM 序列示意图

激励回波受到两方面的影响：①第一个射频脉冲作用期间的横向弛豫影响；②第二、三脉冲之间时段（TM）的纵向弛豫影响。如果 TE 和 TM 相对于组织的弛豫时间足够短，且每个脉冲都是理想的 90°脉冲，那么激励回波的最大信号将是 PRESS 理论最大信号的 50%。由于 STEAM 以回波方式工作，对于观察 T_2 值过短的核（如 ^{31}P），其适用性不佳。一般而言，^{1}H 的 T_2 值远大于 ^{31}P 的 T_2 值。因此，STEAM 技术主要应用于 ^{1}H 的定位 MRS 成像中。

与 PRESS 序列相比，STEAM 序列的信噪比较低。然而，由于其能够实现短 TE 的波谱成像，STEAM 在临床上仍然被广泛使用。需要注意的是，由于其信噪比相对较低，此技术更适合于在高场强的磁共振成像系统中使用。在 TE 相同的情况下，STEAM 引起的 J 耦合只有 PRESS 方法的一半。在高分辨 MRS 的短 TE 研究中，STEAM 提升了对同核自旋耦合共振信号的检测灵敏度，适合于强耦合系统的研究。此外，STEAM 的一个显著优点是其对水信号的抑制效应更彻底，实现了水信号的全面抑制，这是其非常重要的优势。

（二）数据处理方法

执行谱分析前需要一系列的预处理步骤，这些步骤对获取优质频谱数据至关重要。这些预处理过程通常由设备自动进行，一般分为时域信号处理和频域信号处理两种。

1. 时域信号处理

时域信号处理发生在执行傅里叶变换之前。第一个关键步骤是零填充，它可以在数据采集结束后向信号中填充零值，从而提高频谱的名义分辨率以更细致地描述信号，这对谱线评估具有重要意义。接下来，需要应用一种称为"apodization"的数字滤波器。这种滤波器在信号的模数转换后施加，通过将信号乘以递减的指数函数（如洛伦兹函数或高斯函数），以改善信号噪声比。

2. 频域信号处理

完成对信号的傅里叶变换后，在频域对其进行处理。此阶段包括的主要操作有：①相位修正，目的是使其频谱仅展现实数部分信息；②基线校正，是为了在计算谱峰下面积时，使所有共振峰的脚部都在同一水平线（基线）上。一般来说，通过比较噪声的中值以及各个共振峰的峰脚来确定基线的位置。

3. 谱分析

谱分析的首要任务是对频谱的质量进行检查。谱质量的评估与众多因素有关，包括水信号是否完全消除、信噪比的高低以及磁场的均匀性等，同时也受到图像配准质量的影响。此外，胆碱和肌酸的峰能否被充分分离也是另一个质量评估标准。获得高质量的频谱后进入分析阶段，主要分为共振峰鉴别和代谢物量化两个步骤：①在已知化学位移的情况下，可以将获得的频谱与参考数据进行对比，进行共振峰的鉴别；②对于代谢物的量化，理论上峰下面积与产生此峰的原子核数目成正比。然而，在实际操作中通常采用两个共振峰下的面积之比，如比较受损区域与健康区域的代谢物，或者评估同一个病理区域中两种代谢物的数量差异。

4. 拟合估计峰面积

通过谱量化物质浓度需要两个步骤，即估计峰面积和失真校正。

用于峰面积估计步骤的模型或软件主要包括 LC 模型、MRUI 软件和 TDFD 拟合。LC 模型是在频域拟合中最为成熟的模型，它能有效处理重叠峰和非规则基线问题。在活体内，谱线由可能出现在谱中的各种代谢物的基组（basis set）构成。在获取各种代谢物浓度的估计过程中，通常会将实际测量得到的脑谱与基组的线性组合进行对比。通过对每个基组的系数进行调整，可以得到最佳的拟合结果。这些最终获得的系数就可以用来计算各种基本代谢物预估的浓度。使用 Cramer-Rao 最小方差界来估计由噪声产生的不确定性。MRUI 软件提供了时域拟合的功能，并配备了涡流伪影校正能力。拟合过程可以按照线性预测模式进行，也可以采取非线性步骤，如 AMARES 算法。TDFD 拟合利用时域数据进行频域拟合，无须依赖基函数。该方法通过将非参数基函数（如实验测得的线形，如 LC 模型）与参数基函数（如解析推导的，如 TDFD 拟合）的线性组合进行比较。此种参数描述更具灵活性，可轻松调整参数。

在处理谱数据时，可能会遇到实部数据和虚部数据并存的情况，需要进行相位校正和涡流失真校正。磁共振谱线由吸收分量和色散分量组成。这个谱数据的实部会以曲线的形式显示在计算机屏幕上，而虚部则被隐藏在硬件驱动器中。为确保实部是纯粹的吸收信号，而虚部是纯粹的色散信号，需要利用另一种线性组合进行相位校正。这样不仅可以获取更精确的基线特性，还能更准确地估算代谢物的浓度。对于游离态的脂肪，也可以将其纳入这些基函数的考虑范围内，以实现更全面和准确的分析。

四、MRS 的应用现状及展望

MRS 具有以非侵入的方式定量检测与跟踪活体大脑中主要生物化学变化的潜力。可以凭借该项技术感知病灶区域的生理变化，如细胞膜病理性改变等，这有助于对疾病病理的深入理解。多种生理过程与疾病的形成和发展密切相关，通过使用 MRS 成像技术，可以对这些过程进行深度研究和理解，进一步推动对疾病机制的认知进程。即使在磁共振成像显示脑部结构正常的情况下，MRS 成像仍能准确揭示代谢异常的迹象。因此，相较于传统的成像技术，MRS 成像能够在疾病早期揭示代谢物的异常变化，对于疾病的早期诊断具有重要意义。

MRS 成像技术在阿尔茨海默病早期诊断中表现出应用潜力，研究发现阿尔茨海默病患者的大脑中 NAA 含量相较于正常人显著下降（Antuono et al.，2001）。此外，MRS 成像在研究亨廷顿舞蹈病时也极具价值，它能够检测出患者纹状体内的 NAA 含量下降，Glu 和 Gln 含量上升，这证实了该疾病是由兴奋引起神经损伤的假设。

MRS 成像技术也被广泛应用于研究颅内感染，尤其是在免疫兴奋和免疫抑制患者中。许多研究都显示，人类免疫缺陷病毒（human immunodeficiency virus，HIV）阳性、艾滋病（acquired immunodeficiency syndrome，AIDS）患者的大脑，都存在广泛的代谢变化。在使用传统磁共振成像无法检测到异常情况下，MRS 成像已经能发现在 AIDS 患者中的代谢异常。此外，MRS 成像还能将脑内淋巴瘤与弓形体病区分开来，这两种疾病在传统磁共振成像上往往表现相似，可能共存于一个患者体内，这对于治疗方案的制订具有极大的影响。

MRS 成像技术作为一种非侵入性检查手段，省去了高风险、高昂成本的活检需求。例如，MRS 成像能有效从颅内肿瘤中识别出脑脓肿，能探测到细菌代谢产物，如醋酸盐、琥珀酸盐以及氨基酸共振，进一步揭示了未治疗的化脓性脓肿。在原发性脑膜瘤的研究中（Shino et al.，1999），MRS 成像可以检测到丙氨酸水平的提升，这种改变在临床样本中有着显著的比例，提供了区分良性脑膜瘤（适合保守治疗）和恶性肿瘤（需要早期手术切除）的重要依据。如图 7-9 所示，利用不同方法获取低级别星形细胞瘤患者大脑的 MRS 谱存在差异，不同组织区域的多种代谢物含量具有显著性差异（Zhang et al.，2013）。

在临床实践中，MRS 成像也可以用来研究颞叶癫痫之类的疾病（Chu et al.，2000），它可以用来提炼关于海马趾大小的信息并加以分析，这在结构序列获取的 T_1 测量信息中是难以得到的。对于探测海马趾硬化，MRS 比单独结构像具备更高的灵敏度，当在考虑是否进行手术时，MRS 能有效提高医护人员判断的准确度。

尽管 MRS 在疾病诊断和研究中扮演了重要角色，但它同时也面临着一些颇具挑战性的困难。首要挑战便是其灵敏度较低，这意味着为了可靠地检测到代谢物的变化，其浓度必须达到毫摩尔/升（mmol/L）级别，这一门槛对于临床实践来说相当高。此外，波谱成像对成像区域内磁场的均匀度要求极高，这限制了其在脊髓等特殊部位的应用。同时，椎体内病变也是波谱成像面临的挑战之一，由于该区域有大量黄骨髓，大大限制了波谱成像的可行性。如果病变特别小，成像过程引发的部分容积效应又会让得出的谱线结果难以解读，使得在较小病变上进行波谱成像的意义变得有限。另外，磁共振波谱的结果虽具有诊断、鉴别诊断的价值，但其特异性较弱，某一特定代谢物的出现或相对含量的变化可以作为支持某些诊断和鉴别诊断的线索，但并不能完全作为排除其他病变的依据。最后，MRS 中所采用的不同成像方式和参数选择，都将对最终的谱结果产生影响。因此，在使用 MRS 成像技术时，科研和临床工作者必须深入理解潜在的挑战和局限，以便合理、准确地使用该技术。

MRS 成像技术也在不断改进和发展，其中一些新的技术或技术组合可能会提供更高的生物特异性。例如，扩散加权磁共振波谱（diffusion weighted MRS，DW-MRS）在采集到的每一个体素中都加入了一个扩散加权的预处理步骤（Posse et al.，1993），这样就可以测量代谢物的扩散行为。在缺血期间，因为细胞内表观扩散系数（ADC）变化，可以借助这种代谢物测量来获取更高的生物特异性。此外，磁化转移磁共振波谱（magnetization transfer MRS，MT-MRS）（Helms and Frahm，1999）也被用于研究受限制代谢物的存在。在短 TE 谱中，肌酸信号在偏离共振饱和条件下降低了约 13%，这表明可见的肌酸正在与受限肌酸池进行交换，而其他四个代谢物却不受影响。在实施活体波谱的过程中，对水的抑制可能会减少与水交换的代谢物的信号强度，但 MacMillan 等（2011）通过非水抑制代谢物质子谱进行反向转移实验，对这些可交换的共振进行了深入研究，从而获取了水峰下游最突出峰的交换率以及弛豫时间 T_1 的详细数据。最后，利用多线圈技术，MRS 的采集时间得以明显缩短，或者可以选择使用较长的 TR 以降低 T_1 损失。另外，通过改进头皮脂肪饱和效果，能够采样到更多的皮层区域，从而为波谱多体素采样提供了更大的可能性。这都是对 MRS 技术的重要改进和丰富应用。

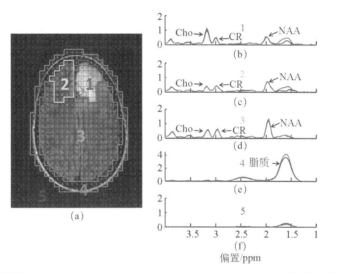

图 7-9　线性代数建模方法（spectroscopy with linear algebraic modeling，SLAM）与化学位移成像方法（CSI）
获取的低级别星形细胞瘤患者脑 MRS 比较（Zhang et al.，2013）：（a）患者大脑的网格图像，
分割为 5 个区室，即 1 肿瘤、2 对侧脑、3 "大脑的其余部分"、4 头皮、5 背景；
（b）～（f）对应区域的 CSI 谱（蓝色）和 SLAM 谱（红色）

第三节　磁共振化学交换饱和转移成像

化学交换饱和转移（chemical exchange saturation transfer，CEST）成像是一种源于磁化转移（magnetization transfer，MT）成像的磁共振分子成像技术。区别于 MT 常用 RF 来饱和半固态大分子（不可移动的蛋白质、膜和髓磷脂）中的质子，CEST 常使用 RF 饱和可移动蛋白质、多肽中的质子，半固态大分子质子与自由水质子的共振频率认为是大体相同的，只是两者弛豫参数存在差异，而 CEST 饱和的质子的共振频率与自由水共振频率存在差异，MT 依赖于化学交换和交叉弛豫两种机制，而 CEST 仅依赖于化学交换。本节主要介绍 CEST 成像的基本原理、双池模型理论、成像序列、定量分析方法、多种成像类型及应用。

一、化学交换饱和转移成像基本原理

图 7-10 展示了化学交换饱和转移成像的基本原理。如图 7-10（a）所示，生物体内可交换溶质（solute）质子（s）（如酰胺质子）与周围环境中的水质子（w）在不同的频率上共振，两者存在交换过程，即质子从溶质转移到溶剂再返回。当使用射频脉冲选择性地饱和溶质质子时，这种饱和作用通过交换过程转移到周围的自由水中，使得水信号也会产生轻微饱和而衰减。通常情况下，由于溶质质子的浓度（μmol/L 到 mmol/L）远低于水质子的浓度（约 110mol/L），单一的饱和转移对于水信号的影响不足以观察得到。但是，当这种溶质质子具有足够快的与水质子的交换速率 k_{sw}（通常在几十到几百赫兹），同时水的纵向弛豫时间（T_1）足够长时，增长射频饱和时间（t_{sat}）会使得饱和效应显著增强，最终水信号的饱和衰减变得可见[图 7-10（b）]，而这种衰减程度远超过溶质质子的浓度，使得低浓度的溶质被间接成像。在使用射频脉冲对溶质质子进行选择性饱和的同时，因为偏共振激发效应的存在，射频脉冲会使得自由水质子的磁化矢量 z 轴分量下降，这种效应称为直接水饱和（direct water saturation，DS）。

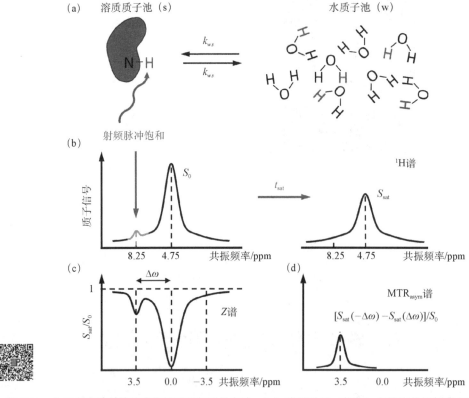

图 7-10　化学交换饱和转移成像的原理与测量方法：（a）溶质质子（蓝色）在特定共振频率下被射频脉冲所饱和（这里酰胺质子为 8.25ppm），这种饱和以 k_{sw} 的交换速率转移到水中（4.75ppm），未饱和的质子（黑色）返回。（b）经过一段时间（t_{sat}），这种效应在水信号（右）上变得可见。（c）测量归一化水饱和度（$Z=S_{sat}/S_0$）作为饱和频率的函数，获得化学交换饱和转移数据的 Z 谱。当以 4.75ppm 饱和水质子时，信号由于直接水饱和而消失。为了简化分析，水的共振频率在化学交换饱和转移成像中被分配为 0ppm，酰胺质子的共振频率为 3.5ppm。在较短的饱和时间内，只有这种直接饱和是明显的。在较长时间的 t_{sat} 中，化学交换饱和转移效应在低浓度可交换溶质质子的频率下变得可见。（d）磁化转移比（MTR=1$-S_{sat}/S_0$）不对称分析方法，可以消除 Z 谱中直接饱和的影响

二、化学交换饱和转移双池模型理论

化学交换过程使得描述自旋交换系统的布洛赫方程需要增加化学交换项来修正后进行描述，修正后的方程称为 Bloch-McConnell 方程（McConnell，1958）。以最简单的两池（two pool）模型为例，低浓度的溶质质子池和高浓度的水质子之间交换动态过程可以用图 7-11 来描述（Sun et al.，2005；Zhou et al.，2004），一个是小的溶质质子池（s 池），另一个是大的自由水质子池（w 池）。定义水质子的共振频率为 $\omega_0 = \gamma B_0$，其中 γ 为核旋磁比，B_0 是主磁场场强；另外，$\omega_1 = \gamma B_1$，其中 B_1 是施加的射频脉冲强度。假设射频脉冲施加在旋转坐标系的 x 轴方向，那么 Bloch-McConnell 方程可以写为

$$\frac{\mathrm{d}M_{xs}}{\mathrm{d}t} = -\Delta\omega_s M_{ys} - R_{2s}M_{xs} - k_{sw}M_{xs} + k_{ws}M_{xw}$$

$$\frac{\mathrm{d}M_{ys}}{\mathrm{d}t} = \Delta\omega_s M_{xs} + \omega_1 M_{zs} - R_{2s}M_{ys} - k_{sw}M_{ys} + k_{ws}M_{yw}$$

$$\frac{\mathrm{d}M_{zs}}{\mathrm{d}t} = -\omega_1 M_{ys} - R_{1s}(M_{zs} - M_{0s}) - k_{sw}M_{zs} + k_{ws}M_{zw}$$

$$\frac{\mathrm{d}M_{xw}}{\mathrm{d}t} = -\Delta\omega_w M_{yw} - R_{2w}M_{xw} + k_{sw}M_{xs} - k_{ws}M_{xw} \qquad (7\text{-}3)$$

$$\frac{\mathrm{d}M_{yw}}{\mathrm{d}t} = \Delta\omega_w M_{xw} + \omega_1 M_{zw} - R_{2w}M_{yw} + k_{sw}M_{ys} - k_{ws}M_{yw}$$

$$\frac{\mathrm{d}M_{zw}}{\mathrm{d}t} = -\omega_1 M_{yw} - R_{1w}(M_{zw} - M_{0w}) + k_{sw}M_{zs} - k_{ws}M_{zw}$$

其中，$\Delta\omega_s$ 为溶质质子共振频率与饱和脉冲频率之差；$\Delta\omega_w$ 为自由水质子共振频率与饱和脉冲频率之差；M_x、M_y、M_z 分别为 x、y、z 方向的磁化矢量分量；M_0 为平衡状态时的磁化矢量 z 轴分量；R_1、R_2 分别为纵向弛豫率和横向弛豫率；下标 s 代表溶质质子池，w 代表自由水质子池；k_{sw} 为溶质质子向自由水池转移的速率；k_{ws} 为自由水质子向溶质池转移的速率。

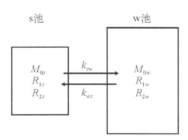

图 7-11　两池交换模型

当一个 CEST 系统中有多个可交换质子基团时，两池模型不够用，需要推广到三池（Woessner et al.，2005）、四池（Zu et al.，2013；Li et al.，2008）甚至更多池模型（Sun，2010），这里不进行更多的描述。

三、化学交换饱和转移成像序列

本节主要介绍化学交换饱和转移成像信号的获取方式，即成像序列，以及常用的图像采集方案。化学交换饱和转移成像序列主要包括两个部分，即饱和模块和读出模块。其中饱和模块

用于对溶质质子池产生特定偏置频率的饱和以产生 CEST 对比度，读出模块将此对比度下的信号进行采集。

（一）不同饱和模块的 CEST 成像序列

在理想状态下，CEST 图像采集会使用一个特定频率的长连续波对特定的溶质质子池进行饱和以建立交换稳态，随后使用读出模块读取信号[图 7-12（a）]，对获取的信号进行后处理以量化 CEST 效应。这种序列因容易实现和方便分析在动物研究中得到广泛使用，但是由于硬件条件（如射频放大器的占空比、脉冲时间长度等）和 SAR 的限制，在向临床转化的过程中存在许多问题。为了缓解这些因素的限制，多种替代性的饱和方案被提出。根据饱和方案的不同，CEST 成像序列可以分为脉冲串（pulse-train）饱和序列[图 7-12（b）]、脉冲稳态（pulsed steady-state）序列[图 7-12（c）]以及不均匀分段（unevenly segmented）饱和序列[图 7-12（d）]（Zhang et al.，2023c）。

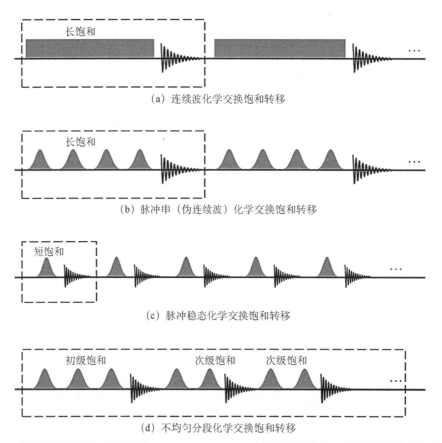

图 7-12　CEST 成像的四种不同饱和方案（Zhang et al.，2023c）：（a）连续波饱和在数据采集前使用一个较长的连续波饱和脉冲模块；（b）脉冲串或伪连续波饱和在数据采集前使用连续的不同波形的射频脉冲进行饱和；（c）脉冲稳态饱和通过多次重复由持续时间很短的饱和模块和数据读出模块构成的单元来实现；（d）不均匀分段饱和采用一个初级长饱和模块和多个二级短饱和模块（虚线部分代表一个单元序列构建块）

脉冲串（pulse-train）饱和序列是目前使用最多的饱和方案，它通过施加一连串的饱和脉冲来建立交换稳态。由于各个脉冲之间存在很短的时间间隔，脉冲串序列的饱和占空比可以接近 100%，因此也称为伪连续波饱和序列。尽管如此，由于硬件条件的限制，这个时间一般很难持续 2~3s。为了保证高占空比同时实现长时间饱和，研究者提出了一种称为时间交错并行射频激发（pTX）的方法（Keupp et al., 2011）。这种方法通过在两个射频通道（每个通道的占空比为 50%）之间交替使用饱和脉冲，在临床扫描仪上可以实现综合的 100%饱和占空比和任意长的饱和持续时间。

脉冲稳态（pulsed steady-state）序列避免了直接使用连续或伪连续波引起的饱和模块时间很长的问题。这种序列将一个持续时间很短的饱和脉冲模块和一个图像读出模块构成一个单元序列构建块，通过多次重复这个单元来建立起交换稳态。这种饱和方案一定程度上降低了弛豫作用引起信号衰减的影响，保证了良好的图像信噪比。

不均匀分段（unevenly segmented）饱和序列采用的是前两种饱和方案的混合形式，它包括一个持续时间比较长的初级饱和模块和多个持续时间较短的二级饱和模块。在具体实验过程中，在每个偏置频率处，先使用一个较长的初级饱和模块，然后在每个快速读出模块后使用一个较短的二级饱和模块，以恢复 T_1 弛豫造成的对比度损失。

（二）不同读出模块的 CEST 成像序列

除饱和模块，读出模块也是 CEST 成像序列不可或缺的部分。为了提高 CEST 图像质量，同时加快图像采集速度，多种读出模式在 CEST 成像领域得到应用，如平面回波成像（EPI）、快速自旋回波（FSE）、快速梯度自旋回波（GRASE）、梯度回波（GRE）以及不同翻转角演变的优化 FSE（SPACE）等序列。早期的活体研究使用 EPI 读出序列在大鼠模型上获取了 pH 和 CEST 对比度（Zhou et al., 2003b）。但是，EPI 读出存在受磁化率影响导致图像失真以及脂肪伪影的问题，这些因素严重影响了 CEST 图像的质量。相比之下，FSE 读出受到这两种因素的影响更小，是目前临床研究中二维 CEST 成像最常用的读出方式。GRASE 读出是 EPI 读出和 FSE 读出的混合形式，它将两种读出模块的优点相结合，在保证图像质量的同时还具有较高的采集效率，在三维成像中具有一定的优势。此外，在三维成像中，GRE 读出和 SPACE 读出相比 FSE 读出具有更快的采集速度，凭借这一优势它们在许多研究中得到应用。上述几种不同的 CEST 成像序列读出模式如图 7-13 所示。

（三）CEST 成像饱和偏置方案

一般来说，CEST 对比度的产生通常需要在采集时获取多个饱和偏置频率下的图像，使用饱和后水质子信号（S_{sat}）与未饱和水质子信号（S_0）的归一化与饱和功率的函数曲线来描述[图 7-10（c）]，这条曲线称为 Z 谱或 CEST 谱。最常见的采集方案是采集一个完整的 Z 谱，通常在水峰偏离±6ppm 范围内以 0.5ppm 的间隔采集一个标准的 Z 谱。为了提高采集效率，缩短采集时间，以酰胺质子转移成像（APT）为例，另一种采集 APT 图像的方案是在±3.5ppm 处分别采集一幅图像[图 7-14（a）]，由于 APT 成像信噪比低，一般需要多次采集。此外，考虑到低主磁场场强 B_0 不均匀性的影响，6 个偏置频率的采集方案（±3ppm、±3.5ppm、±4ppm）也用于采集 APT 图像[图 7-14（b）]。

四、化学交换饱和转移成像定量分析方法

（一）CEST 图像 B_0 场不均匀性校正

对于采集得到的 CEST 图像进行定量分析之前，需要对图像 B_0 场不均匀性进行校正，抑制其产生的额外信号贡献。以标准 Z 谱采集方案为例，采集得到的 CEST 信号用未饱和

的 S_0 进行归一化，使用一个多项式对每个像素拟合采集的所有偏置，找到信号最低的频率点，即 Z 谱的中心点来计算 B_0 场不均匀性，来校正 B_0 不均匀性，这种方法称为 CEST 数据自校正法。

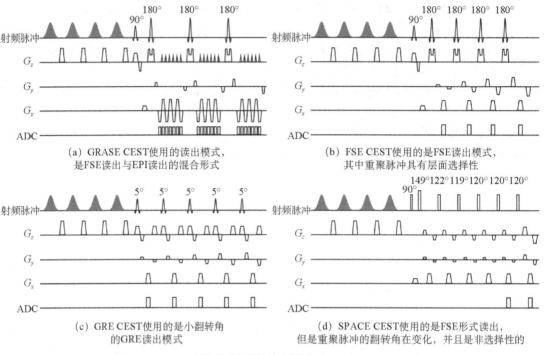

(a) GRASE CEST使用的读出模式，
是FSE读出与EPI读出的混合形式

(b) FSE CEST使用的是FSE读出模式，
其中重聚脉冲具有层面选择性

(c) GRE CEST使用的是小翻转角
的GRE读出模式

(d) SPACE CEST使用的是FSE形式读出，
但是重聚脉冲的翻转角在变化，并且是非选择性的

图 7-13　CEST 成像序列常用的读出模式（Zhang et al.，2023c）

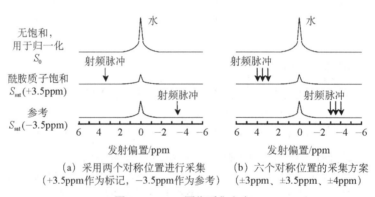

(a) 采用两个对称位置进行采集
（+3.5ppm作为标记，−3.5ppm作为参考）

(b) 六个对称位置的采集方案
（±3ppm、±3.5ppm、±4ppm）

图 7-14　APT 图像采集方案

为了更好地校正 B_0 场不均匀性，研究人员提出了利用额外的水饱和位移参考（water saturation shift referencing，WASSR）法来获得 B_0 场不均匀性图（Kim et al., 2009）。这种方法通过采用低饱和功率、脉冲时间较短的饱和脉冲在较窄的频率范围内采集 Z 谱，这种情况下的 Z 谱几乎不受 MT、CEST 效应的影响，只受直接水饱和（DS）的影响，便于 Z 谱中心的定位，可以更加准确地计算 B_0 场不均匀性图。但是额外的 WASSR 采集通常需要耗时 1～2min，增加了总的采集时间。

为了缩短采集时间，避免 WASSR 的采集，也可以通过双梯度回波法进行 B_0 场不均匀性的计算。这种方法在 TE_1、TE_2 这两个回波时间分别采集回波，利用它们之间的相位差、回波时间差和 B_0 场空间不均匀性的关系进行校正：

$$\Delta B_0 = \frac{\Delta \Phi}{\gamma \cdot \Delta TE} = \frac{\Phi_{TE_2} - \Phi_{TE_1}}{\gamma \cdot (TE_2 - TE_1)} \tag{7-4}$$

其中，Φ_{TE_1}、Φ_{TE_2} 分别为回波时间 TE_1、TE_2 采集的相位图；γ 为旋磁比。双梯度回波序列的采集时间远低于 WASSR 序列，通常耗时几秒钟。

（二）磁化转移比关于水频不对称性分析

在完成 B_0 场不均匀性校正之后可进行 CEST 效应的定量分析，可与磁化转移（MT）成像进行类比。MT 成像定量测量的目标是磁化转移比（MTR），定义为

$$MTR = \frac{M_0 - M_s}{M_0} = \left(1 - \frac{M_s}{M_0}\right) \times 100\% \tag{7-5}$$

其中，M_0 是饱和转移前自由水质子的磁化强度；M_s 是饱和转移后自由水质子的磁化强度。若存在饱和转移，则 $M_s < M_0$，极限情况下 $M_s=0$，MTR=100%。若没有饱和转移，则 $M_s=M_0$，MTR=0，因此 MTR 是一个衡量饱和转移程度的量。

而在 CEST 成像中，由于 DS 效应引起的 Z 谱关于水质子的共振频率（0ppm）对称，这使得 DS 效应在使用 MTR 对 CEST 效应进行定量时存在干扰。一种称为磁化转移比关于水频不对称性分析（van Zijl and Yadav，2011）的方法被提出用于定量 CEST 效应[图 7-10（d）]。根据式（7-5）定义的磁化转移比 $MTR=1-S_{sat}/S_0$，MTR 不对称性分析可以表示为

$$MTR_{asym}(\Delta\omega) = MTR(-\Delta\omega) - MTR(\Delta\omega) = \frac{S_{sat}(-\Delta\omega) - S_{sat}(\Delta\omega)}{S_0} \tag{7-6}$$

其中，$\Delta\omega$ 是饱和脉冲频率与水共振频率之差。另外，公式分母部分也可以用 $S_{sat}(-\Delta\omega)$ 代替，使用对侧信号进行归一化，其主要是部分校正 DS 效应以及 MT 效应的影响：

$$MTR_{asym}(\Delta\omega) = \frac{S_{sat}(-\Delta\omega) - S_{sat}(\Delta\omega)}{S_{sat}(-\Delta\omega)} \tag{7-7}$$

以 APT 成像为例，与游离蛋白质有关的 APT 效应，常使用酰胺质子饱和转移比（APTR）。基于一个简单的两池交换模型，酰胺质子饱和转移比可以描述为（Zhou et al.，2004）：

$$APTR = \frac{f_a k_{sw} \alpha}{f_w R_{1w}} (1 - e^{-R_{1w} t_{sat}}) \tag{7-8}$$

其中，f_a 为酰胺质子浓度；f_w 为组织水质子浓度（约 110mmol/L）；k_{sw} 为酰胺质子池向自由水质子池转移的速率；R_{1w} 为水的纵向弛豫率；t_{sat} 为饱和时间；α 为饱和效率。研究发现，酰胺质子饱和转移比 APTR 与 MTR_{asym} 满足以下关系：

$$MTR_{asym}(3.5ppm) = \left[S_{sat}(-3.5ppm) - S_{sat}(3.5ppm)\right]/S_0$$

$$\approx APTR + MTR'_{asym}(3.5ppm) \tag{7-9}$$

这个公式说明，组织中测量的 APT 成像信号 MTR_{asym}（3.5ppm）包括两个部分：一个是酰胺质子饱和转移比 APTR；另一个是传统 MTR 不对称性保留的残余量 MTR'_{asym}（3.5ppm），这包括了传统 MT 效应存在的固有不对称性以及核自旋相互作用产生的核欧沃豪斯效应

（nuclear Overhauser effect，NOE）（Hua et al.，2007）。也就是说，APT 成像测量的信号被 MTR'_{asym}（3.5ppm）污染，因此 MTR_{asym}（3.5ppm）也称为酰胺质子转移加权（APT-weighed，APTw）图像。

（三）非 MTR_{asym} 分析指标

尽管 MTR_{asym} 是 CEST 定量分析中最常用的指标，但它存在一个固有的缺陷：MTR_{asym} 不等于质子转移增强（proton transfer enhancement，PTE），同时 MTR_{asym} 与溶质质子浓度和交换速率不是线性依赖关系。随着 CEST 理论框架的进一步发展，一个新的用于 CEST 定量的分析指标 MTR_{Rex} 被提出（Zaiss and Bachert，2013）。简单来说，利用自旋锁（spin-lock）的理论分析 CEST 对比度，则 Z 谱中每一个偏置的数据可以表达为

$$Z(\Delta\omega) = \frac{M_s}{M_0} = \cos^2\theta \frac{R_{1w}}{R_{1\rho}} \qquad (7\text{-}10)$$

其中，$R_{1\rho}$ 是在施加一个饱和脉冲之后在旋转坐标系下水的纵向弛豫率，定义 $R_{1\rho}=R_{eff}+R_{ex}$，R_{ex} 和 R_{eff} 分别为在旋转坐标系中水池对交换依赖和对交换不依赖的弛豫率。

假设溶质质子池的浓度很小且有着相对较大的化学位移，当施加的饱和脉冲足够强使得饱和效率接近 1 时，有

$$R_{ex} \approx \alpha f_b k_{ex} \approx f_b k_{ex} \qquad (7\text{-}11)$$

其中，f_b 是溶质质子的相对浓度分数。此时，自由水质子池中与交换过程不相关的 R_{eff} 在对称偏置下相等，有 $R_{eff}(\Delta\omega) - R_{eff}(-\Delta\omega) = 0$。由此，定义一个新的定量分析指标 MTR_{Rex}：

$$MTR_{Rex}(\Delta\omega) = \frac{1}{Z(\Delta\omega)} - \frac{1}{Z(-\Delta\omega)} = \frac{T_1 f_b k_{ex}}{\cos^2\theta} \qquad (7\text{-}12)$$

在此基础上，一个新的定量指标表观交换弛豫（apparent exchange-dependent relaxation，AREX）也定义为 $AREX=MTR_{Rex}/T_1$，当然这里需要实验测量水的纵向弛豫时间。

五、多种类型化学交换饱和转移成像及其应用

自从 CEST 成像在 2000 年被提出后（Ward et al.，2000），体内与病理诊断相关的多种不同化学位移的代谢产物已经被报道可用 CEST 成像进行探测，如蛋白质多肽（Zhou et al.，2003b）、肌酸（Haris et al.，2012）、谷氨酸（Cai et al.，2012）、葡萄糖（Walker-Samuel et al.，2013）、糖原（Adeva-Andany et al.，2016）、糖胺聚糖（Ling et al.，2008）等。

基于蛋白质和多肽中的酰胺基质子与自由水之间的化学交换过程的 APT 成像可以产生对生物组织内 pH 值敏感的磁共振成像对比度，可以用于探测生物体内蛋白质含量及分布、组织内酸碱度等。此外，APT 成像在临床应用中也表现出良好的应用潜力，包括肿瘤（Zhou et al.，2008；Jones et al.，2006；Zhou et al.，2003a）、中风（Sun et al.，2007）、神经系统疾病（Li et al.，2014）等。以中风和脑肿瘤为例，在使用临床 3T 系统对肺癌脑转移患者、中风患者进行 APT 成像的研究中（Zhao et al.，2011），两位患者的传统图像以及 APT 加权图像如图 7-15 所示。可以发现，对于肿瘤患者，APTw 图像中病灶区域相较于正常组织有明显的正对比度；对于中风患者，APTw 图像中病灶区域相较于正常组织有明显的负对比度。

基于检测谷氨酸（glutamate）中的氨基质子与自由水之间的化学交换过程的 CEST 成像，称为 GluCEST。谷氨酸是大脑重要的兴奋性神经递质，其在脑内的浓度高于其他代谢物，这有

助于利用 CEST 成像对其进行检测（Cai et al.，2012）。GluCEST 目前已经成功应用到癫痫疾病中，它可以正确地定位患者的颞叶病灶（Davis et al.，2015）；此外，在脊髓成像中 GluCEST 也可以通过探测谷氨酸的浓度来诊断多发性鳞状病变（Kogan et al.，2013）。

同样，基于检测肌酸（creatine）中的胍基质子与自由水之间的化学交换过程的 CEST 成像，称为 CrCEST。肌酸是人体能量储存和传递的代谢物，在骨骼肌代谢中起到重要作用（Balsom et al.，1994）。由于肌酸中的氨基质子交换速率快，其 CEST 效应可以从其他相关代谢反应的产物（PCr、ATP、ADP）中分离出来，保证了 CrCEST 定量的准确性（Kogan et al.，2014）。针对肌酸的 CrCEST 可以检测运动前后体内肌酸含量变化，促进肌肉能量学的研究，同时可以用于诊断心力衰竭、肾功能衰竭等肌肉代谢疾病（Kogan et al.，2014）。

2007 年，用于检测内源性糖原（glycogen）的 CEST 成像技术被开发，称为 GlycoCEST，并在 4.7T 的磁共振成像系统上检测离体小鼠肝脏的糖原代谢（van Zijl et al.，2007）。在此之后，GlycoCEST 被应用到临床环境，在 3T 系统上监测大鼠和人体肝脏进食 24h 后糖原代谢变化（Chen et al.，2016）。目前 GlycoCEST 主要应用在检测糖原代谢疾病方面。

以检测葡萄糖（glucose）中的羟基质子与自由水的交换过程为目的开发的 CEST 成像技术，称为 GlucoCEST。GlucoCEST 技术被应用于大鼠直肠肿瘤模型，验证了其可以探测活体组织对葡萄糖吸收的作用，发现肿瘤的摄取较于肌肉组织更高（Walker-Samuel et al.，2013）。此外，GlucoCEST 技术也用于为传统钆增强成像提供互补信息（Xu et al.，2015），更好地监测肿瘤状态。

类似地，检测糖胺聚糖（glycosaminoglycans，GAG）中的羟基质子与自由水的交换过程的 CEST 成像技术称为 GagCEST。糖胺聚糖在膝关节和椎间盘等部位起到非常重要的作用，它的缺失是膝关节炎和脊柱骨关节炎的早期标志（Ling et al.，2008）。目前，GagCEST 多用于检测体内糖胺聚糖含量，诊断关节部分的相关疾病。

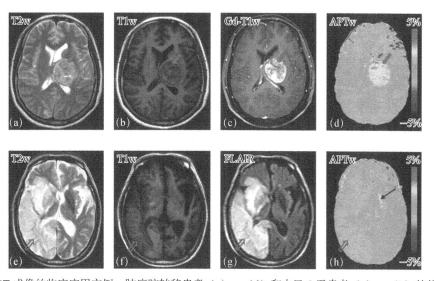

图 7-15　APT 成像的临床应用实例：肺癌脑转移患者（a）～（d）和中风 5 天患者（e）～（h）的传统图像及 APTw 图像（Zhao et al.，2011），APT 成像的饱和功率为 2μT。（a）～（d）中的实箭头指向转移瘤；（e）～（h）中的空箭头指向中风缺血区域；（h）黑色箭头指向的区域是伪影

思 考 题

1. 什么是化学位移？化学位移产生的伪影在磁共振图像中有哪些表现？
2. 利用 MRS 成像技术可以探测哪些常见的生物代谢物？它们都在什么频率位置？
3. MRS 采集最常用的定位序列有哪些？各有什么优势？
4. CEST 与 MRS 成像原理上有什么主要的不同点？思考它们各自的优缺点。
5. CEST 成像序列通常由哪些模块构成？每个模块常用的形式有什么？
6. CEST 效应的定量分析指标有哪些？各有什么特点？

第八章　脑生理功能成像

脑生理功能（cerebral physiology）是反映大脑血液循环与代谢过程以及其与神经活动之间关系的一系列指标的总称。近年来脑生理磁共振成像技术的发展使得该过程的可视化成为可能，国际前沿脑生理成像领域的发展致力于利用无创性成像手段捕捉疾病早期的脑生理功能异常，对临床的筛查诊断和干预起到了重要作用。本章将从灌注成像、脑血管造影、脑氧代谢成像、血脑屏障成像和血管反应性成像等方面探讨新型的脑生理磁共振成像技术。这些新型技术着眼于脑生理功能的各个环节，如灌注成像和血管反应性成像关注上游的血流供给情况，血脑屏障成像反映中游的物质交换，而脑氧代谢成像则着重检测能量消耗水平，它们相辅相成，为脑部血液循环和代谢功能提供了一整套良好的检测手段。同时，这些技术并不局限于脑部生理功能检测，而是对全身各个器官都具有重要的应用价值。

第一节　灌注成像技术

灌注成像是用来检测组织灌注水平的各类技术的总称，近二十年来一直是磁共振的研究热点之一。本节将介绍灌注的基本概念，并探讨基于造影剂的灌注技术和非造影剂的无创灌注技术。

一、灌注的基本概念

灌注（perfusion）是指将血液通过动脉输送至组织中的过程，它能为组织提供所需要的氧气和营养物质，同时帮助组织排出废物。人体的各个器官都存在灌注，如大脑、肾脏、肝脏等都是灌注量较大的器官。适当的灌注是维持器官正常运转的关键，而灌注不足则会导致组织损伤和功能障碍。因此，对灌注的准确测量有助于评估组织的功能状态，对疾病诊断和治疗评估都有着重要意义。

组织的灌注水平可以通过血流量（blood flow）来定量表示，它的单位是 $mL/(100g \cdot min)$，代表单位时间内流入单位质量组织的血液毫升数。当组织活动增加时，产生的代谢物质（如二氧化碳、乳酸等）均可以通过一系列的化学反应链促使血管平滑肌扩张，从而增加血流供给。因此，灌注水平并不是一成不变的，而是随时根据组织的需要而动态变化的过程。

新型磁共振技术的发展使得灌注的检测更加便捷，相较于传统的超声多普勒成像，它具有极高的分辨率；相较于计算机断层扫描灌注（computed tomography perfusion，CTP）成像和正电子发射断层成像（PET），它完全无辐射，也可以免去造影剂的注射。无论是对临床诊断还是脑科学、脑疾病的研究，磁共振灌注成像技术都发挥了重要作用。接下来，我们将根据是否注射造影剂来对两类灌注成像技术进行介绍。

二、基于造影剂的灌注成像

磁共振造影剂，如钆造影剂（gadolinium）等，常被用于血流灌注的检测。当其被注射入人体后，就会随着血液循环进入全身各个器官。钆造影剂会改变局部磁场的强度与分布，因此可以提高图像对比度，并追踪血流灌注过程。基于钆造影剂的灌注成像技术主要有两种：动态磁敏感对比成像和动态对比增强成像。

（一）动态磁敏感对比成像

钆造影剂的顺磁效应会导致局部磁场的分布不均匀，使得体素内不同空间位置的自旋频率不同，造成散相，即缩短了血液的 T_2^*，使得梯度回波成像信号衰减较快；而在自旋回波中，水分子自由扩散的影响也会造成一定的信号损失，因此血液的 T_2 也被造影剂缩短。

动态磁敏感对比（dynamic susceptibility contrast，DSC）成像就是利用钆造影剂对血液 T_2^* 和 T_2 的影响来快速检测血液灌注特性的方法。通常来说，DSC 成像关注的是造影剂第一次通过组织的过程（first pass），并使用快速 T_2^* 或 T_2 加权成像进行动态信号检测，以实现对示踪剂的追踪。一般情况下，对比剂将在注射后 10～30s 内到达组织，并在 5～10s 后离开。想要对该过程进行采样，需要时间分辨率极高的序列进行扫描，因此最常用的快速成像手段是平面回波成像（EPI），它可以在 1～2s 内完成对全脑的扫描（详见第四章第五节），因此非常适合进行快速动态成像。

如图 8-1 所示，造影剂随血流进入组织将表现为信号的降低。通过该信号可以计算出组织横向弛豫的变化 ΔR_2，并与造影剂浓度 $C(t)$ 成正比：

$$C(t) = k\Delta R_2 = -\frac{k}{\text{TE}}\ln\left(\frac{S(t)}{S_0}\right) \tag{8-1}$$

其中，$S(t)$ 为动态组织信号；S_0 为基线信号；TE 为回波时间；k 反映了造影剂影响组织横向弛豫的能力。造影剂浓度与脑血流量（cerebral blood flow，CBF）满足以下关系：

$$C(t) = \text{CBF} \cdot C_a(t) \otimes R(t) \tag{8-2}$$

其中，$C_a(t)$ 为动脉输入函数（arterial input function，AIF），可以通过图像中动脉体素的信号求出；$R(t)$ 反映了组织对血流输入的响应。通过反卷积，可以求出 $\text{CBF} \cdot R(t)$。这里需要注意的是，由于上述公式中 k 值的动态变化、AIF 测量的准确性等因素，DSC 对灌注的检测一般是定性或者半定量的。因此，通常采用病灶区域与正常组织之间 CBF 的比值进行定量，即相对脑血流（relative CBF，rCBF）。

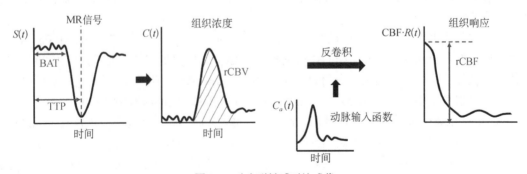

图 8-1　动态磁敏感对比成像

根据 DSC 成像的信号时间曲线可以计算出体素内的造影剂浓度曲线和响应函数，从而得出灌注相关参数根据造影剂浓度的变化曲线也可以得出与灌注相关的其他信息，包括相对血容积（relative cerebral blood volume，CBV）、平均通过时间（mean transit time，MTT）、示踪剂到达组织的时间（bolus arrival time，BAT）、到达峰值的时间（time to peak，TTP）等，这些参数在脑卒中等疾病的诊断中有着重要意义。

（二）动态对比增强成像

与 DSC 成像不同的是，动态对比增强（dynamic contrast enhanced，DCE）成像利用的是钆造影剂对血液 T_1 的缩短效应来进行追踪。T_1 的降低反映在图像上就是信号的增强，通常会先采集一个 T_1 定量图像，再通过快速 T_1 加权成像（如梯度回波成像等）采集注射造影剂前后的信号，将该信号转换成具体的钆造影剂浓度后，就能根据不同的计算模型对脑血流量等多种参数进行估计（Sourbron and Buckley，2013）。

DCE 成像的计算模型较为复杂，也有很多变种。在信噪比较高、采样分辨率较高的情况下，可以采用两室模型（Brix et al.，2004），即考虑一个体素内有血液和组织两个成分（图 8-2）。该模型考虑了血流灌注的输入、组织与血液间的相对占比以及相互之间的交换：

$$v_p \frac{\mathrm{d}C_p(t)}{\mathrm{d}t} = \mathrm{CBF} \cdot C_a(t) - \mathrm{CBF} \cdot C_p(t) + \mathrm{PS} \cdot C_e(t) - \mathrm{PS} \cdot C_p(t) \tag{8-3}$$

$$v_e \frac{\mathrm{d}C_e(t)}{\mathrm{d}t} = \mathrm{PS} \cdot C_p(t) - \mathrm{PS} \cdot C_e(t) \tag{8-4}$$

其中，v_p 为毛细血管血容积；v_e 为组织间液容积；$C_p(t)$ 为毛细血管内造影剂浓度；$C_e(t)$ 为组织间液内造影剂浓度；PS 为血脑屏障对造影剂的渗透率。根据以上参数可以进一步定义跨血脑屏障交换速率 $k_i = \mathrm{CBF} \cdot \left(1 - \mathrm{e}^{-\frac{\mathrm{PS}}{\mathrm{CBF}}}\right)$，以及造影剂分布容积 $v_d = v_e + v_p$。具体的模型推导与求解在此不再展开。在信噪比较低或采样时间分辨率降低的情况下，研究者通常对该模型进行额外的简化，以保证求解的稳定性。总而言之，DCE 成像可以同时对脑血流量（CBF）、血容积（CBV）、血脑屏障渗透率（permeability surface，PS）进行定量，对各类疾病的研究也有着重要作用。

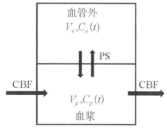

图 8-2　动态对比增强成像两室模型示意图

其信号由 CBF、血容积、造影剂浓度和血脑屏障通透率等多种因素共同决定

三、动脉自旋标记成像

上述基于造影剂的灌注成像方法已经在临床上广泛使用，然而近年来很多研究表明，钆造影剂会在人体多个器官内沉积，对肾功能受损患者也无法使用，其负面影响难以估计。同时钆造影剂需要烦琐的注射过程，也不适用于大规模临床筛查。因此，研究者开发出了新型的无须使用造影剂的磁共振灌注成像方法，大大提升了临床对灌注功能评估的可行性，该方法称为动脉自旋标记（arterial spin labeling，ASL）技术。

（一）ASL 的基本原理与成像序列

动脉自旋标记是指利用动脉中的水分子作为内源性造影剂，通过施加射频脉冲使得动脉血自旋发生反转，即标记；然后等待其流入脑组织后与组织内水分子进行交换，产生的信号变化与脑血流量成正比（Alsop et al.，2015）。通常来说，ASL 会采集一个对动脉血进行标记的标记像（label），再采集一个不进行标记的控制像（control），二者相减即可得到灌注加权图像（perfusion weighted imaging，PWI），对这个差异图像进行模型定量就能计算出脑血流量。

ASL 成像序列包括标记模块、标记后延迟时间和采集模块三个部分[图 8-3（a）和（b）]。

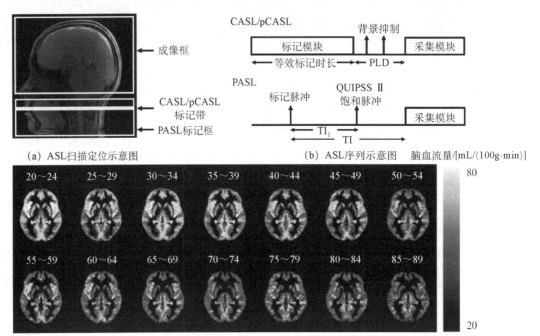

（a）ASL扫描定位示意图　　　（b）ASL序列示意图

（c）通过ASL测量的不同年龄段下脑血流分布图谱（de Vis et al.，2018）

图 8-3　动脉自旋标记成像

总体来说，CBF 随年龄增大而降低

1. 标记模块

根据不同的脉冲标记方法，ASL 大致可以分为两类：脉冲式 ASL（pulsed ASL，PASL）和连续式 ASL（continuous ASL，CASL）。PASL 是通过一个 2～20ms 的短射频脉冲对颈部 10～20cm 的厚层面进行反转；而 CASL 是对一个较窄的平面进行 1～2s 的长时间激发，利用动脉血流入效应产生绝热反转的效果。由于 CASL 对硬件要求较高，目前采用的大多是改进版的伪连续式标记方法（pseudo-continuous ASL，pCASL），它由一连串小角度激发脉冲构成，通过调节射频脉冲与梯度的大小，也可以产生类似于 CASL 的效果。相较而言，pCASL 比 PASL 的信噪比更高，原因有二：一是 pCASL 的等效标记时长（labeling duration）比 PASL 要长得多；二是 pCASL 中水分子从被反转到被采集的时间间隔小于 PASL，因此其信号由于 T_1 弛豫导致的衰减更少。标记模块之前一般会施加一个前饱和模块（pre-saturation）以保证每次重复采集中磁化矢量的起始大小相同。近年来，研究者也提出了一种新型的速度选择（velocity selective）方法（Qin et al.，2022），由于篇幅限制本书不做详细展开。

2. 标记后延迟时间

标记后延迟时间（post-labeling delay，PLD）是标记之后等待血流进入脑组织的时间。PLD

的选择非常重要，一般来说，PLD 需要比血流到达组织的时间长，但过长的 PLD 会导致信噪比降低。常用的 PLD 在 1.5～2.5s。早期的 ASL 序列在 PLD 时间内仅仅只是等待，后来研究者发现，可以利用这段时间施加数个非选择性绝热反转脉冲，在压制组织信号的同时，保留原本的 ASL 差异信号。由于 ASL 差异信号一般非常小（大约为平衡磁化矢量的 1%），背景噪声与组织信号成正比，因此这种抑制组织信号的脉冲可以将噪声降低很多，提高整体检测的信噪比，这种方法称为背景抑制（background suppression）。

3. 采集模块

由于 ASL 前期准备模块耗时较长（一般为 3～5s），导致 TR 较长，难以使用普通的梯度回波或自旋回波序列进行采集。通常 ASL 选择快速采集方法，如多层 EPI、3D GRASE、螺旋线采集（spiral）或三维快速梯度回波（turbo field echo，TFE）等。不同的采集方法各有优劣，可以根据实际需要进行选择。

（二）ASL 的信号模型

在血流存在的情况下，一个体素的磁化矢量 z 轴分量 M_z 可以由以下公式描述：

$$\frac{\mathrm{d}M_z}{\mathrm{d}t} = -\frac{M_z - M_0}{T_1} + fM_a - fM_v \tag{8-5}$$

其中，M_0 为组织的平衡磁化矢量大小；T_1 为组织的纵向弛豫时间；M_a 为动脉流入血液的磁化矢量大小；M_v 为静脉流出血液的磁化矢量大小；f 为脑血流量。通常可以假设血液与组织瞬间完成水交换达到平衡，因此可以认为 $M_v = M_z/\lambda$，λ 为脑血分配系数（blood-brain partition coefficient）。对于 ASL 的控制像和标记像，其信号可以写为

$$\frac{\mathrm{d}M_{\mathrm{control}}}{\mathrm{d}t} = -\frac{M_{\mathrm{control}} - M_0}{T_1} + \frac{f}{\lambda}M_0 - \frac{f}{\lambda}M_{\mathrm{control}} \tag{8-6}$$

$$\frac{\mathrm{d}M_{\mathrm{label}}}{\mathrm{d}t} = -\frac{M_{\mathrm{label}} - M_0}{T_1} + (1-2\alpha)\frac{f}{\lambda}M_0 - \frac{f}{\lambda}M_{\mathrm{label}} \tag{8-7}$$

其中，α 为标记效率（labeling efficiency）。将上述两式相减可以得到 ASL 差异信号：

$$\frac{\mathrm{d}\Delta M}{\mathrm{d}t} = -\left(\frac{1}{T_1} + \frac{f}{\lambda}\right)\Delta M + 2\alpha\frac{f}{\lambda}M_0 \tag{8-8}$$

以上差分方程也可以通过信号卷积的方式表示，即通用动力学模型（Buxton et al.，1998）：

$$\Delta M(t) = 2M_{0,b}f\int_0^t c(t')r(t-t')m(t-t')\mathrm{d}t' = 2M_{0,b}fc(t)\otimes\left[r(t)m(t)\right] \tag{8-9}$$

其中，$M_{0,b}$ 为血液的平衡磁化矢量大小，$M_{0,b}=M_0/\lambda$；$c(t)$ 为动脉输入函数，代表 t 时刻被输送至该体素的动脉归一化磁化矢量大小；$r(t-t')$ 为剩余函数，代表 t' 时刻进入该体素并且在 t 时刻仍保留在该体素的水分子比例；$m(t-t')$ 为弛豫函数，代表水分子的纵向弛豫过程。这些函数一般可以写为

$$c(t) = \begin{cases} 0, & 0 < t < \delta \\ \alpha\mathrm{e}^{-t/T_{1b}} \text{ (PASL)} \\ \alpha\mathrm{e}^{-\delta/T_{1b}} \text{ (CASL)}, & \delta < t < \delta + \tau \\ 0, & t > \delta + \tau \end{cases} \tag{8-10}$$

$$r(t) = \mathrm{e}^{-\frac{ft}{\lambda}} \tag{8-11}$$

$$m(t) = \mathrm{e}^{-t/T_1} \tag{8-12}$$

其中，δ 为动脉通过时间（arterial transit time，ATT）；τ 为标记时长；T_{1b} 为血液纵向弛豫时间。在一定的假设下可以根据差异信号计算脑血流量。以 pCASL 为例，当 PLD > ATT 时，有

$$CBF = \frac{6000\lambda(M_{control} - M_{label})e^{\frac{PLD}{T_{1b}}}}{2\alpha T_{1b}M_0\left(1 - e^{-\frac{\tau}{T_{1b}}}\right)} \tag{8-13}$$

（三）ASL 的实际应用

由于其无创特性，ASL 常被应用在多种临床疾病研究中，尤其是脑部疾病。

1. 脑卒中

ASL 可以帮助评估急性脑卒中（stroke）患者脑组织的受损区域，PWI 中显示的梗死区域与 DWI 提示的核心梗死区域之间的差异通常被认为与预后表现有关（Bokkers et al.，2012）。ASL 也可以帮助判断脑卒中患者溶栓治疗后的再灌注情况，预测其恢复程度（Mirasol et al.，2014）。

2. 脑肿瘤

ASL 对评估脑肿瘤（brain tumor）的分级也有重要价值，一般来说脑肿瘤级别越高，对血流供给的需求越大，在 ASL 图像上呈现高信号，因此有助于制订合适的治疗方案（Luna et al.，2023）。ASL 也可以帮助区分脑肿瘤放/化疗后的假性进展和复发，减轻患者活检的负担。

3. 神经退行性疾病

随着社会老龄化的发展，多种神经退行性疾病（neurodegenerative disease）发生率越来越高，如阿尔茨海默病、帕金森综合征等（Wolk and Detre，2012）。ASL 无创的特点可以帮助评估这类患者早期的神经功能障碍，也为疾病机制的研究提供了有效工具[图 8-3（c）]。

4. 脑血管疾病

ASL 可以帮助观察脑血管疾病（cerebrovascular disease），如动脉狭窄、闭塞等，也可以帮助评估烟雾病、小血管疾病等多种临床问题（Haller et al.，2016）。

虽然 ASL 最早在脑部被开发和应用，其在胎盘、腹部脏器等位置也有着良好的应用前景（Taso et al.，2023）。然而，由于腹部脏器的运动伪影，传统的 ASL 无法被直接应用。研究者设计和开发了多种策略来辅助扫描，如呼吸引导、导航回波运动校正等，使其在慢性肾病、急性肾损伤等多种疾病中得到应用。

第二节　脑血管造影技术

如第一节所述，脑部的血流供给是维持神经活动的重要基础，而血液的供给依赖于血管自身形态与功能的健康程度。磁共振血管造影技术就是指利用磁共振成像对血管系统进行无创可视化的方法。它对各类血管病变的诊断有着重要意义，如血管瘤、动脉狭窄、斑块等。磁共振血管造影可以分为动脉造影（magnetic resonance angiography，MRA）和静脉造影（magnetic resonance venography，MRV）。MRA 与 MRV 的原理类似，因此本节主要以 MRA 为例进行介绍。根据成像原理的不同可以将血管造影技术分为时间飞跃成像、相位对比成像、黑血成像等。

一、时间飞跃成像

时间飞跃（time of flight，TOF）法是最常用的血管造影技术之一，它的基本原理是通过射频脉冲不断对成像部位的组织信号进行饱和，利用新鲜动脉血液自旋流入信号较高的特点，提升血管与周围组织的对比度，在最终图像上血管呈现高信号（图8-4）。

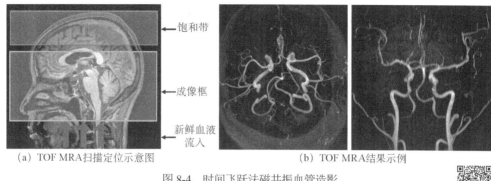

（a）TOF MRA扫描定位示意图　　　　（b）TOF MRA结果示例

图8-4　时间飞跃法磁共振血管造影
（b）中左侧为轴位MIP，右侧为冠状位MIP

时间飞跃成像可以采用二维或者三维扰相梯度自旋回波的形式进行。对于一个重复时间为TR、翻转角为θ的SPGR序列，第四章提到其稳态信号可以描述为

$$S = \frac{M_0 \sin\theta \left(1 - e^{-\frac{TR}{T_1}}\right)}{1 - \cos\theta e^{-\frac{TR}{T_1}}} e^{-\frac{TE}{T_2^*}} \qquad (8\text{-}14)$$

当翻转角大于恩斯特角时，该信号逐渐减小，即产生饱和效应。对于新鲜流入的动脉血液，由于没有经历过之前的饱和脉冲，其信号远大于组织信号，这种效应称为流入效应（inflow effect）。一般来说，成像平面厚度越小，或者血流速度越大，流入效应越明显。但当流速等于层面厚度除以TR时，这种效应就达到最大值。

对于二维时间飞跃成像，层面厚度一般在1～3mm，TR选择为20～30ms，翻转角选择为50°～70°，TE尽量小，这样对流速为10～100cm/s的动脉血较为敏感（Bernstein et al.，2004）。为了减少周围静脉血流对动脉信号的影响，通常在静脉流入的方向放置一个额外的饱和带，通过射频脉冲对静脉信号进行压制。同样，三维时间飞跃成像会对整个成像空间进行饱和，其信噪比一般优于二维时间飞跃成像，但对于速度较慢的血流敏感度降低，这是由于血流在穿越整个成像层面时不断被激发脉冲饱和；同时由于三维成像在y和z两个方向均进行相位编码，最终得到的图像可以从任意角度进行重建，对观察倾斜的血管较为方便。

时间飞跃图像采集后一般会进行最大密度投影（maximum intensity projection，MIP）重建。通过MIP重建可以最大限度地显示血管的高信号，而减少背景组织信号的干扰。

在临床常用的3T扫描仪上，时间飞跃成像已经可以做到0.5～1mm等体素，对颈内动脉、椎动脉、Willis环、大脑前动脉/中动脉/后动脉都有较好的显示效果。随着磁共振硬件系统的发展，高场强磁共振成像得到了研究者的广泛兴趣。在5T或7T磁共振扫描仪上，时间飞跃成像的表现尤为出色，可以对微小的穿支动脉进行清晰的成像，有助于临床对相关疾病风险的评估（Shi et al.，2023）。

二、相位对比成像

相位对比（phase contrast，PC）成像是利用梯度对流动的血液进行编码，从而定性或者定量地对血管进行成像的方法。本节首先介绍梯度矩的概念，然后讨论如何通过调节梯度矩对血流进行编码。

（一）梯度矩的概念

如果一个自旋，其初始位置为x_0，移动速度为v，加速度为a，那么在t时刻，它将运动到$x(t)$位置：

$$x(t) = x_0 + vt + \frac{1}{2}at^2 + \cdots \tag{8-15}$$

如果在该方向上施加一个梯度场$G(t)$，那么在t时刻该自旋累积的相位可以写为

$$\varphi(t) = \gamma \int_0^t G(t')x(t')\mathrm{d}t' = \gamma \int_0^t G(t')\left(x_0 + vt' + \frac{1}{2}at'^2 + \cdots\right)\mathrm{d}t' \tag{8-16}$$

在此可以定义梯度的n阶矩（moment）为

$$m_n(t) = \int_0^t G(t')t'^n \mathrm{d}t' \tag{8-17}$$

那么，式（8-16）可以写为

$$\varphi(t) = \gamma m_0(t)x_0 + \gamma m_1(t)v + \frac{\gamma}{2}m_2(t)a + \cdots \tag{8-18}$$

可以看到，对于一个静止不动的自旋，其相位累积仅与所在的空间位置和梯度的零阶矩有关，也就是K空间相位编码。而对于一个匀速运动的自旋，如流动的血液，其相位累积还与流速和梯度的一阶矩有关，流速越大或者一阶矩越大，累积相位越多。这种相位的累积在图像上会表现为信号缺失和伪影。因此，很多梯度回波序列都会对其编码相位进行额外设计，使得其零阶矩和一阶矩均为零，从而对流动的信号进行补偿，称为流动补偿（flow compensation）。反之，也可以利用梯度矩对流动自旋的影响抑制静态组织信号，对血流信号进行成像，这就是相位对比成像方法。

（二）相位对比成像的原理和序列

相位对比成像序列以梯度回波序列为基础，在激发脉冲后施加额外的血流编码梯度，该编码梯度一般为双极梯度（bipolar gradient），其零阶矩为零，因此对静态自旋没有影响，但一阶矩不为零，因此血流信号将累积额外的相位（图8-5）。如果在两次扫描中施加两个相反方向的双极梯度，那么血流信号累积的相位大小相同，但方向相反。在此基础上将两幅图像进行复数相减，就可以消除组织信号向量，得到的差值信号与血流信号本身的强度和流速有关。

在此定义血流编码速度为VENC，它代表血液自旋在特定双极梯度条件下相位旋转达到90°时的速度。VENC与双极梯度的一阶矩m_1呈以下关系：

$$\gamma m_1 \mathrm{VENC} = \frac{\pi}{2} \tag{8-19}$$

那么对于一个任意速度为v的血流都可以计算出两幅图像的复数差信号（complex difference，CD）：

$$\mathrm{CD} = 2M_{\mathrm{blood}}\left|\sin\left(\frac{\pi v}{2\mathrm{VENC}}\right)\right| \tag{8-20}$$

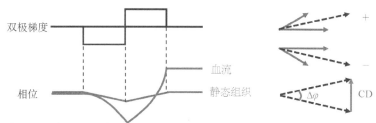
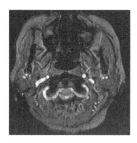
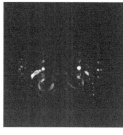
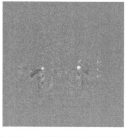

（a）相位对比原理示意图，经过双极梯度，流动的血液自旋会积累一定的相位，
通过复数相减可以获得幅值图与相位差，其大小与流速有关

（b）颈部结果示例，通过相位对比MRI可以对颈部动脉进行清晰的成像，并计算其血流速度与流量

图 8-5　相位对比成像

而两幅图像的相位差为

$$\Delta\varphi = 2\gamma m_1 v = \frac{v}{\text{VENC}}\pi \qquad (8\text{-}21)$$

由此可以看出，相位对比成像可以提供两种不同的重建方法：

（1）基于复数相减的幅值图。图 8-5 中，组织信号被完全减去，几乎为零，而血流信号极高，可以对血管形态进行较好的显示。

（2）基于复数相减相位差的流速图。图 8-5 中，组织相位差为零，血流相位差提供血流速度信息。这里需要注意的是，血流相位差并不都是正值，而是取决于血流的方向，如动脉血呈现正信号，而静脉血呈现负信号，具体的符号由编码梯度的方向决定。

因此，相位对比方法不仅可以定性地对血管形态进行成像，也可以定量地对血流速度进行估计。由于这些优势，相位对比成像在脑血管造影、心脏灌注等方面均有着广泛的应用（Gatehouse et al.，2005）。将其在心脏周期的时间维度上进行拓展还可以得到四维血流（4D flow）图像，提供更多的血流动力学信息（Dyverfeldt et al.，2015）。但同时，相位对比成像也存在着一些问题，尤其是扫描时长。由于双极梯度一般只在一个方向施加，并且只有一定的幅值，因此仅对特定方向、特定流速范围的血流敏感。如果想要对不同方向且流速差异较大的血流进行成像，就要将扫描重复多次，每次施加不同方向和不同 VENC 的梯度，扫描时间较长。

三、黑血成像

上述 TOF 和相位对比成像均是通过序列设计的方法抑制静态组织信号，使得血流呈现高信号。而黑血成像（black blood）恰恰相反，正如其名，在黑血成像中，血管内血液呈现低信号，周围静态组织呈现高信号，这种方法有助于对血管壁形态和病变进行显像和诊断。

（一）黑血成像序列

黑血成像利用多种序列设计达到降低血管内信号的目的，根据基本原理的不同可以分为以下几种。

1. 基于翻转恢复的黑血成像

这类技术主要利用反转恢复脉冲对血液信号进行抑制。类似于 FLAIR 序列，根据血液 T_1 与组织 T_1 的差异可以使用一个反转脉冲将成像平面内所有信号反转，并等待一定的反转时间（TI），在血液信号接近零点时进行成像，此时组织信号已经部分恢复，这种方法称为单一反转恢复（single inversion recovery，SIR）方法。例如，在 3T 情况下，血液 T_1 大约为 1664ms，比脑灰质、脑白质 T_1 均长（Lu et al.，2004）。

然而，单一反转恢复也会导致周围组织信号的降低，因此研究者开发出了新型的基于流入效应的双反转恢复（double inversion recovery，DIR）序列。这种序列包含两个反转脉冲，首先施加的是非选择性的全局反转脉冲，这使得所有血液和组织信号均被反转；接下来该序列将施加一个仅对成像平面反转的脉冲，这将使得成像平面中的所有信号恢复；再等待一段时间后，没有经历过二次反转的血液将进入成像平面，呈现低信号［图 8-6（a）］。该序列还可以拓展成为三反转恢复（triple inversion recovery，TIR）序列，即用三个反转脉冲达到将血液和另外一种组织信号同时抑制的效果，如脂肪抑制。

2. 基于自旋回波的黑血成像

这类技术主要是基于血液的流出效应。对于一个单回波的自旋回波序列，假设血液自旋在激发时刻处于成像平面内，由于血液流动，在 TE/2 施加重聚脉冲时，它们将流出该平面，未经历激发脉冲的新鲜血液流入该平面，导致血液信号缺失［图 8-6（b）］，同样的原理也可以应用在快速自旋回波序列中。这种方法无需额外的反转恢复时间，因此扫描速度较快，但是对于流速较慢的血液效果较差。

3. 基于磁敏感加权的黑血成像

磁敏感加权成像（susceptibility weighted imaging，SWI）是临床最常用的序列之一，它的信号与铁沉积等多种生理特征有关，但也常被用作一种静脉成像方法。其主要原理是，静脉血液中含有大量顺磁性（paramagnetic）的脱氧血红蛋白，这会使得血液信号的 T_2^* 低于其他组织，从而在梯度回波中呈现低信号。由于梯度回波速度较快，SWI 通常可以在短时间内达到极高的分辨率（亚毫米级），非常适用于小静脉的观察。

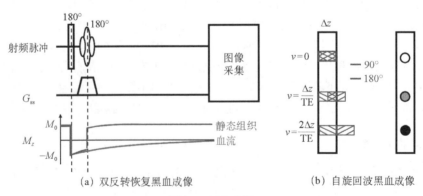

（a）双反转恢复黑血成像　　　　　（b）自旋回波黑血成像

图 8-6　黑血成像

（二）黑血成像的应用

黑血成像在心血管和脑血管成像中均有较为广泛的应用。

1. 心血管成像

在心血管成像中，血池呈现低信号，心肌呈现高信号，从而有助于揭示被亮血信号混淆的心肌病理信号变化（Henningsson et al.，2022）。黑血通常被结合在其他模态中以表征心肌的不同状态，如结合 T_2^* 加权反映心肌的铁超载情况、结合 T_2 加权反映心肌水肿情况、结合 T_1 加权反映心肌纤维化等。

2. 颈动脉血管壁成像

黑血成像可以清晰地展现血管壁结构，从而有助于临床医师判断管腔的狭窄情况，并且对斑块的成分和特征进行评估，有利于易损斑块的早期识别和干预（Mandell et al.，2017）。另外，黑血成像对血管炎症、血管瘤风险评估也非常有效。

第三节　脑氧代谢成像技术

顾名思义，脑氧代谢功能反映的是脑组织对氧气的利用和代谢水平，对多种疾病中的脑功能评价具有重要意义。前两节中介绍的灌注成像和血管造影反映的是血流的供给情况，而当血液携带大量营养物质和氧气进入脑部时，大脑实际的能量消耗也是至关重要的指标。近年来，磁共振成像技术的发展使得脑氧代谢的无创检测成为可能。本节将对脑氧代谢的基本定义、脑氧代谢成像原理及序列，以及相关的临床应用进行介绍。

一、脑氧代谢的基本定义

人类大脑仅占身体重量的 2%，其能量消耗则占到总量的 20%，其中主要的能量来源为有氧代谢。和其他器官不同，大脑存储氧气的能力有限，因此能量代谢主要取决于脑组织从血液中提取氧气的能力。脑氧代谢功能被证明在众多疾病中均有所受损，如阿尔茨海默病、卒中和脑肿瘤等（Jiang et al.，2023），对其精准检测将为疾病的早期诊断和治疗评估提供有效的生物标志物。

根据菲克原理（Fick's principle），当动脉血携带大量氧气流经毛细血管床时，脑组织将根据能量需要摄取相应比例的氧气，剩余氧气则跟随静脉流出。因此，可以定义脑氧摄取分数（oxygen extraction fraction，OEF）为

$$OEF = (Y_a - Y_v) / Y_a \tag{8-22}$$

其中，Y_a 为动脉血氧饱和度；Y_v 为静脉血氧饱和度。进一步，也可以计算脑氧代谢率（cerebral metabolic rate of oxygen，$CMRO_2$）为

$$CMRO_2 = CBF \times (Y_a - Y_v) \times C_h \tag{8-23}$$

其中，CBF 为脑血流量；C_h 为每毫升血液携带的氧气微摩尔数。

二、脑氧代谢成像原理及序列

由于动脉血氧饱和度 Y_a 接近 100%，CBF 也有较为成熟的磁共振检测手段（见本章第一、二节），因此脑氧代谢成像的重点是对静脉血氧饱和度 Y_v 的检测。根据成像原理可将其分为如下几类。

（一）基于静脉血 T_2 检测的氧代谢成像

该方法的基本原理在于，血液的横向弛豫时间与氧饱和度在红细胞比容（hematocrit）一定的情况下呈一一对应的关系，因此可以通过成像序列的设计对纯粹静脉血液的 T_2 进行定量，从而对静脉血氧和对应回流区域的脑氧代谢进行检测。该类方法的代表为静脉自旋标记的横向弛豫技术（T_2 relaxation under spin tagging，TRUST）（Lu and Ge，2008），它通过射频脉冲将大脑上矢状窦血液进行反转，并等待其流至窦汇上方，利用控制相和标记相相减获得纯粹的静脉血液；同时，它通过一串激发脉冲和重聚脉冲组成的 T_2 准备模块，给静脉血液施加不同的 T_2 权重，该准备模块的时长定义为有效回波时间 $\mathrm{TE_{eff}}$。通过对不同 $\mathrm{TE_{eff}}$ 下静脉血液信号的拟合可以计算出该静脉血的 T_2 值，并根据既定的校准曲线获得静脉血氧（图 8-7）。该方法扫描速度快、信噪比高、鲁棒性强，但仅能测量全脑皮层氧代谢平均值，缺乏对局部微小病灶的敏感度。

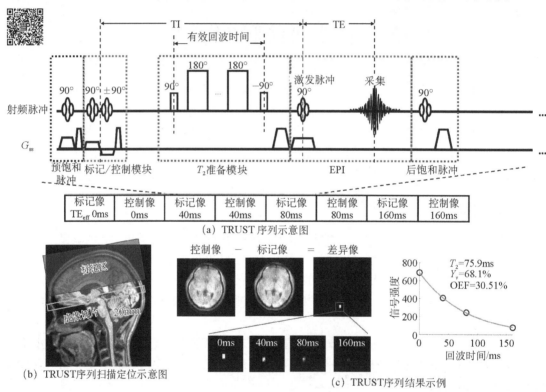

图 8-7　脑氧代谢成像

（二）基于磁敏感度的氧代谢成像

如上所述，由于大量脱氧血红蛋白的存在，静脉血液与周围组织的磁敏感度不同，这就导致二者在梯度回波成像下具有一定的相位差，该相位差与静脉血氧成正比，通过定量模型的解析，该相位差可以转换为静脉血氧（Haacke et al.，2010）。然而，该类方法容易受到磁场不均匀性、铁沉积等因素影响，模型假设复杂，算法稳定性较低。

（三）基于定量 BOLD 的氧代谢成像

该方法利用 BOLD 信号对脑血流、血氧、血管反应度等生理参数的依赖度建立信号模型，通过施加外部刺激调控脑部灌注状态以计算氧代谢指标（Wise et al.，2013）。但该方法通常需

要不同 CO_2 或 O_2 浓度的气体吸入实验，临床应用性较低。

脑氧代谢成像被证明在多种临床疾病研究中具有重要价值，如阿尔茨海默病等神经退行性疾病、脑血管疾病、卒中、婴幼儿脑发育等，但其相关技术仍有待完善。相信通过研究者的不断努力，该成像将被真正应用在临床诊断中。

第四节　血脑屏障成像

如上所述，大脑每时每刻都在接受血液的供给，而血液中除了营养物质，也含有大量的有害物质。血脑屏障（blood-brain barrier，BBB）就是位于毛细血管和脑组织之间的一层紧密屏障，它由血管内皮细胞的紧密连接、星形胶质细胞、周细胞、基底膜等结构组成，对于阻挡有害物质和神经毒素进入大脑、维持神经系统微环境的稳定具有重要意义。血脑屏障被证明在很多疾病当中均有受损；短暂地打开血脑屏障以输送药物也是非常有前景的治疗手段。因此，对血脑屏障功能的检测越来越受到研究者的关注，本节将对这一类技术进行简要介绍。

一、基于造影剂的血脑屏障成像

如第一节所述，注射钆造影剂后，血液 T_1 显著降低，DCE-MRI 检测基线和注射造影剂后多个时间点的梯度回波信号，通过模型构建可以获得脑灌注相关指标。在该模型的构建中，一个重要因素即血脑屏障通透率。钆造影剂无法通过完整的血脑屏障，而当血脑屏障有所破损时，钆造影剂进入脑组织并表现为信号增强。血脑屏障通透率由通透率-表面积的乘积（permeability surface area product）来表示，根据 DCE-MRI 的时间信号曲线拟合模型可以获得。因此，DCE-MRI 测量的是血脑屏障对钆造影剂的通透率，这对较为严重的血脑屏障破损效果较好，如在脑肿瘤、多发性硬化的研究中，DCE-MRI 扮演了重要角色。然而，对于早期血脑屏障的微小破损，如神经退行性疾病，DCE-MRI 的敏感度相对较低（Barbier et al.，2002）。

二、不依赖造影剂的血脑屏障成像

近年来，钆造影剂对人体的危害被不断指出，研究者致力于开发新型的不依赖于造影剂的血脑屏障成像，以血液中的水分子作为自源性造影剂，追踪水分子在毛细血管与脑组织之间的交换过程，旨在实现对早期血脑屏障破损的无创检测（Dickie et al.，2020）。

大部分无创性血脑屏障成像方法依赖于动脉自旋标记技术。如第一节所述，动脉自旋标记通常假设脑组织与血液之间的水分子交换是瞬间完成的，即对于一个体素来说仅有单一组分。然而实际情况下，组织与血液间的水分子交换受到血脑屏障的影响，有一定的速度限制，并非所有的动脉血液都会被交换至组织中。因此，研究者提出了 ASL 信号的二室模型（图 8-8）（Zhou et al.，2001）：

$$\frac{\mathrm{d}[\lambda M_i(t)]}{\mathrm{d}t} = -\frac{\lambda M_i(t) - \lambda M_{i0}}{T_{1i}} - k_{\mathrm{in}}\lambda M_i(t) + k_{\mathrm{out}}M_e(t) + f(M_a(t) - M_v(t)) \tag{8-24}$$

$$\frac{\mathrm{d}[M_e(t)]}{\mathrm{d}t} = -\frac{M_e(t) - M_{e0}}{T_{1e}} + k_{\mathrm{in}}\lambda M_i(t) - k_{\mathrm{out}}M_e(t) \tag{8-25}$$

据此可以解析出水分子交换速率，并进一步计算血脑屏障通透率。该方法的基本要素在于如何区分血管内外的被标记水分子，为此研究者设计了不同的区分方法，如基于血管内外 T_1 差异的多延迟 ASL 方法（Li et al.，2005）、基于血管内外 T_2 差异的多延迟多回波 ASL 方法（Gregori et al.，2013）、基于血管内外扩散特性差异的扩散加权 ASL 方法（Shao et al.，2019）、基于血流速度的相位对比 ASL 方法（Lin et al.，2018）等。另一种方法则是利用扩散梯度对血管内的自旋进行标记（Zhang et al.，2023b），并探测其与组织内水分子的交换速率。

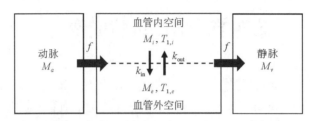

图 8-8　考虑血脑屏障通透率的 ASL 二室模型

这些方法虽然已逐步被应用在阿尔茨海默病、脑小血管病等临床研究中，但仍处于优化和完善阶段，在成像分辨率、扫描速度、信噪比、模型构建等方面还有着较大的提升空间。

第五节　血管反应性成像

本章的最后将简要介绍血管反应性成像，这也是衡量血液供给能力的重要方法之一。脑血管反应性（cerebrovascular reactivity，CVR）是衡量脑血管储备能力的一种指标。与血流量和血容积等其他血管指标相比，CVR 测量的是血管在外界刺激下的扩张或收缩能力，被认为是反映血管健康更加纯粹的指标，不受脑功能活动等其他因素的干扰。近年来，对 CVR 的研究也是磁共振领域的热点之一。本节将根据是否施加外界刺激对 CVR 成像技术进行简要介绍。

一、基于外界刺激的血管反应性成像

根据定义，CVR 检测的通用方法是对受试者施加外界刺激，并对脑功能成像信号的变化进行定量，来反映血管的扩张或收缩能力。这种外界刺激可以是血管扩张类药物，如乙酰唑胺，也可以是更加安全的二氧化碳气体吸入（图 8-9）。接下来以二氧化碳吸入法为代表进行讨论。

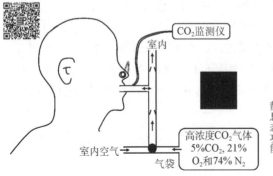

（a）二氧化碳吸入法实验操作示意图

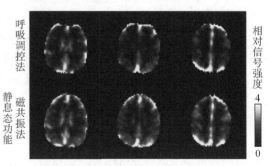

（b）呼吸调控法和静息态功能磁共振法获得的CVR图谱

图 8-9　血管弹性成像

细胞间质和血管内皮细胞二氧化碳含量的增加将导致碳酸的形成和分解以及 pH 值的下降，二者均会打开血管壁平滑肌细胞上的钾离子通道，使其去极化并降低钙离子通道活性，从而降低细胞内钙离子浓度，导致血管扩张。因此，研究者设计了多种增加体内二氧化碳浓度的方案，包括吸入固定浓度的高浓度二氧化碳气体（如 5% CO_2 浓度）并监测呼吸末二氧化碳（$EtCO_2$）（Lu et al.，2014）、吸入浓度可调节的高浓度二氧化碳气体并通过反馈机制控制呼吸末二氧化碳为固定水平（Wise et al.，2007）等。通过采集磁共振信号在基线和二氧化碳吸入时的变化可以计算出血管反应性：

$$CVR = \frac{\Delta MRI\ signal}{\Delta EtCO_2} \tag{8-26}$$

血管反应性成像的采集方法一般分为三类，分别是 BOLD、ASL 和 PC。也就是说，式(8-26)中，"MRI signal"可以是 BOLD 信号，也可以是 ASL 或者 PC 测量得出的脑血流量 CBF。这三类采集方法的具体原理在之前的章节中均有详细论述。对于血管反应性成像，BOLD 检测的信噪比和灵敏度较高，因此是最为常用的一种方法，然而其信号成分复杂，是多种血流动力学特征的综合反映（Liu et al.，2019）。相比之下，ASL 或者 PC 可以提供更具有生理意义的信号，即脑血流量的变化。但基于 ASL 的测量容易受到标记效率变化（Aslan et al.，2010）、血流到达时间变化（Donahue et al.，2014）等影响，导致定量误差；而基于 PC 的测量则局限在大血管水平，无法提供体素级别的 CVR 图谱。

基于外界刺激的血管反应性成像已经被成功应用在多种疾病中，尤其是脑部的大血管疾病，如烟雾病和脑卒中，该指标对疾病的诊断和预后均有着重要意义。另外，越来越多的研究开始将血管反应性成像应用在缺乏早期脑结构变化的神经系统疾病中，如阿尔茨海默病，期望寻找到疾病的早期标志物，并探究其血管源性病理机制。

二、不依赖外界刺激的血管反应性成像

由于操作烦琐和安全性等因素，无论是药物注射还是二氧化碳吸入法，都难以在临床得到大规模应用。因此，研究者开发了多种不依赖于外界刺激的血管反应性成像方法，包括屏气法、过度换气法、呼吸调控法和静息态功能磁共振法。

屏气法利用的是受试者在屏气过程中体内二氧化碳浓度增加导致血管扩张的原理，测量功能磁共振信号在静息态和屏气过程中的变化（Tancredi and Hoge，2013）；过度换气法则与之相反，是利用过度换气时体内二氧化碳浓度的降低导致血管收缩而实现的（Bright et al.，2009）。这两种方法虽然无需外界刺激，但对受试者配合度要求较高，对老年人、婴幼儿等群体难以实施。相较而言，呼吸调控法通过间歇性地调整呼吸频率以达到对体内二氧化碳浓度的小幅度调控（Liu et al.，2020），相较于屏气法或过度换气法，对受试者配合度要求更低，舒适程度较高。

另一种完全无刺激、无配合的方法即静息态功能磁共振法（Liu et al.，2017），该方法利用的是呼吸中二氧化碳浓度的自然变化，通过全局 BOLD 信号提取自由呼吸状态下二氧化碳变化水平，从而计算血管反应性。需要指出的是，在没有呼吸末二氧化碳监测的情况下，这类方法仅能提供相对的血管反应性，而非其绝对值。

思 考 题

1. 动脉自旋标记成像的目的和基本原理是什么？它一般被应用在哪些临床场景？

2. 血管造影成像有哪些代表性的技术，它们原理上的差异是什么？

3. 相位对比成像中，血流编码速度是如何决定的？

4. 请简述脑氧代谢的基本定义，并列举脑氧代谢成像的分类。

5. 请尝试列举一些血管反应性成像可能的应用场景。

第九章 磁共振图像分析方法

前面章节已经详细讲解了磁共振各个模态的基本原理及成像方法，以及这些技术各自的应用领域和重要意义。而在实际应用场景中，采集所得的原始图像通常需要进行一定的处理，来满足定量分析、群体分析、组间比较、模型构建等具体操作需求。本章第一节至第三节详细讲解使用基础数字图像处理技术分析磁共振图像的方法，包括图像配准、分割和特征提取的基本概念、原理与方法，以及不同图像处理技术的特点和它们各自适用的情形。第四节和第五节则拓展讲解脑图谱生成方法和脑网络分析方法的基本流程。

第一节 图 像 配 准

图像配准技术在磁共振影像分析中扮演着重要角色，其主要目的是将不同时间点、成像模态或个体的图像对齐，以便进行疾病进展跟踪、成像模态比较、多模态图像融合和群体统计分析。图像配准的主要任务是确定一个最优的空间变换关系及灰度变换关系，以描述待配准的移动图像（moving image）如何与参考图像（reference image）对齐。本节围绕图像配准的基本框架，阐释数字图像的空间变换、映射和插值等基本概念，介绍常用的图像相似性度量及配准优化算法。

一、映射及插值

磁共振图像属于数字图像中的位图，由大量称为像素（pixel）的单个点通过整齐排列组成，在三维图像中，像素也称为体素（voxel）。为了指示像素所在位置，通常将图像置于坐标系中，用二维或三维的坐标定位具体像素（体素）。每个像素除了空间位置，还具备灰度信息，像素的灰度值（intensity）通常是有限范围的整数，物理意义上表示该像素所在位置的信号强度，而在图像中以该像素的颜色深度展示。为表示像素的位置和灰度，通常采用二元或三元函数表示图像，如二维图像 $f(x, y)$ 中，(x, y) 指像素空间位置，$f(x, y)$ 是该位置像素的灰度值。

在图像配准的过程中，移动图像发生空间变换，其像素被移动到了新的位置，对新位置上的像素计算新的灰度值需要用到灰度插值（interpolation）。插值过程要构建像素在空间变换前后位置的一一对应关系，其中存在两种不同的映射方式。

第一种是前向映射（forward mapping），即遍历所有图像的像素，对每个空间坐标为 (x, y) 的像素，计算其在经过空间变换的新坐标 (x', y') [图 9-1（a）]。这种映射方式可能导致多个位置映射到同一个新的位置上，因此在插值时需要把多个像素灰度值输出为一个像素灰度值。此外，在这种映射条件下，参考图像中的某些输出位置可能没有任何输入点与其对应。

第二种是后向映射（inverse mapping），即遍历每个输出的像素坐标 (x', y')，对每个坐标计算其在输入图像上对应的坐标(x, y)[图 9-1（b）]。对于输入图像上的(x, y)可能不存在参考图像上对应的像素，此时可以根据事先制定的插值规则来确定对应位置的灰度值。常见的灰度插值方法有最近邻（nearest neighbor）插值法、双线性（bilinear）插值法和双立方体（bicubic）插值法（González，2009）。

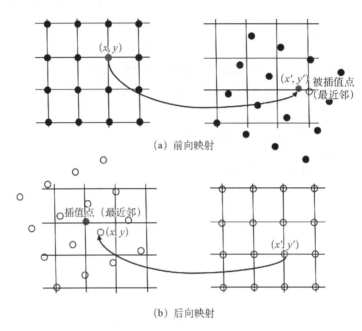

（a）前向映射

（b）后向映射

图 9-1　前向映射和后向映射

左为原始图像空间，右为参考图像空间

最近邻插值是将原位置邻域（neighborhood）中最近的点的灰度值分配给给定位置的像素。这是最简单的插值方法，常用于二值图像的插值，但是在实际应用中会产生伪影，如严重的直角边变形。

双线性插值利用待插值点的四个最近邻点像素值来估计新位置的像素值，可以表示为

$$v(x, y) = ax + by + cxy + d \tag{9-1}$$

其中，(x, y)代表待插值的像素点位置；$v(x, y)$代表该像素的目标灰度值；a、b、c、d 四个系数分别由点(x, y)四个最近邻点所构造的四个方程中的四个未知数确定。

此外，还有一些更复杂的插值方法，如双立方体插值法，它涉及一个点的十六个最近邻。这些最近邻点分配给点(x, y)的灰度值时使用以下方程获得

$$v(x, y) = \sum_{i=0}^{3} \sum_{j=0}^{3} a_{ij} x^i y^j \tag{9-2}$$

同样，方程中的十六个系数分别由待插值点(x, y)的十六个最近邻点所构造的方程确定。当双立方体插值的求和极限是 0～1 时，式（9-2）可以简化为式（9-1）的形式。与双线性插值相比，双立方体插值通常更适合保留细节，但运算时间也会变长。

在磁共振图像实际处理中，还有一种常用的插值方法是 B 样条（B-spline）插值法。B 样条插值利用了局部插值的思想，通过在每个局部区域上拟合多项式函数来逼近原始数据，实现数据的平滑插值，其插值函数可以表示为

$$f(x) = \sum_{i=1}^{n} c_i B_i(x) \tag{9-3}$$

其中，$f(x)$是插值函数；c_i是插值系数；$B_i(x)$是第 i 个 B 样条基函数。B 样条插值的优势在于能够保持插值数据的连续性和平滑性，而不会产生尖锐的伪影，从而实现对图像数据的高质量插值，有助于提高图像处理的精度和效果。

二、空间变换

在配准过程中，待配准图像（也称为移动图像）的像素经过空间变换被重新排列到参考图像所在的空间，重排后的像素经由灰度插值规则被重新赋予合适的灰度值。如此，两幅图像的像素点在同一空间中可以一一对应。数学上，若将移动图像和参考图像分别表示为 I_1 和 I_2，则两幅图像之间的配准关系可以表示为

$$I_1 = \phi \circ I_2 \tag{9-4}$$

其中，ϕ 表示对二维数字图像的空间变换，配准的主要任务正是寻找两幅图像间最优的空间变换（图 9-2）。

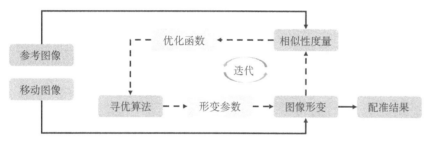

图 9-2　配准的基本流程

空间变换直接作用在图像矩阵的坐标上，根据操作方式是否遵循线性变换的基本属性，可以将其分为线性变换及非线性变换。

（一）线性变换

线性变换，直观来说就是只对图像中的像素进行直线上的变换，保留了图像的平直性和平行性，适用于同一个体不同次扫描图像之间的配准，以及上述章节提及的扩散磁共振各个扩散方向下采集图像、功能磁共振成像中各个时间点下采集图像的配准。线性变换可以用一个变换矩阵来表示，并且这个变换矩阵可以通过矩阵乘法应用到坐标向量上。对于二维图像的空间变换，矩阵写作如下形式：

$$\begin{bmatrix} x' \\ y' \\ 1 \end{bmatrix} = \phi \begin{bmatrix} x \\ y \\ 1 \end{bmatrix} \tag{9-5}$$

其中，ϕ 是一个大小为 3×3 的线性变换矩阵；(x, y)是原始图像的像素坐标；(x', y')是变换后图像的像素坐标（González，2009）。

根据变换自由度的不同，线性变换可以分为刚体变换（rigid transformation）和仿射变换（affine transformation）。以二维图像为例，刚体变换将物体视为形状与大小不变的刚体，只包含在 x 轴和 y 轴方向上的平移（translation）以及垂直于平面的旋转（rotation），对应的变换

矩阵为

$$\boldsymbol{\phi} = \begin{bmatrix} \cos\theta & -\sin\theta & t_{13} \\ \sin\theta & \cos\theta & t_{23} \\ 0 & 0 & 1 \end{bmatrix} \tag{9-6}$$

即包含 θ、t_{13}、t_{23} 这三个自由度，矩阵 $\boldsymbol{\phi}$ 中的 $\begin{bmatrix} \cos\theta & -\sin\theta \\ \sin\theta & \cos\theta \end{bmatrix}$ 表示旋转操作，而 $\begin{bmatrix} t_{13} \\ t_{23} \end{bmatrix}$ 表示平移操作。仿射变换在刚体变换的基础上增加了比例放缩（scaling）、剪切（shearing）和翻转（reflection），其变换矩阵为

$$\boldsymbol{\phi} = \begin{bmatrix} t_{11} & t_{12} & t_{13} \\ t_{21} & t_{22} & t_{23} \\ 0 & 0 & 1 \end{bmatrix} \tag{9-7}$$

共有六个自由度。其中，对 t_{11} 和 t_{22} 乘上一个系数，可以控制图像在 x 轴和 y 轴的比例放缩程度。当对某一个系数取 -1，t_{12} 和 t_{21} 控制为 0 时，图像关于轴对称翻转。设置 t_{11} 和 t_{22} 为 1，调整 t_{12} 和 t_{21} 可以使图像在 x 轴和 y 轴上发生相应程度的剪切。结合前述旋转矩阵，小矩阵 $\begin{bmatrix} t_{11} & t_{12} \\ t_{21} & t_{22} \end{bmatrix}$ 可同时包含放缩、旋转、翻转和剪切操作。这些线性变换在二维图形中的效果如图 9-3 所示。

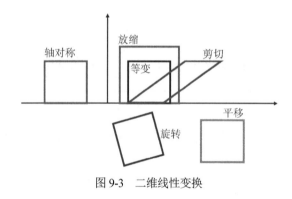

图 9-3　二维线性变换

　　配准的过程中，可以通过限定空间变换矩阵的不同系数的自由度，实现不同效果的变换。对空间线性变换进行矩阵的表示使得一系列变换操作可以进行拼接。例如，依次对图像进行放缩、旋转、平移到某一位置的操作，可将这些单独操作的矩阵进行乘法操作，用矩阵乘法的结果表示这个联合变换。

　　使用线性变换的前提是，待配准的图像与参照之间有几乎相似的形状。但当需要配准不同受试者的大脑图像时，这种线性变换的模型显然便不再足够适用了。就算是同一受试者，随着时间的推移大脑解剖学也会发生变化。此外，成像技术本身带来的伪影或失真也可能导致大脑的形状有差异。因此，精确的配准除了需要匹配图像间的姿态和位置，还需要将形状与局部细节进行对齐，这需要使用非线性变换（Penny et al.，2007）。

（二）非线性变换

　　非线性变换通常可以用变形场（deformation field）的形式表示，它可以被视作一个向量场，这些向量的大小和方向表示如何通过局部移动图像中的像素来匹配两幅图像，通常表示移动图像变形与参考图像对齐的过程。

图像的非线性配准可以用于空间标准化（spatial normalization），即将多个个体图像变形到大致相同的标准空间中，以对受试者的信号进行组水平的平均。在功能磁共振成像（fMRI）研究中，因为个体图像在经过空间标准化之后，fMRI 的每一个激活位点都可以利用它们在标准空间内的坐标表示，从而有助于确定个体在全局视角中的响应。非线性配准的另一个应用是辅助图像分割和生成个体化的大脑图谱（Tzourio-Mazoyer et al.，2002；Collins et al.，1995）。如果模板图像被配准到个体的大脑图像，那么事先在模板上定义的分割标签或概率图谱等其他数据也可以被叠加到该个体图像上，实现个体空间的分割。在本章第二节图像分割的图谱分割法中将进一步讨论这一应用。

本节重点介绍两种常用的非线性变换模型，即自由变形（free-form deformation，FFD）和微分同胚变换（diffeomorphic transformation）。

1. 自由变形

FFD 是一种通过进行全局或局部变形来雕刻实体模型的方法（Sederberg and Parry，1986）。FFD 的过程首先需要定义一个包围移动对象的等维网格（通常是一个矩形或立方体网格），然后通过移动网格中的控制点来实现对对象的变形。在变形之前，通过插值函数（常用 B 样条插值）将移动对象的点映射到网格定义的控制点上，使目标对象内部的每一点都受到控制点的控制。

以三维图像为例，FFD 对移动对象的变形可以由以下几步进行（Ronzheimer，2004a，2004b）：①创建 FFD 框架，该框架定义了初始控制点 $Q_{i,j,k}$，控制点在网格（即 FFD 参数空间）中的坐标由(u_0, v_0, w_0)表示。②使用插值函数把移动对象的物理坐标(x, y, z)映射为 FFD 参数空间坐标(u, v, w)。以 B 样条插值为例，可以用 B 样条基函数调制控制点 $Q_{i,j,k}$，实现目标对象在参数空间中的表示。③通过移动 FFD 控制点来使移动对象变形。移动后的 FFD 控制点为 $Q_{\mathrm{new}\,i,j,k}$，对象在变形后的新位置表示为 $\boldsymbol{P}_{\mathrm{new}}(u_0, v_0, w_0)$。

通过设置控制点的位移，可以间接控制移动对象点的位移；通过改变控制点的分布，FFD 可以实现局部变形或全局变形（图 9-4）。FFD 的优势在于，不依赖物体原本的几何结构，可以应用于任何类型的几何模型，且能够简单地移动控制点直观地控制物体的变形，无须关心复杂的数学细节。

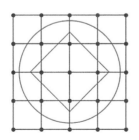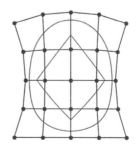

图 9-4　FFD 原理示意图

2. 微分同胚变换

基于 FFD 的变换虽然可以如雕刻一样自由地规定物体变形的方式，但这种直接应用变形场的方式存在局限性——在变形区域和非变形区域之间的边界上，保持变形的连续性是非常困难的。此外，在生物医学影像配准的实际应用中，需要关注结构的前后一致。由于没有考虑目标对象内部的拓扑信息，FFD 可能会带来不合理的畸变。

FFD 可以解决边界曲线变形及拓扑结构一致性的问题，是一类在特定条件下局部连续且可逆的非线性变换（Narayanan et al.，2005）。这种变换涉及使用微分同胚映射，相较于 FFD 发生在等维空间中的映射，微分同胚映射将曲面空间视为高维空间中的流形（manifold）。若流形之间存在连续可微、可逆的映射关系 f，则 f 为微分同胚映射，其逆映射 f^{-1} 同样连续可微，流形之间可以进行微分同胚变换。

微分同胚变换具有一对一、可逆性、平滑性及拓扑保持的特性：一方面，它确保了变形前后结构的连续性和完整性，避免了结构的折叠和畸变；另一方面，由于变换是可逆的，基于微分同胚的配准中，移动图像和参考图像之间可以进行相互变换，这可以减少两者之间由于结构不对称产生的偏差。由于微分同胚变换的优良性质，大量的磁共振影像处理软件采纳了基于微分同胚的变换方法。

三、雅可比行列式

非线性空间标准化改变了对象的实际体积，区域间的相对体积常常可以由非线性变形场的雅可比行列式（Jacobian determinant）得到（Luders et al.，2018；Studholme et al.，2004；Freeborough and Fox，1998；Machado and Gee，1998）。

雅可比行列式是一个数学概念，是由多变量函数的偏导数构成的矩阵（即雅可比矩阵）的行列式，用于描述多变量函数的局部伸缩变化。一个多维空间内的一个区域经过变换后，雅可比行列式的绝对值表示该区域面积（或体积）变化的比例。

如果一个变形场将三维空间的点(x_0, y_0, z_0)映射到另一个三维空间的等效点$(f_1 (x_0, y_0, z_0)$，$f_2 (x_0, y_0, z_0)$，$f_3 (x_0, y_0, z_0))$上，如果变换 f 可求微分，则对应的偏导数组成的矩阵就是该变换的雅可比矩阵，可以表示为如下形式（Ashburner and Ridgway，2015）：

$$J = \begin{bmatrix} \partial y_1 / \partial x_1 & \partial y_1 / \partial x_2 & \partial y_1 / \partial x_3 \\ \partial y_2 / \partial x_1 & \partial y_2 / \partial x_2 & \partial y_2 / \partial x_3 \\ \partial y_3 / \partial x_1 & \partial y_3 / \partial x_2 & \partial y_3 / \partial x_3 \end{bmatrix} \tag{9-8}$$

在各点取该矩阵的行列式（即雅可比行列式），可以编码各个点在变形前后其结构的相对体积。当雅可比行列式的绝对值大于 1 时，表示空间经过变换后，区域扩张了。当雅可比行列式的绝对值小于 1 时，表示空间经过变换后，区域被压缩了。

由雅可比矩阵衍生出了一些形态学测量方法，可以实现对大脑相对形状、大小的测量，如基于体素的形态学（voxel-based morphometry，VBM）分析和基于张量的形态学（tensor-based morphometry，TBM）分析。在一些研究中，需要识别大脑不同组织体积的个体间的差异，VBM分析可以在利用雅可比行列式的绝对值对变形的大脑组织体积进行校正，从而保留每种组织内体素的实际数量。而对于一些纵向追踪研究，受试者群体随时间的发展变化是研究的对象，TBM可以直接利用变形场的雅可比行列式量化脑局部组织的相对变化。例如，TBM 分析可以帮助我们捕捉胎儿大脑在产前的发育过程中的局部形态学变化（图 9-5）。

四、图像相似性及配准算法

图像的配准是一个动态优化的过程，其目标是将不同图像从各自的坐标系转换到一个共同的参考坐标系，以实现图像间的准确对齐。在基于灰度值的配准过程中，图像相似性度量扮演着重要的角色，它是调整变形参数的优化目标之一。不同的图像具有不同的特点和变换需求，因此需要确定不同的相似性度量方法和相应的优化算法。在配准的过程中，图像相似性度量用于评估变换后的图像与参考图像之间的相似程度，帮助确定参数的优化方向。配准优化算法根据相似性度量的结果，动态调整变形参数，以最大限度地提高图像的相似度。图像相似性度量和配准优化算法共同构成了配准过程中的关键环节。

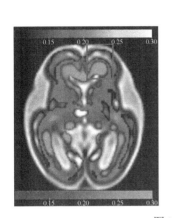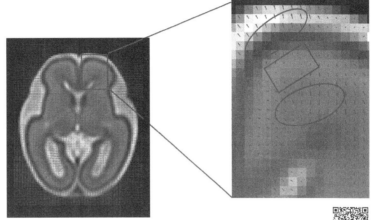

图 9-5　胎儿大脑从 23 孕周到 24 孕周的 TBM 分析

雅可比行列式图，行列式数值取对数，红色颜色条表示正值，蓝色颜色条表示负值（左）；
相应的位移场（中）；位移场的局部细节反映了局部体积的扩张、不变或萎缩（右）。
雅可比行列式的数值直接量化了大脑发育的局部组织变换

（一）图像的相似性度量

在图像配准中，选择合适的图像相似性度量是至关重要的，它直接影响了配准结果的准确性和稳健性。下面介绍一些常用的图像相似性度量方法。

1. 均方差

均方差（mean squared error，MSE）计算了两幅图像之间每个像素值的差的平方的平均值，其定义为

$$\text{MSE} = \frac{1}{N}\sum_{i=1}^{N}(I_1(i) - I_2(i))^2 \tag{9-9}$$

其中，$I_1(i)$ 与 $I_2(i)$ 分别为两幅图像中对应位置的像素灰度值；N 为图像的总像素数。MSE 越小表示两幅图像越相似。MSE 适用于同一个体连续采集的磁共振图像配准，也就是同个体在不同噪声水平下的磁共振图像。在理想情况下，配准后图像与目标参考图像完全吻合，此时图像完全对，MSE 为零。实际情况下，MSE 随着配准精确性的增加而降低，随着配准的完成最终稳定在一个较小的值。如果采集的图像之间仅有高斯噪声不同，那么均方差往往是最优度量。然而，MSE 对图像的灰度变化十分敏感，在进行 MSE 时需要去除无关组织以及在灰度上有显著变化的小病灶。

2. 标准化互相关系数

标准化互相关（normalized cross-correlation，NCC）系数是一种基于互相关的图像相似性度量方法，它考虑了两幅图像之间的灰度分布和位置关系，定义为

$$NCC = \frac{\sum\limits_{i=1}^{M}\sum\limits_{j=1}^{N}(I_1(i, j) - \mu_1)(I_2(i, j) - \mu_2)}{\sqrt{\sum\limits_{i=1}^{M}\sum\limits_{j=1}^{N}(I_1(i, j) - \mu_1)^2 \sum\limits_{i=1}^{M}\sum\limits_{j=1}^{N}(I_2(i, j) - \mu_2)^2}} \tag{9-10}$$

其中，μ_1 和 μ_2 分别表示两幅图像的平均灰度值；M 和 N 分别表示两幅图像的尺寸。标准化互相关的取值范围在 $-1 \sim 1$，1 表示完全匹配，-1 表示完全相反，0 表示无相关性。如果待配准的两幅图像的强度间存在线性相关关系，则 NCC 是理想的相似性度量。NCC 适用于同模态配准，如同一个体在不同时序采集图像配准，或是不同个体平均模板生成。与 MSE 类似，NCC 要求配准前对图像进行预处理以避免异常灰度值的影响。

3. 互信息

对于不同模态的成像，图像之间具有完全不同的灰度分布，因此 MSE 和 NCC 将不适合进行相似性度量。对于跨模态的配准，互信息（mutual information，MI）是一个很好的相似性度量指标，因为它基于的假设是当图像在几何上对齐时，体素灰度值在统计上的独立性是最大的，相对来说不依赖于实际的灰度值大小（图 9-6）。MI 是一种基于信息论的图像相似性度量方法，用于衡量两幅图像之间的统计依赖性，最早由 Viola（1997）提出，其定义为

$$MI = \sum_{i=1}^{M}\sum_{j=1}^{N}p(i, j)\lg\left(\frac{p(i, j)}{p(i)p(j)}\right) \tag{9-11}$$

其中，$p(i,j)$表示两幅图像中像素值 i 和 j 的联合概率；$p(i)$ 和 $p(j)$分别表示两幅图像中像素值为

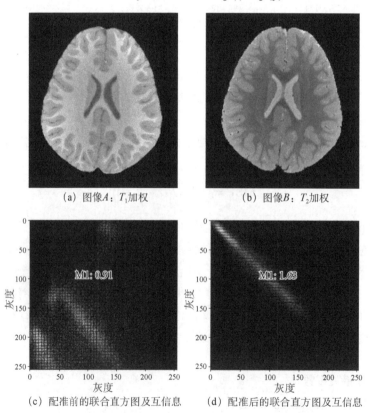

(a) 图像A：T_1加权　　　　　　(b) 图像B：T_2加权

(c) 配准前的联合直方图及互信息　　(d) 配准后的联合直方图及互信息

图 9-6　同一个受试者大脑的 T_1 加权图像和 T_2 加权图像

两幅图像配准后的联合概率分布变得更集中，MI 提高

i 和 j 的边缘概率；M 和 N 分别表示图像的灰度级数。互信息越大表示两幅图像的相关性越强。MI 适用于跨模态配准，如 T_1 加权图像和 T_2 加权图像，或是结构磁共振图像与扩散加权磁共振图像之间的互配准，其核心思想是通过计算两幅图像中像素灰度值的联合概率分布和边缘概率分布之间的信息量来评估它们的相似程度。

上述几种图像相似性度量方法各有特点，适用于不同的配准场景和应用需求。在选择图像相似性度量方法时，需要综合考虑图像特点、配准目标和计算效率等因素，以确保得到准确而可靠的配准结果。

（二）优化算法

图像配准中对于变换的参数寻优通常可以通过一些数值方法求解。优化过程通常是基于相似性度量的，但对于许多实际应用，选择一个能够迭代地找到亚体素精度的最优变换的优化算法，其重要性不亚于相似性度量的选择。

根据是否需要计算函数的导数（或梯度），优化方法可以分为两大类。

1. 仅需函数估计的方法

这类方法不需要计算函数的导数，因此适用于那些导数难以获得或计算成本高昂的情况。这些方法通常依赖于函数值的比较和迭代搜索策略来寻找最优解，如 Brent's 方法、单纯形法（simplex）、Powell's 方法。

2. 需要导数（或梯度）计算的方法

这类方法依赖于函数的一阶或二阶导数（梯度或 Hessian 矩阵）来指导搜索过程，通常能够提供更快的收敛速度和更高的精度，如共轭梯度（conjugate gradient）法和变尺度（variable metric）法。

每种方法都有其适用场景和优缺点，选择合适的方法通常取决于问题的具体性质，如函数的平滑度、问题的维度，以及对计算效率和精度的要求。

由于优化算法超出了本书的范畴，这里只介绍基于梯度下降法的优化算法。

$m×n$ 像素的图像 A 与图像 B 之间的变换 T 由一系列参数定义，这些参数构成的矩阵 p 是需要优化的对象。经过 p 定义的变换后，图像之间的相似性度量为 C，因此 C 是一个与 p 有关的函数。若相似性度量选取 MSE，则有如下相似性度量：

$$C(p) = \text{MSE} = \sum_m \sum_n (A(m, n) - B(T(m, n; p))^2) \tag{9-12}$$

C 对 p 的梯度可以推导为

$$\nabla C(p) = \frac{1}{N} \sum_m \sum_n -2(A(m, n) - B(T(m, n; p))) \frac{\partial B(T(m, n; p))}{\partial T} \frac{\partial T(m, n; p)}{\partial p} \tag{9-13}$$

在式（9-13）中，微分算子分别为图像 B 的梯度及变换 T 的梯度，通过分解方向的求导，可以直观地计算这两个梯度算子。而对于大多数不可以直接计算得到的梯度，可以更一般地表示为

$$\nabla C(A, B; p) = \left[\frac{\partial C}{\partial p_1}, \frac{\partial C}{\partial p_2}, \cdots, \frac{\partial C}{\partial p_M} \right] \tag{9-14}$$

和它的数值近似：

$$\frac{\partial C}{\partial p_i} \approx \frac{C(p_1, p_2, \cdots, p_i + \Delta p_i, \cdots, p_M) - C(\boldsymbol{p})}{\Delta p_i} \tag{9-15}$$

在得到下降的梯度后，就可以按照梯度方向进行下降。若步长表示为 η，则每一次更新参数的过程可以表示为

$$p_{t+1} = p_t - \eta \nabla C(\boldsymbol{A}, \boldsymbol{B}; \boldsymbol{p}) \tag{9-16}$$

在这一迭代的基础上，逐步更新形变参数，直至满足收敛条件（一般为相似性度量达到局部最优），则得到了一组最优的形变参数 $\boldsymbol{p}$，在此参数定义的变换后，两幅图像之间有最佳的相似性。

第二节　图　像　分　割

一、图像分割概述

图像分割是将图像划分成多个具有语义上相似特征的区域的过程，其目标是将图像的像素依据其特征划分到不同的区域，使同一区域内的像素特征表现出一致性，但不同区域间有明显不同。为实现这一目标，图像分割算法将待分割的图像作为输入，输出对图像中的每个像素所分配的标签，使得具有相同标签的像素被划分至同一区域。图像分割在图像处理中的主要作用是简化图像的表示形式，区域标签使图像具有了语义信息。此外，图像分割提取了图像中有明确意义的子区域，可用于进一步对图像的感兴趣区域（region of interest，ROI）进行分析。

在磁共振图像处理与分析中，图像分割通常用于划分组织、定位器官、分析病变区域的大小及位置等，为疾病的诊断、治疗方案的制订、临床研究等方面的需求都提供了重要的支持。早期的磁共振图像分割通过医生或研究人员识别并手动标注实现，这一方式的好处是具有较高的准确性，标注结果符合临床需要，且适用于各种类型的影像。但这一方式也存在耗时耗力、分割主观性强、成本高昂等不足。因此，随着磁共振的普及，磁共振图像自动分割的重要性不断上升。

磁共振图像的自动分割可以通过设计并应用数字图像处理算法实现。在实际运用中，由于大部分磁共振图像都是三维图像，但常用的数字图像处理算法都用于二维图像，因而时常采取以下两种方式：①取三维图像的切片逐一使用二维图像算法分割，最后将结果拼接；②将分割算法调整，使其可以用于三维图像。第一种方法可使用现有的数字图像分割算法，但不同切片的拼接可能导致结果的不连续；而第二种方法直接进行三维分割从而克服了连续性的问题，但计算量更大，限制了该分割算法的使用。

此外，也有许多专用于磁共振图像的处理软件，如 FSL（Jenkinson et al.，2012）、SPM12（Ashburner et al.，2014）、Freesurfer（Fischl，2012）等，都提供了自动分割程序。需要注意的是，图像分割算法大多会因噪声干扰而影响分割结果，因此在进行分割前，通常需要对磁共振图像进行去除伪影以及噪声、不均匀性校正、图像配准、重采样以及灰度值归一化等预处理。在完成磁共振图像的自动分割后，需对分割结果进行评估，可以将研究人员的手动分割结果作为"金标准"进行对比评估，也可采用模拟的方式，生成多种仿真图像以评估不同情况下的分

割结果。对于磁共振图像，还可以扫描仿人体模型（水模），获取真实扫描环境下的模拟图像以用于评估分割算法。

本节主要以结构磁共振图像（sMRI）为例进行分割算法的讲解。sMRI 大多以灰度图的形式保存，具有不连续性和相似性这两种基本性质。不连续性强调图像子区域间的边界存在明显变化，因此根据灰度的突变（如边缘）可将图像分割为多个区域，运用该性质的分割方法包括边缘检测和边缘连接。相似性是指灰度图同一子区域的特征表现出一致性，因此可以定义一致性评价准则，将图像分割为不同区域。基于这些性质，本节主要介绍基于阈值、边缘、区域和图谱的基础磁共振图像分割算法。

二、基于阈值的分割方法

基于阈值的分割方法根据图像像素的灰度值进行分割，其基本思想是计算获得一个或多个灰度阈值，将图像像素的灰度值与阈值比较，根据比较的结果将图中像素划分至对应的类别中。在单阈值的分割方法中，灰度值比较的过程可写为以下公式：

$$g(x, y) = \begin{cases} 1, & f(x, y) \geqslant T \\ 0, & f(x, y) < T \end{cases} \tag{9-17}$$

其中，$f(x, y)$ 为待分割图像中的灰度值；$g(x, y)$ 为比较所得的二值图像中的灰度值；T 为阈值。若存在多个阈值，则将灰度值介于数值上相邻的两阈值间的像素归于一类。由此可见，阈值法的关键是按照所设准则，求解最佳灰度阈值用于图像分割。根据图像灰度值比较时所用的阈值是否变化，可以分为以下两类阈值分割方法。

（一）全局阈值分割

在基于全局阈值的图像分割算法中，图像中所有像素都和同一阈值进行比较。该类算法多采用单阈值进行分割，单阈值的设置可以采用所有像素灰度值的平均值、中位数等。最为广泛使用的单阈值求解方式有迭代法和大津法。

迭代法阈值求解基于最小概率误判原则。由于单阈值法是对像素进行二分类，可以假设原图像由前景和背景两类像素组成。将图像的灰度值记作变量 x，阈值为 T，前景像素（即灰度值大于 T 的像素）的灰度分布记作 $p(x)$，前景像素个数占总像素的比例为 θ_1，背景像素的灰度分布记作 $q(x)$，占比记作 $\theta_2 = 1 - \theta_1$，则前景及背景分类错误的像素占比 F_1 和 F_2 分别为

$$F_1(T) = \theta_1 \int_T^\infty p(x)\mathrm{d}x, \quad F_2(T) = \theta_2 \int_0^T q(x)\mathrm{d}x \tag{9-18}$$

则使用阈值 T 分割时的像素分类错误率为

$$F(T) = F_1(T) + F_2(T) \tag{9-19}$$

若使 $F(T)$ 数值最小，其必要条件是其导数为零：

$$\frac{\partial F}{\partial T} = \theta_2 q(T) - \theta_1 p(T) = 0 \tag{9-20}$$

由于通常无法预知 $p(x)$ 及 $q(x)$ 分布，为便于计算，假设前景和背景像素占比各为 1/2，且遵从具有相同方差的正态分布，推算可得此时的阈值为 $T = \dfrac{\mu_q + \mu_p}{2}$，其中 μ_p 和 μ_q 分别为分布 $p(x)$ 和 $q(x)$ 的均值。

对最终分割所需阈值 T 的计算使用迭代法实现，具体流程如下：

（1）设置初始阈值 T_0 并用该值对图像进行阈值分割，得到前景、背景两组像素；

（2）分别计算此时属于前景、背景像素的灰度值平均值 m_1、m_2；

（3）更新分割阈值为 $T = \dfrac{1}{2}(m_1 + m_2)$；

（4）重复步骤（2）和（3），直至相邻两次计算所得阈值之差小于预定义的差值 ΔT 时停止迭代。

另一常用的阈值求解方法为大津法，单阈值分割将像素分为两类，因此两类像素灰度值的类间方差越大，划分效果越好。大津法就是通过最大化类间方差来实现分割目标的算法，其计算流程如下：

（1）获得图像的归一化灰度直方分布 $p_i = n_i/N$，n_i 是图像中灰度值为 i 的像素数，N 为像素总数，p_i 即灰度值为 i 的像素占比；

（2）计算图像的平均灰度，即 $m_G = \sum\limits_{i=0}^{N} i p_i$；

（3）计算灰度值为 $0\sim k$ 的像素的平均灰度值，即 $m(k) = \sum\limits_{i=0}^{k} i p_i$；

（4）对于灰度值 k，计算以 k 为阈值进行划分所得的前景、背景像素比例，即 $\mu(k) = \sum\limits_{i=0}^{k} p_i$，$\eta(k) = \sum\limits_{i=k+1}^{N} p_i$；

（5）计算以 k 为阈值时的类间方差，即 $\sigma^2(k) = \dfrac{\left[m_G \mu(k) - m(k) \right]^2}{\mu(k)\eta(k)}$，取该值最大时所对应的 k 为图像阈值。

迭代法和大津法在处理灰度直方图呈现为双峰的图像（以图 9-7 为例）时，计算所得阈值都应处于双峰间"波谷"位置（阈值3），在此位置进行阈值分割后便将双峰归入不同类别，同一区域像素灰度值的相似性，表现为在灰度直方图处于同一峰中。

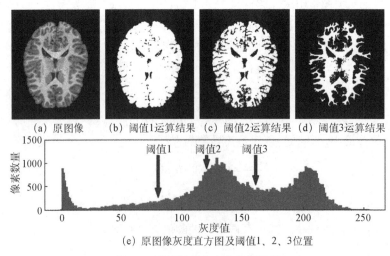

（a）原图像　（b）阈值1运算结果　（c）阈值2运算结果　（d）阈值3运算结果

（e）原图像灰度直方图及阈值1、2、3位置

图 9-7　不同阈值大小的分割效果

此外，将单阈值扩展到多阈值，可以将图像分割为更多类，但常用算法难以实现多阈值的

计算，通常依靠人为寻找灰度直方图中的"波谷"。大津法分割也可拓展至多阈值，但当阈值数量上升时将导致计算复杂度过高。

全局阈值分割法的优点是计算简单快速，但缺点是计算得到阈值后，分割的实现方式过于简单，导致对图像噪声敏感，且当前景和背景大小悬殊、灰度直方图呈现多峰等复杂情况时，分割效果不佳。

（二）可变阈值分割

当图像较为复杂时，单一的全局阈值难以适用于所有区域[图 9-8（b）]。可变阈值是值分割阈值根据不同像素而变化的算法，可以适应更加复杂的情况。一个简单的可变阈值分割的实现方式是将原图分为多个子图，对各子图单独应用全局阈值分割，最后将子图分割结果拼接[图 9-8（c）]。

此外，也可基于像素所在邻域的灰度值统计结果计算阈值，常见方法是对位于(x, y)位置的像素点，计算其邻域 S_{xy} 中像素灰度值的均值 m_{xy} 和方差 σ_{xy}，阈值通过使用公式 $T_{xy} = a + bm_{xy} + c\sigma_{xy}$ 计算得到（其中 a、b、c 为非负常数），其意义是根据周围像素的平均灰度和灰度的变化情况对像素进行分割，反映了像素灰度值在其邻域中的相对分布，实现可变阈值分割[图 9-8（d）]。

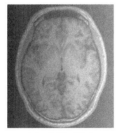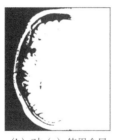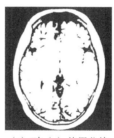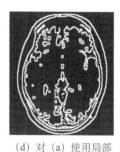

（a）背景不均匀　　　（b）对（a）使用全局　　　（c）对（a）使用分块　　　（d）对（a）使用局部
　　图像　　　　　　　　阈值分割结果　　　　　　阈值分割结果　　　　　　统计性质分割结果

图 9-8　不同阈值分割算法的效果

可变阈值分割相较于全局阈值分割，优点在于处理灰度分布不均衡的图像时具有更高的准确性和适应性；但可变阈值分割涉及更多的参数设置，调整更加困难，同时单阈值分割只能进行像素的二分类，因此分块进行阈值分割时，不同子图的分割结果可能无法拼接。

在实际使用中，当磁共振图像中不同组织的灰度值有明显差异时，可以考虑采用阈值法尝试进行图像分割。例如，脑影像中的灰质与白质、肿瘤与正常组织间的灰度值区别较大，此时使用阈值法便可较好地实现不同脑组织的分离。

三、基于边缘的分割方法

边缘是指图像中邻接区域边界线上的像素点的集合，是图像子区域间灰度特征不连续性的体现。图像边缘检测是图像分割中的常用方法，它的主要目标是识别出图像中灰度变化明显的像素点，这些点很可能是图像不同子区域间的边界，因此实施图像边缘的检测并将识别结果进行连接，便可以获得连续的子区域边界，从而实现图像分割。

点、线以及边缘都是图像中常见的不连续元素，为了检测其灰度值变化，可以对图像中相邻像素的灰度值进行一阶和二阶差分运算：

$$\frac{\partial f(x)}{\partial x} = f'(x) \approx \frac{f(x+1) - f(x-1)}{2}$$

$$\frac{\partial^2 f(x)}{\partial x^2} = f''(x) \approx f(x+1) - 2f(x) + f(x-1) \tag{9-21}$$

可见在灰度图中，对图中某一像素计算差分即计算其与周围像素的灰度值之差。属于同一区域的像素灰度值相近，计算所得的差分值较小；而边缘处像素将计算得到较大的差分值。为检测图像中的点、线及边缘，可以通过对图像进行差分运算，寻找计算结果大于一定值的像素实现。

差分运算的公式中没有说明邻域像素的选取方式，为了表示图像的差分操作，需要引入差分卷积核，将图像与差分卷积核进行卷积运算即可实现差分运算。不同的差分卷积核适用于不同的检测目标，需要根据目标性质而设计卷积核参数。

由图9-9可知，点所在像素计算二阶导数可得较大的结果值，因此点的检测通过二阶差分实现，在图像运算中对应拉普拉斯卷积核（图9-10）。拉普拉斯卷积核计算了像素在水平和垂直方向上的二阶差分值之和，其公式为

$$\nabla^2 f(x, y) = \nabla_x^2 f(x, y) + \nabla_y^2 f(x, y)$$

$$= f(x+1, y) + f(x-1, y) + f(x, y+1) + f(x, y-1) - 4f(x, y) \tag{9-22}$$

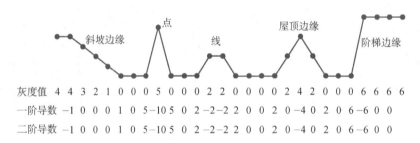

图9-9　灰度图中不连续元素的展示以及不连续元素计算一阶以及二阶差分的计算结果

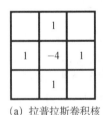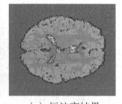

（a）拉普拉斯卷积核　　　　（b）原图像　　　　（c）标注高结果

图9-10　拉普拉斯卷积核标注图像高信号效果示意图

线的检测同样可以使用二阶差分完成，由于线所在位置两侧将存在正负峰，对二阶差分结果求绝对值，根据"双峰间隙"可定位图像中线的位置。此外，线在图像空间内有延伸方向，这使得若使用罗伯茨（Roberts）卷积核、普雷维特（Prewitt）卷积核等各向异性的一阶差分卷积核进行检测，会因角度原因影响检测结果（图9-11）。因此，若仅需提取某一角度的线，可以选取用于对应角度的卷积核进行检测。

边缘的定义更为复杂，常见的边缘有以下三类情况：阶梯状、斜坡状和屋顶状。坎尼边缘检测算法错误率低，检测的边缘点位于实际边缘的中心，且对于同一边缘不重复计入，因而是目前较为常用的边缘检测算法，其流程如下：

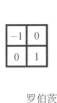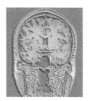

罗伯茨卷积核及卷积结果一　　　　　　罗伯茨卷积核及卷积结果二

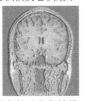

普雷维特卷积核及卷积结果一　　　　　　普雷维特卷积核及卷积结果二

图 9-11　不同卷积核及其对图像进行卷积运算后的效果

（1）对图像进行高斯滤波以减小噪声干扰，随后计算图像中各像素的一阶差分幅值和方向，分别为

$$M(x, y) = \sqrt{g_x^2 + g_y^2} \tag{9-23}$$

$$\alpha(x, y) = \arctan \frac{g_y}{g_x} \tag{9-24}$$

其中，$g_x(x, y) = f(x + 1, y) - f(x, y)$，$g_y(x, y) = f(x, y + 1) - f(x, y)$，分别指图像在$(x, y)$点水平及垂直方向的差分（也称为梯度）。

（2）为确定边缘，需将差分图中非局部极大值点置零。对图像中的每个像素，沿着其梯度方向 α 检查相邻像素，保留具有局部最大梯度幅值的像素并使其余像素置零。这样可以将边缘像素细化为单像素宽度，从而获得更准确的边缘位置。

（3）为减少干扰，坎尼算法定义了高低两个阈值。大于高阈值的像素为强边缘像素，大于低阈值但小于高阈值的点为弱边缘像素。强边缘像素被确定为边缘，弱边缘像素则被标记为可能属于边缘。

坎尼算法的边缘检测效果如图 9-12 所示。

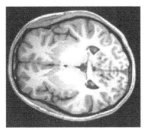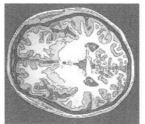

（a）原图像　　　　　　　　　（b）检测结果

图 9-12　坎尼算法边缘检测效果示意图

在边缘识别任务中，通常根据实际需要设计卷积核，通过阈值比较差分结果标记图像边缘。若需对多类目标检测，可以用不同的卷积核及阈值进行运算，将结果取并集。本部分的边缘检测算法最终都将获得与原图大小一致的二值图像，二值图像中值为 1 的点指原图像中该点被识别为边缘。

利用边缘检测进行图像分割是一种简单有效的方法，该方法可以敏锐地识别出图像的不连续特征，从而提取图像边缘。然而，基于边缘的分割方法对噪声和图像质量的敏感性高，且高度依赖于卷积核的选取。同时，局部差分的计算忽略了图像中的全局信息和语义内容，对于复杂图像的处理效果有限。此外，检测到的边缘通常需要根据具体情况，进行包括边缘连接、边缘细化以及边缘内区域标注等后续处理操作，最后才能获得完整的分割结果。

边缘检测在磁共振图像中可以用于标注不同组织的边界，从而获得图像中的感兴趣区域。例如，提取头部磁共振图像中的大脑与颅骨间的边界，进而实现颅骨分离并提取出脑图像。也可以利用边缘检测算法获得肿瘤、器官组织、血管等结构的边界，从图像中单独分离出这些待分析的部分，实现区域面积、组织体积以及血管直径等指标的计算。

四、基于区域的分割方法

基于区域的分割方法假设图像中同一子区域的像素具有高相似性，因此该类方法将设置相似性准则以衡量像素间的相似性，从而识别并提取图像中内部相似度高的子区域。

（一）区域生长法

区域生长法将图像中目标子区域周围相似的像素，不断合并加入该子区域，从而实现区域的"生长"。该方法可以提取出图像中具有相似特征的连通区域，实现图像的分割，其效果如图 9-13 所示。该方法首先选取一组"种子"像素点作为初始子区域，对于每个子区域，搜索其邻域中符合相似性准则的像素，将其加入该子区域，完成子区域的"生长"。随后不断重复搜索和加入的过程，直至该子区域的邻域内不存在符合准则的像素点，停止"生长"。

由其实现方式可见，区域生长法需要明确"种子"像素点的选取方式、"生长"过程中的搜索范围以及评估所用相似性准则。"种子"像素点的选取通常由人工进行选取，随机选择的方式可能无法提取目标区域；为保证结果区域的连通性，通常搜索范围为子区域内像素的 4-邻域或 8-邻域；相似性准则在灰度图中通常采用周围像素和"种子"像素的灰度值之差，以是否小于阈值为标准。

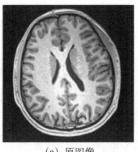
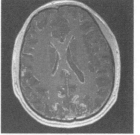

(a) 原图像　　　　　(b) 分割结果

图 9-13　区域生长法分割效果示意图

区域生长法的优点是思路简单，易于实现，且对噪声的适应性强。但是该方法往往需要人工设定种子点或编写搜索种子点的程序，同时若一致性标准设置简单，则对具有复杂边界或纹理的图像将可能导致过分割或区域断裂。

运用区域生长法时，需要保证待分割区域连通且灰度值相似，因此适用于磁共振图像中大脑白质等均一性较高的组织的提取。

（二）分水岭法

分水岭源自对水流现象的描述，自然环境中的水会自发地向地势更低处流动，直至到达局部最低点。当存在邻接的低谷时，它们的交界处将存在临界点，该点处的水流将等概率向周围的低谷流动，这些临界点称为分水岭。分水岭法将图像视为地形，灰度值对应地形中的海拔，通过寻找分水岭，可以获得低谷的外部轮廓以实现分割，其分割效果如图 9-14 所示。

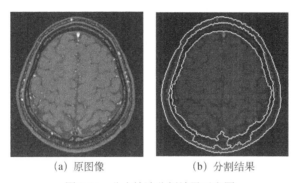

(a) 原图像　　　　　　(b) 分割结果

图 9-14　分水岭法分割效果示意图

分水岭法有多种实现方式，此处介绍基于形态学操作的分割方式。根据灰度图像的边缘不连续性和区域内相似性，可知分割后子区域内灰度值相近、区域间相差大，因此对图像做差分运算，得到的梯度图符合分水岭法的使用条件，因此首先使用差分卷积核计算得到梯度图，作为后续计算的输入。

为寻找分水岭，算法模拟地形中水不断上升淹没低谷的过程，寻找最后被淹没位置，也就是分水岭。模拟"水上升"的操作通过设置全局阈值从图像最小值逐步上升至最大值实现，每次阈值增加都标记图像中小于该阈值的像素点集，该点集在空间分布上通常为一个或多个连通集，如同水平面上升时，低谷处将首先汇聚水池。随着阈值的上升，图像中的剩余像素将不断被加入小于阈值的点集。每个像素在被加入时都要接受以下判断：若该像素可以被加入当前连通集则加入；若不能被加入当前的连通集，则标记为一个新的连通集；若可以加入多个连通集，则该点是多个低谷的邻接处，标记为分水岭。持续该过程直至阈值达到图像灰度最大值时停止。

分水岭法对微弱的边缘有着良好的响应，同时可以保证图像分割边缘的完整性，且在图像中存在多个低谷，在多层边缘需要提取的情况中尤为实用。在磁共振图像中，分水岭法常用于分割一些有较多沟壑的器官结构，如大脑皮质表面沟回结构的提取与分割。但图像中的噪声会使分水岭法产生过度分割的现象，需要在分割前对图像进行预处理，或使用基于标记的分水岭法以减少这一影响。另外，该方法的实施依赖于图像梯度，若图像灰度均匀则分割效果不佳。

（三）基于区域的分割结果评估

基于区域的分割算法可直接标注出分割区域。在评估指标中，对区域的常见评估指标有基于面积求解的戴斯（Dice）系数以及交并比（intersection over union，IoU）。

设真实的分割结果所得的子区域为 R_1，而待评估的分割结果得到子区域 R_2，$|R_1|$ 表示对 R_1 区域求面积。骰子系数计算两区域的交集区域与两区域面积之和的比值，其范围为 $0\sim1$，数值越大表明分割结果与实际区域的重叠部分越大，公式为

$$\text{Dice}(R_1, R_2) = \frac{2|R_1 \cap R_2|}{|R_1| + |R_2|} \tag{9-25}$$

交并比则计算两区域交集与两区域并集的比值，范围同样为 $0\sim1$，数值越大表示重合度越高，即分割的准确度越高，公式为

$$\text{IoU}(R_1, R_2) = \frac{|R_1 \cap R_2|}{|R_1 \cup R_2|} \tag{9-26}$$

在对分割算法进行评估时，应当考虑实际使用场景，判断分割所得面积和分割边界在使用时的实际意义，选择合适的衡量指标分析分割算法的执行情况。

五、基于图谱的分割方法

以上图像分割算法在较为简单的图像上有较好的分割结果，但当图像结构复杂、分割要求高时，对图像的分割则需通过引入额外先验信息的方式进行辅助。在医学影像中，借助图谱是常见的分割方式之一，图谱是联系组织空间位置与结构信息的"地图"，由标准化的图像和对该图像的标注组成（详见本章第四节）。通过将待分割图像配准至图谱中的图像，便可进一步利用图谱中的信息标注待分割图像，从而实现分割。

基于图谱的磁共振图像分割在颈部、心脏、前列腺等部位都有应用，但在大脑中得到最广泛的使用，因此本部分以脑影像为例，介绍部分基于图谱的分割方法。为实现分割，采用的图谱至少需要有用于映射的灰度图像以及与该灰度图像匹配的标注图像。而在分类上，常用的图谱有基于单一受试者生成的确定性图谱，该类图谱每个体素的标注是确定的；同时也有基于多个受试者统计获得的概率性图谱，不同受试者的组织间存在差异，因此对概率性图谱的标注是像素属于各组织的概率。

基于图谱的分割方法需要实现待分割图像和图谱图像间的映射，因此常用的分割方法有配准法、统计分割法以及轮廓变形法。统计分割法通常使用贝叶斯法，先验概率对应于对图像的空间相干性，条件概率则用于每个类别的图像强度，通过为体素分配类标签或通过估计体素内各种类型组织的相对量来解决分割问题。轮廓变形法更多用于图谱与待分割图像进行全局匹配后，进行近似局部变形以使图谱轮廓和目标轮廓更加接近。

最为常用的图谱分割方法是配准法，分割时首先计算一个变形场，通过此变形场将图谱与目标图像进行点对点的对应，然后便可使用此转换将图谱的结构标注投影到目标图像上，获得全局配准结果；之后通常会应用局部配准来进一步使得两个图像之间相似，此时由于已经进行了全局配准，对于目标图像中的模糊结构会有更好的估计。最后图谱分割将依据标注图像的不同，得到不同脑区的分割结果或各组织在大脑中的分布情况（图 9-15）。其具体操作和实现方法可参照实验章节（第十一章第六节）。

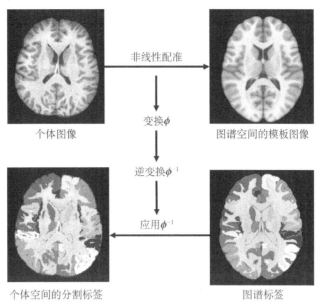

图谱空间的模板图像

个体图像

非线性配准

变换 ϕ

逆变换 ϕ^{-1}

应用 ϕ^{-1}

个体空间的分割标签

图谱标签

图 9-15　基于图谱的分割方法

第三节　图像特征提取

在完成图像分割后，通常需要对分割所得的感兴趣区域（ROI）进行表示和描述，以进一步提取图像中的特征用于后续分析。本节重点讲解常用图像特征的概念及量化方法，并简单介绍基于大量磁共振影像学特征进行影像组学分析的基本方法。

一、常用图像特征及其量化方法

（一）几何与形态学特征

一方面，可以通过描绘其边界的形态来量化一个 ROI 的特征，常见的指标有边界的长度、曲率形状数、统计矩等。另一方面，也可以描述整个 ROI 本身的形状、大小等几何特征，常用的测量值有 ROI 的体积、表面积、最大直径和有效直径等。另外，也可以通过与其他规则图形进行近似的方法，来表征一个区域或边界的形态学特征。例如，将一个 ROI 与其具有相同体积的球体之间的相似程度作为其形态学特征，如表面积与体积比、偏心度、球形度和紧实度等指标，用于描述 ROI 形状的规则程度。在医学磁共振图像中，良性肿瘤一般边界清晰，形状较为规整，而恶性肿瘤则反之，因此对于 ROI 形状规则程度的描述常用于表征肿瘤区域的形态，对区分良性与恶性肿瘤有一定的效用。

（二）拓扑特征

拓扑特征描绘的是图像中形状、结构和空间关系属性，描述了图像中对象的几何形状和拓扑结构，而不考虑它们的具体像素值、灰度级别以及距离度量的大小。例如，孔洞是指图形内部的空洞部分，其存在会影响对象的形状特征。另外，根据本章第二节中所述连通的改变，图像中的连通区域称为该图像的连通分量。基于这些基础的拓扑特征，可进一步计算得出一些拓扑特性，如欧拉数的基本定义为一个图形中连通分量的数量与孔洞数量的差值。使用欧拉数可以非常简单直观地解释多边形 ROI 的拓扑特征。图 9-16 展示了欧拉数分别为−1 和 0 的两个图形区域。

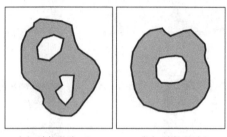

(a) 欧拉数为−1　　　　(b) 欧拉数为0

图 9-16　欧拉数分别为−1 和 0 的两个区域

这些拓扑特征对于图像的分析、识别、分类和特征提取都具有重要意义，尤其在计算机视觉、模式识别和图像分割等领域。通过提取和分析图像的拓扑特征，可以实现对图像内容的理解和解释，进而支持各种图像处理任务的实现。

（三）骨架

ROI 的形状结构可以通过将其简化成该区域的骨架，来实现相对简易的表达。这样的骨架通常代表了 ROI 的中心区域，既包含了图像的核心特征，又缩小了图像处理的范围，简化了数据分析的过程。一个区域的骨架可以用中轴变换来获得。对于一个区域中的某一个点，若它在该区域的边界上，有多个与其最接近的点，则认为该点是这个区域的骨架。

在脑部磁共振图像分析中，常会通过提取各向异性分数（fractional anisotropy，FA）值最高的区域作为白质纤维束的骨架，并在这些骨架区域内进行统计分析，如组间比较、回归分析等，称为基于白质纤维束骨架的空间统计（tract-based spatial statistics，TBSS）分析方法。该方法缩小了统计检验的空间范围，更有利于发现显著区域团块（如图 9-17 中的红色团块），对异常脑影像指标的检测具有较高的敏感度。

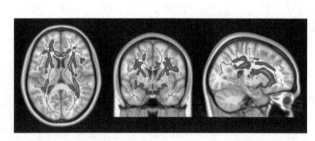

图 9-17　基于 TBSS 分析所得的显著性区域（红色）在大脑白质骨架（绿色）上的展示

（四）灰度分布特征

灰度分布特征又称直方图特征，描述图像信号强度的全局分布特征，可以通过计算图像灰度级直方图的统计矩来量化。例如，直方图的均值量化了 ROI 内的平均灰度，标准差则反映了像素中的灰度值偏离均值的程度，直方图的最小值、最大值和分位数则用于描述灰度水平的上下限以及将其划分为相应分位比例的数值。灰度直方图的熵描述了图像灰度分布的不确定性或混乱程度。熵值越高，表示图像灰度分布越分散、越不确定，信息越丰富多样，反之则表示其分布较为集中、越趋于单一，信息越简单。峰度描述了图像灰度分布的形状，以及图像的对比度信息。如果峰度值较高，则表示灰度分布的峰态较为陡峭，即灰度级别集中在某个或某些值周围，图像对比度较高，反之则表示图像灰度分布较为均匀，整体上呈现出较低的对比度。在图像处理中，灰度直方图的熵和峰度可以用于图像质量评估、图像分割、图像增强等工作中，指导相应的图像处理操作。

直方图的统计矩计算方法简单，且具有平移和旋转不变性，但它对精确的空间分布，如像素之间的位置关系等信息并不敏感，只能用于描述图像整体的灰度水平，包含宏观结构、微观结构和功能等多模态的磁共振图像信息，从多方面描绘生理组织，可以为后续分析提供多种对比度下的灰度特征，以更好地表征组织特性。

（五）空间纹理特征

仅凭灰度直方图特征，并不能描述像素间的相对位置信息，因此需要引入基于空间算子的纹理分析方法，用于表征 ROI 内的图像灰度在空间上周期性或非周期性的变化，或是图像灰度值之间存在的相互关系。对医学磁共振图像进行纹理分析，能够量化病灶区域内部的组织排列情况等复杂的生理学信息（Gnep et al.，2017）。灰度共生矩阵（gray level co-occurrence matrix，GLCM）是最常用的纹理特征矩阵之一（Haralick et al.，1973），其计算首先需要将图像的灰度分为 N 个等级，某一体素 i 与它相隔距离 d 的体素 j 为一对，它们的灰度值等级为(L_i, L_j)。对于整幅图像或是整个 ROI，统计每一种灰度值组合$\left(L_{i, i\in[1, N]}, L_{j, j\in[1, N]}\right)$出现的概率，由此可以获得大小为 $N\times N$ 的 GLCM。当距离参数 d 设为不同值时，可以获得不同的灰度共生矩阵，以表征不同尺度下的纹理特征。图 9-18 展示了当灰度等级 $N = 3$，距离参数 $d = 1$ 时灰度共生矩阵的计算过程。

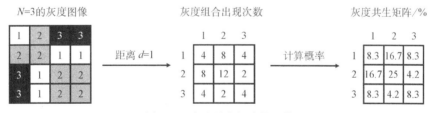

图 9-18　灰度共生矩阵的计算

其他纹理特征的度量矩阵还包括灰度相关矩阵（gray level dependence matrix，GLDM）、灰度区域大小矩阵（gray level size zone matrix，GLSZM）、灰度游程矩阵（gray level run length matrix，GLRLM）和邻域灰度差分矩阵（neighboring gray tone difference matrix，NGTDM）等。由于纹理特征矩阵本身通常是一个较大的矩阵，一般不能直接用于纹理特征的量化，一般会基于这些矩阵计算出能量、熵、对比度、相关性、逆向差分等测量指标（Nanni et al.，2013）。

（六）频域特征

除了在空间域描述图像特征，还可以通过一些变换来提取图像在频域上的特征。

例如，傅里叶频谱可以用于描述图像中的全局周期性。傅里叶变换（Fourier transform）将图像从空间域转换到频率域，获取图像的频谱信息。频谱中的低频部分通常包含图像的全局信息，而高频部分则对应图像的细节和纹理信息。可以通过提取频谱中的特定频率分量或者对频谱进行滤波来获取特征。结合前述纹理特征提取方法，还可以进一步对频域图像进行纹理分析，以获得更深层次的图像特征。

离散余弦变换（discrete cosine transform）在本质上是只包含实数部分的傅里叶变换。大多数图像的信号能量都集中在离散余弦变换后的低频部分，因此其频谱具有很强的能量集中特性，被常用于图像压缩领域。

小波变换（wavelet transform）与傅里叶变换相比，具有更好的时频局部化特性。按照傅里叶系数，图像可以被分解为不同频率的组合，而小波变换则可以按不同的系数将图像分解为不同尺度和方向的小波组合，从而提取图像在不同尺度和方向上的特征。

二、磁共振影像组学

从磁共振图像中提取的大量影像学特征，可以进一步用于影像组学分析。影像组学的概念最早由 Lambin 等（2012）提出，即高通量地从医学影像中提取海量特征。在随后的几年中，学者对影像组学的概念进行了拓展，指从医学影像中挖掘海量的定量影像特征，使用统计学和/或机器学习的方法，筛选有价值的影像组学特征，用于疾病的定性、肿瘤分级分期、疗效评估和预后预测等。

影像组学分析的基本流程如图 9-19 所示，其核心步骤就是在通过图像分割获得 ROI 后，从图像中提取特征，进行一定的筛选后来定量地表征 ROI 的属性，如病灶区域的形态学特征、灰度分布特征、纹理特征以及与其周围组织之间的关系等。常用的影像学特征提取工具有 PyRadiomics（https://pyradiomics.readthedocs.io）。随后，构建影像组学模型，将影像组学特征与临床信息进行拟合、分类，描述它们之间的关系，以达到判别临床结局或是疾病分型的效果。

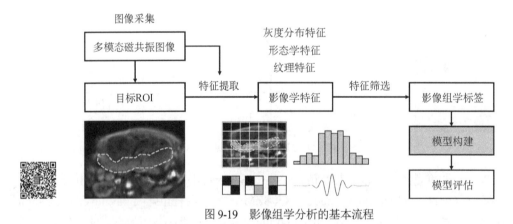

图 9-19　影像组学分析的基本流程

常见的影像组学算法模型如下。

1. 传统回归模型

在影像组学建模中，逻辑回归模型是最常用的有监督分类器。简单来说，可以将临床结局或分型等信息作为结局变量 Y，如肿瘤的良性与否、病灶区域的严重程度等。而基于磁共振影像提取的特征，如多模态磁共振成像指标、ROI 形态特征和纹理特征等则作为研究的自变量 X。另外，可以纳入协变量 C，如患者的性别、年龄、既往史等其他临床信息。回归模型将 X 和 C 作为输入而预测输出结局 Y，可以表示为 $Y \sim X + C$。

2. 聚类分析

聚类分析属于无监督的分类方法，它将数据集划分为子集，使子集内的个体彼此相似，而不同子集之间不相似。常见的聚类算法有 K-means 聚类算法、层次聚类算法、密度聚类算法等。以 K-means 聚类算法为例，它将数据集划分为 K 个子集，使每个样本到其所属类别中心的距离最小[图9-20（a）]。聚类分析的缺陷在于其产生的类别是未知的，可能无法很好地与临床问题进行对应。

3. 随机森林

随机森林（random forest，RF）是影像组学中常用的有监督机器学习分类方法，是一种以决策树为基的学习器（Speiser et al.，2019）。假设 RF 中有 N 棵树，每棵树通过随机采样的方式从训练数据集中获取了不同的训练样本集，即得到了不同个体的磁共振影像组学标签和临床信息。RF 中每一棵决策树的每个节点，随机选择包含多个影像特征的子集，选择出其中最优的用于节点划分。最终 N 棵决策树的预测结果将采用投票的方式进行结合，用于新样本的分类[图9-20（b）]。

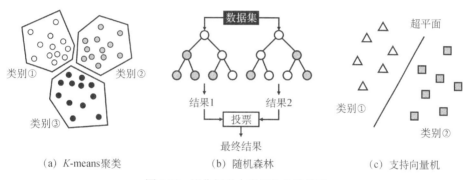

（a）K-means聚类　　（b）随机森林　　（c）支持向量机

图9-20　影像组学中常用的分类模型

4. 支持向量机

支持向量机（support vector machine，SVM）是另一种被广泛运用于影像组学分析的有监督学习算法，主要用于二分类问题。SVM 的基本原理是通过寻找一个超平面，来将带有不同影像组学标签的个体分为不同的类别[图9-20（c）]，以达到判别临床结局或是疾病分型的效果。

为了保证模型的可靠性，需要利用验证数据集对其预测性能进行评估。可靠的模型在训练集与验证集中应表现出统计学一致性。传统的评估手段有受试者工作特征（receiver operating characteristic，ROC）曲线及其曲线下面积（area under curve，AUC）、校准曲线和决策曲线等。影像组学质量评分（radiomics quality score，RQS）及其标准是近年来新提出的评估方法（Lambin et al.，2017），包含了图像质量控制、多次分割、特征筛选等 16 个项目，根据影像组学分析的必要步骤对模型的构建进行了评估，相比于前述几种传统的评价方法更有针对性。RQS 标准为预测模型的评估提供了全面、统一的标准，为提高影像组学研究中预测模型的实用性提供了重要帮助，也为相关研究提供了标准范式的参考。

磁共振影像组学已广泛应用于肿瘤学、心脏病学和精神病学等领域的疾病检测、分级和预后预测中。例如，影像组学方法通过提取心肌纹理等特征，对心肌异质性进行定量分析，从而应用于心肌梗死和非缺血性心肌病等的检测（Mancio et al.，2022；Baessler et al.，2018）。在精神病学中，磁共振影像组学还被成功应用于注意力缺陷多动障碍的检测和疾病亚型的划分任务中（Sun et al.，2018）。更有大量的研究证明磁共振影像组学在恶性脑肿瘤、头颈部癌、乳腺癌和前列腺癌等多种人体恶性肿瘤的临床检测中发挥了重要作用（Stanzione et al.，2020；Ye et al.，2020；Kniep et al.，2019；Jethanandani et al.，2018），影像组学已成为癌症决策的重要补充工具，还能根据肿瘤的图像特性提供患者生存的预测信息。

第四节　脑图谱生成方法

脑图谱是指在能够代表一类人群大脑平均形态的标准空间内，根据相对确定的结构、功能等信息，对大脑的不同区域进行划分和标记的图谱。较早的人类脑图谱通常由一个或多个大脑组织样本构建得来，这样的脑图谱通常能够表征大脑的解剖学形态，或是其他特定的特征。例如，最早涉及脑图谱构建与标记相关研究的是德国神经科学家科比尼安·布罗德曼（Korbinian Brodmann），他在 1909 年基于细胞结构初次绘制了人类大脑皮质分区图谱，后来又由其他研究者进行了更新（Economo and Koskinas，1925），将人类大脑皮质划分成每半球 52 个脑区，称为布罗德曼分区。这样的脑图谱揭示了重要的脑部解剖学信息，对早期神经科学研究提供了帮助，但由于其只由少量个体数据构建得来，包含的群体信息较少，缺乏个体间变异性的数据，且受到成像方法的限制，包含的信息较为单一。

基于磁共振成像，研究者可以利用大量个体的大脑图像，来构建相应人群的标准脑图谱。磁共振成像可无创获得活体脑部图像，因而描绘了更接近真实的脑部形态，包括扩散磁共振成像、功能磁共振成像、磁共振血管成像等多模态的成像方法，有助于揭示大脑的宏观结构、微观结构以及功能之间的复杂关系，也为构建包含多种信息的多模态脑图谱提供了可能性。这样的图谱能够将大脑结构进行三维的可视化，为神经解剖学、脑影像学研究提供了标准空间参照，也对个体图像的脑区分割和定量分析，以及脑部疾病的检测提供了重要帮助。本节重点介绍利用个体的脑部磁共振图像构建人脑标准图谱的基本流程。

一、获得标准空间的脑模板

构建代表某一人群大脑形态的图谱，一般需要收集该群体中大量的个体图像，以获得其群体特征。通常需要将所有个体图像配准到同一空间，称为标准空间，并将配准后的个体图像进行平均，以获得该人群的平均大脑模板。

下面以图 9-21 中的三例个体 I_i ($i=1, 2, 3$)为例，阐述获得其大脑图像的标准平均模板的基本流程。首先，以其中任意一例个体图像 I_1 为基准，将其他个体图像 I_i ($i=1, 2, 3$)利用非线性算法向其配准，获得每例个体配准后的图像 I_i'，以及它们的变换矩阵 ϕ_{i1}。将配准后的图像进行平均，获得第一幅平均图像 $\overline{I}_1$。同样，以其他每例个体为基准进行上述配准与平均，于是在每一个体空间中都可以得到一个平均图像 $\overline{I}_i$。前面的配准步骤都以某一个体为参照，由于个体差异，目前获得的 $\overline{I}_i$ ($i=1, 2, 3$)相互之间形态仍有明显差别。接下来，可以对每一幅平均图像施加所有个体变换矩阵的平均逆变换 $\overline{\phi}^{-1}$，这一操作将把偏向某一个体形态的脑图像校准到这五例个体的平均形状 $\overline{I}_i'$。将校准后的五幅图像再次进行平均，就可以获得初始的标准空间模板 T_0。

在进行图像平均的过程中，可以根据实际需求来对每例个体进行一定的加权。例如，当个体图像之间存在明显的图像质量差异时，为了获得更高质量的大脑模板，可以对图像质量较高的个体赋予更高的权重。当需要构建某一年龄人群的标准脑模板时，可以对最接近该年龄时间点的个体赋予最高的权重，而距离该时间点越远的个体权重越低。这样的加权方式常用于构建跨年龄阶段的时空脑图谱，常用的权重计算方法有核回归（kernel regression）等（Davis et al.，2010）。

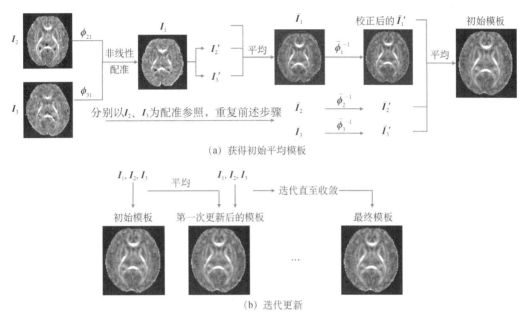

（a）获得初始平均模板

（b）迭代更新

图 9-21　由个体脑图像获得标准模板的基本流程

为了进一步提升配准精度，以获得更精确的平均模板，需要对上述获得的初始平均图像进行迭代更新。首先，将每一例个体的图像以模板为参照进行非线性配准，并将此次配准后的图像进行平均，以获得第一次更新后的标准模板。随后，重复上述步骤，更新标准模板直到收敛。理想情况下，这一标准模板代表着相应人群大脑的平均或是中间形态，它与所有个体图像的总相似程度是最高的。因此，模板的收敛可以通过个体图像 I_i (i=1, 2, 3)与模板之间的总均方根误差（root mean square error，RMSE）进行评判。当两次迭代之间的 RMSE 趋于平稳不再下降时，说明该模板已经相对稳定，达到收敛。

在实际中，针对不同的临床问题或应用场景，研究者利用不同人群的脑影像数据构建了各种类型的脑模板，以应对相应的研究或应用需求。例如，可以利用多个年龄段的数据，构建跨生命周期的时空脑图谱，用于描述脑发育、正常老龄化以及神经退行性改变等重要纵向生理过程（Chen et al.，2022；Xu et al.，2022）。另有研究者利用 1000 多例急性中风患者的脑部 dMRI 图像，根据其病灶分布，构建了首个公开的大脑动脉供血分布三维图谱，为相关研究提供了宝贵的资源（Liu et al.，2023a）。另外，在一些脑部疾病相关的研究中，研究者采用了构建脑图谱的方法，将大量患者的脑图像数据进行整合，形成一个表征该患者群体的平均图像空间，并将其与一些标准空间进行对应，以表征这些患者脑部的异常信息（Leow et al.，2005；Thompson et al.，2003；Cannon et al.，2002）。

二、脑图谱的分区和标记

在标准空间内对大脑解剖区域进行划分和定义，是脑图谱的重要功能。因此，在获得标准平均脑模板后，需要对其进行分区和标记，以完成脑图谱的构建。最早的人脑图谱分区，如布罗德曼脑图谱，基于人脑组织染色，根据细胞结构将大脑进行解剖分区。近年来，随着磁共振成像技术的出现与发展，对人类大脑进行无创、高分辨率成像成为可能，而基于磁共振图像信息进行脑区分割与标定，为脑图谱的绘制提供了新的方案。

（一）人工标记

人工标记法是指由具备专业神经解剖学知识和丰富经验的临床医生或其他专业人员，在脑图像中手动勾画出 ROI 的方法，如自动解剖标记（anatomical automatic labeling，AAL）脑图谱的绘制（Tzourio-Mazoyer et al.，2002），是在由蒙特利尔神经病学研究所（Montreal Neurological Institute，MNI）构建的标准人脑 T_1 加权模板上（Collins et al.，1998），手动勾画出大脑沟回，再根据这些位置和一定的先验知识逐层勾画各个脑区的边界，最终构成三维空间中的大脑解剖区域分割（图 9-22）。随着神经解剖学研究与脑影像学研究的不断深入，磁共振成像脑图谱所描绘的脑部结构也逐渐变得更加精细。在其 2019 年的更新中，AAL 脑图谱基于神经影像领域新出现的研究兴趣，增加了 26 个脑区的定义。

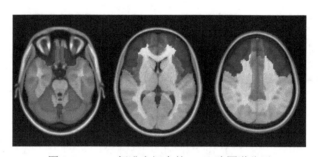

图 9-22　MNI 标准空间中的 AAL 脑图谱分区

手动划分获得的脑区分割精度较高，目前仍是脑图谱分区中主要的"金标准"。但该方法需要耗费大量的时间和人力资源，而且其分割结果的准确性很大程度上取决于个人经验和操作技术，可重复性较低。另外，在标准空间进行脑区的勾画无法表征脑区在不同个体之间的异质性。相比之下，在个体空间中完成脑区分割，再将其变换到标准空间进行叠加，以获得概率脑图谱的方法，一定程度上能够表征个体差异带来的不确定性（Freeborough and Fox，1998）。

（二）半自动划分法

半自动分区技术以人机交互的方式实现脑区的划分，巧妙地结合了计算机强大的数据处理能力和医学专家的知识经验，相较于人工划分的方法更加高效。此类方法通常以数据驱动的方式进行初步分割，如计算多模态磁共振图像的梯度，以识别一个或多个特征有显著变化的区域，作为潜在的脑区边界。随后，由神经解剖学专家根据已有的解剖学定义及相关经验，手动优化分割结果，以获得最终的脑图谱分区（Li et al.，2023；Glasser et al.，2016）。

（三）全自动的分割方法

随着人工智能在图像分割领域的发展与应用，一些基于机器学习、深度学习的全自动分割方法被运用到脑图谱的分区与标记中，最常用的是有监督的分类器训练。在事先获得部分个体的脑区分割作为训练集的条件下，以每个脑区的多模态磁共振影像特征作为输入，训练机器学习分类器，就可以用于新的、未标记的个体的脑区划分（Glasser et al.，2016）。与人工标记和半自动的方法相比，全自动分割方法不需要人工干预，可以排除人为主观因素的影响，可重复性高，效率高，因此是脑影像分割方法未来发展的重要方向。

（四）其他模态的脑图谱分区

磁共振成像技术及图像处理方法的不断更新换代，为脑图谱的构建提供了更丰富的多模态信息。约翰斯·霍普金斯大学利用扩散张量成像（diffusion tensor imaging，DTI）以及纤维束追踪的方法，构建了人脑白质纤维图谱（Wakana et al.，2004）。在全脑纤维束追踪的基础之上，利用聚类的方法，可以将形态、位置、拓扑结构比较接近的纤维划分为不同的白质区域，再由经验丰富的临床医生进行优化和标定，可以获得更为精细且适用性更强的白质纤维束分割图谱（Zhang et al.，2018）。另外，利用1000人的脑部静息态功能磁共振图像，Thomas Yeo等（2011）利用聚类的方法，将大脑皮质划分为7个功能区，被广泛运用于结构、功能连接网络相关的脑科学研究中。

第五节　脑网络分析方法

人脑是一个复杂的连接体。在微观层面，大量的神经元通过突触相互连接，构成了庞大的解剖连接网络，这种连接网络被认为是信号传递与信息加工的基础（Bullmore and Sporns，2009）。在宏观层面，大脑中多个功能单元相互作用、相互协调，共同构成网络组织，以实现人脑复杂的认知功能。因此，从网络的水平探究人脑的解剖结构和认知功能具有重要意义。磁共振成像技术的发展为脑网络研究提供了非侵入式的手段，并在脑发育（Power et al.，2010）、老化（Sala-Llonch et al.，2015）和神经精神疾病（Bassett et al.，2018）等领域得到了广泛的应用。

基于磁共振成像的脑网络可分为脑形态网络、脑结构网络和脑功能网络三种。脑形态网络通常基于结构磁共振成像（sMRI）实现，描述大脑不同区域的皮层形态相似性。脑结构网络则依托于扩散磁共振成像（dMRI），通过纤维束追踪技术测量白质纤维分布，反映了大脑内部的解剖连接情况。脑功能网络基于血氧水平依赖（BOLD）信号的脑功能成像技术，通过刻画脑区间BOLD信号的时间相关性来描绘静息状态或者多种任务状态下大脑皮质的同步激活模式。不同类型脑网络的构建和分析方法大体一致，其基本流程如图9-23所示。本节分别从脑网络的构建方法、后处理方法以及分析方法三个方面进行介绍。

一、脑网络的构建

在图论中，网络可以抽象为由节点和边构成的图，其中节点代表网络中的基本单元，边则表示节点之间的相互作用。图9-24给出了一个包含12个节点和20条边的图示例。

（一）节点的定义

构建脑网络的第一步是定义节点（node）。磁共振成像的分辨率通常在毫米级别，因此节点一般定义为宏观尺度下的不同脑区。由于大脑的分割尚没有统一标准，定义脑网络节点的方法也就多种多样（图 9-25）。

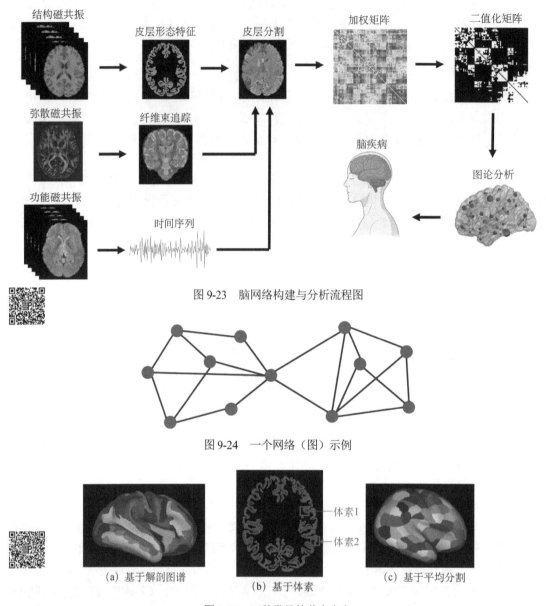

图 9-23 脑网络构建与分析流程图

图 9-24 一个网络（图）示例

(a) 基于解剖图谱　　　(b) 基于体素　　　(c) 基于平均分割

图 9-25 三种常见的节点定义

最常见的方法是将个体磁共振图像配准到先验解剖图谱上从而实现个体大脑的区域分割，常用的解剖图谱包括 Destrieux 图谱（Fischl et al.，2004）、Desikan-Killiany 图谱（Desikan et al.，2006）和 AAL 图谱（Tzourio-Mazoyer et al.，2002）等。这种节点定义方法简单易实现，而且节点数量不受个体大脑差异的影响。但其过于依赖先验图谱可能会丢失重要的连接信息，脑区的大小不一也可能会影响后续的网络分析。另一种方法直接将图像中的每个体素视为一个单独的节点，为人脑构建一个庞大的、高分辨率的连接网络，从而涵盖更多的连接信息。但该方法需要昂贵的计算成本，容易产生噪声，并且节点数量会受个体大脑差异的影响，进而明显地影响网络属性（van Wijk et al.，2010）。另外一种定义方法通过将个体大脑皮质以皮质表面积或皮质体积平均分割成不同的小块,以这些小块作为节点构建网络。该方法既可以避免先验图谱引入的偏差,同时也大大降低了计算成本。

（二）边的定义

网络中的节点可以通过边（edge）实现彼此之间的连接,边的强度表示两个节点间的连接强度。基于不同的磁共振成像模态,可以定义形态连接、结构连接和功能连接的边。

1. 基于形态连接的边

脑形态网络一般基于 sMRI 图像构建,通过计算皮层形态学特征（如皮层厚度、曲率及沟回深度和灰质体积等）的区域间相关性来估计形态连接强度（边）。进一步,边的计算可以分为组水平和个体水平两种方式。组水平是指在一组受试者群体中使用一种形态学特征计算脑区间的形态相似性,为每一组受试者群体建立一个受试者间协方差网络（He et al.,2007）。个体水平的方法则利用个体大脑皮质的多种形态学特征为每个节点构成特征向量,计算节点间特征向量的统计相关性从而为单个受试者建立网络（Seidlitz et al.,2018）。

2. 基于结构连接的边

最简单的结构连接（边）的定义方法是:直接将纤维束追踪所得的起点和终点在两个节点内部的纤维数量作为节点间的连接强度。需要注意的是,若在定义节点时脑区的大小不一致,则通常将纤维数量除以脑区体积来消除脑区大小的影响。有时也可以对纤维数量进行其他方式的加权,以量化一些特定的连接模式（Griffa et al.,2013）。例如,各向异性分数（FA）值可以反映神经元轴突的髓鞘化程度,而髓鞘使神经兴奋在沿神经纤维传导时速度加快,并保证其定向传导,因此 FA 加权的纤维数量作为结构连接强度能进一步反映脑区间的信息传输效率。

3. 基于功能连接的边

功能连接（边）通常定义为 BOLD 信号的时间序列在脑区间的统计相关性。相关性的测量方法可以分为两大类:线性方法和非线性方法。常用的线性方法主要包括皮尔逊相关（Power et al.,2011）、偏相关（Marrelec et al.,2006）和偏相干（Sun et al.,2004）,非线性方法主要包括互信息（Wang et al.,2015）和小波相关（Wang et al.,2013）等。

二、脑网络的后处理

为了避免图像处理与网络构建过程中引入的误差对后续分析造成影响,一般先对网络进行去噪。根据不同的研究目的,有时需要对网络进行标准化和二值化等后处理。

（一）去除伪连接

由于图像噪声的存在或是算法的缺陷,网络中会得到一部分伪连接。这些连接的强度通常较弱,因此可以通过设置适当的阈值将这些伪连接去除,避免它们对网络整体性质产生影响。

（二）标准化

皮尔逊相关系数在 0～1 范围内不服从正态分布,相关系数的绝对值越趋近于 1,概率越小。若网络的边由皮尔逊相关系数定义,则无法对不同的网络进行统计比较,通过费希尔 Z 变换（Fisher's Z transformation）对皮尔逊相关系数进行非线性修正（Fisher,1915）,使得其满足正态分布后可以进行比较。

网络的归一化是指将网络中的边限定在 0～1 范围内。在不同的纤维束追踪任务中,纤维数量的不同导致网络中边的强度也不同,这一操作解决了不同数量级的网络不具有可比性的问题。

（三）二值化

根据连接是否具有方向性，可将网络分为有向网络和无向网络。因为绝大多数脑网络的连接不存在因果关系，所以它们通常为无向网络。而根据连接强度的量化方式，又可将网络分为加权网络和二值网络。加权网络的分析过程需要更高的计算成本，一些研究为了简化分析将脑网络抽象成二值网络。二值化的过程就是将网络中的边设置成 0 或者 1 的过程，可以通过设置阈值或者稀疏度来实现。稀疏度是指网络中保留的边的数量占所有边的数量的比值。设置稀疏度的方法可以保证不同网络具有相同的网络密度，从而避免网络密度对拓扑属性的影响（van Wijk et al.，2010）。

三、脑网络的量化

（一）图论模型

图论（graph theory）模型为复杂脑网络的分析提供了有力的工具，网络拓扑可以通过多种图论属性来定量描述。通过比较这些图论属性，研究人员可以对脑发育、老化和神经精神疾病等进行辅助诊断。这些属性可以分为基本属性、网络整合（integration）、网络分离（segregation）、中心性和其他属性等，下面以无向网络为例介绍一些常用的拓扑属性。

1. 基本属性

度（degree）是节点连接强度的直接度量。二值网络中，节点 i 的度 k_i 定义为

$$k_i = \sum_{j \in N} a_{ij} \tag{9-27}$$

其中，N 是网络中节点的集合；a_{ij} 表示节点 i 和节点 j 的连接状态，$a_{ij} = 1$ 表示连接存在，$a_{ij} = 0$ 表示连接不存在。

加权网络中，节点 i 的度 k_i^w 定义为

$$k_i^w = \sum_{j \in N} w_{ij} \tag{9-28}$$

其中，w_{ij} 表示节点 i 和节点 j 之间的连接强度。若网络已经过归一化处理，则 w_{ij} 为 0 或 1。

最短路径长度（shortest path length）是一个节点到另一个节点的所有路径中最短的一条路径的长度，它量化了节点之间的信息传输速度。二值网络中，节点 i 到节点 j 的最短路径长度 d_{ij} 定义为

$$d_{ij} = \sum_{a_{uv} \in g_{i \leftrightarrow j}} a_{uv} \tag{9-29}$$

其中，$g_{i \leftrightarrow j}$ 是节点 i 和节点 j 之间的最短路径；u 和 v 是最短路径上的节点。

加权网络中，节点 i 到节点 j 的最短路径长度 d_{ij}^w 定义为

$$d_{ij}^w = \sum_{a_{uv} \in g_{i \leftrightarrow j}}^w f(w_{uv}) \tag{9-30}$$

其中，f 是边的连接强度与路径长度间的转换关系。

2. 网络整合

网络的整合性质反映了节点共同进行信息传输的能力，常用的量化指标有特征路径长度（characteristic path length）和全局效率（global efficiency）。

特征路径长度是所有节点对的平均最短路径长度。二值网络的特征路径长度 L 定义为

$$L = \frac{1}{n}\sum_{i\in N}L_i = \frac{1}{n}\sum_{i\in N}\frac{\sum_{j\in N, j\neq i}d_{ij}}{n-1} \qquad (9\text{-}31)$$

其中，n 是网络中节点的数量；L_i 是节点 i 的特征路径长度。

加权网络的特征路径长度 L^w 定义为

$$L^w = \frac{1}{n}\sum_{i\in N}L_i^w = \frac{1}{n}\sum_{i\in N}\frac{\sum_{j\in N, j\neq i}d_{ij}^w}{n-1} \qquad (9\text{-}32)$$

其中，L_i^w 是节点 i 的特征路径长度。

全局效率是网络中所有节点对的最短路径长度倒数的平均值。相比于特征路径长度，全局效率更适合描述包含孤立节点的网络的整合程度（Rubinov and Sporns，2010）。二值网络的全局效率 E 定义为

$$E = \frac{1}{n}\sum_{i\in N}E_i = \frac{1}{n}\sum_{i\in N}\frac{\sum_{j\in N, j\neq i}d_{ij}^{-1}}{n-1} \qquad (9\text{-}33)$$

其中，E_i 是节点 i 的效率。

加权网络的全局效率 E^w 定义为

$$E^w = \frac{1}{n}\sum_{i\in N}E_i^w = \frac{1}{n}\sum_{i\in N}\frac{\sum_{j\in N, j\neq i}(d_{ij}^w)^{-1}}{n-1} \qquad (9\text{-}34)$$

其中，E_i^w 是节点 i 的效率。

3. 网络分离

相应地，网络的分离性质反映了网络局部进行信息加工的能力，它与各部分特定的功能有关，可以用节点的集群系数（clustering coefficient）、局部效率（local efficiency）和网络的模块化（modularity）来衡量。

节点的集群系数，也称为聚类系数，衡量了其邻居节点之间的连接程度，网络的集群系数为所有节点集群系数的平均。二值网络的集群系数 C 定义为

$$C = \frac{1}{n}\sum_{i\in N}C_i = \frac{1}{n}\sum_{i\in N}\frac{\sum_{j, h\in N}a_{ij}a_{ih}a_{jh}}{k_i(k_i-1)} \qquad (9\text{-}35)$$

其中，C_i 是节点 i 的集群系数；节点 j 和节点 h 为节点 i 的邻居节点。

加权网络的集群系数为

$$C^w = \frac{1}{n}\sum_{i\in N}C_i^w = \frac{1}{n}\sum_{i\in N}\frac{\sum_{j, h\in N}(w_{ij}w_{ih}w_{jh})^{\frac{1}{3}}}{k_i(k_i-1)} \qquad (9\text{-}36)$$

其中，C_i^w 是节点 i 的集群系数。

节点的局部效率是其邻居节点构成的子图的效率。网络的局部效率为所有节点的局部效率的平均。二值网络的局部效率 E_{loc} 定义为

$$E_{\text{loc}} = \frac{1}{n}\sum_{i\in N}E_{\text{loc}, i} = \frac{1}{n}\sum_{i\in N}\frac{\sum_{j, h\in N, j\neq i}a_{ij}a_{ih}[d_{jh}(N_i)]^{-1}}{k_i(k_i-1)} \qquad (9\text{-}37)$$

其中，$E_{\text{loc},i}$ 是节点 i 的局部效率。加权网络的局部效率 E_{loc}^w 定义为

$$E_{\text{loc}}^w = \frac{1}{n}\sum_{i\in N} E_{\text{loc},i}^w = \frac{1}{2}\sum_{i\in N} \frac{\sum_{j,h\in N,\, j\neq i}(w_{ij}w_{ih}[d_{jh}^w(N_i)]^{-1})^{\frac{1}{3}}}{k_i(k_i-1)} \tag{9-38}$$

模块化衡量了网络可以被划分为互不重叠的模块的程度（Newman，2004），模块内部的节点之间具有密集的连接，而不同模块的节点之间具有稀疏的连接。二值网络的模块化 Q 定义为

$$Q = \sum_{u\in M}\left[e_{uu} - \left(\sum_{v\in M}e_{uv}\right)^2\right] \tag{9-39}$$

其中，M 为一组不重叠的模块；e_{uv} 为模块 u 与模块 v 的连接占网络中所有连接的比例（Newman，2004）。

加权网络的模块化 Q^w 定义为

$$Q^w = \frac{1}{l^w}\sum_{i,j\in N}\left(w_{ij} - \frac{k_i^w k_j^w}{l^w}\right)\delta_{m_i m_j} \tag{9-40}$$

其中，l^w 是网络中所有边之和，即 $l^w = \sum_{i,j\in N} w_{ij}$；$m_i$ 是包含节点 i 的模块，若 $m_i = m_j$，则 $\delta_{m_i m_j} = 1$，否则 $\delta_{m_i m_j} = 0$。

4. 中心性

中心性反映了节点在网络中的重要程度。一方面，节点的度从连接强度上反映了它在网络中的重要性。根据其他衡量标准，可以用中介中心性（betweenness centrality）和接近中心性（closeness centrality）来衡量节点的重要性。

中介中心性是网络中所有节点对的最短路径通过该节点的比例，从信息流的角度衡量节点的中心程度。二值网络中，节点 i 的中介中心性 b_i 定义为

$$b_i = \frac{1}{(N-1)(N-2)}\sum_{\substack{h,j\in N\\ h\neq j,\, h\neq i,\, j\neq i}} \frac{\rho_{hj}(i)}{\rho_{hj}} \tag{9-41}$$

其中，ρ_{hj} 是节点 h 和节点 j 之间最短路径的数目；$\rho_{hj}(i)$ 是节点 h 和 j 之间最短路径中通过节点 h 的数目。加权网络中，中介中心性的定义与二值网络相同。

接近中心性是节点到所有其他节点的平均最短路径长度的倒数，反映了节点与网络中其他节点的接近程度。二值网络中，节点 i 的接近中心性 L_i^{-1} 定义为

$$L_i^{-1} = \frac{N-1}{\sum_{j\in N,\, j\neq i} d_{ij}} \tag{9-42}$$

同样，在加权网络中将最短路径长度替换为加权最短路径即可。

5. 其他属性

一些网络有着更为复杂的拓扑属性，如小世界网络是一种明显比随机网络更聚集，但具有与随机网络大致相同的特征路径长度的网络，利用低布线成本实现高传输效率（Watts and Strogatz，1998）。小世界性（small-worldness）是用于量化网络是否属于小世界网络（small-world network）的指标，许多形态、结构和功能脑网络已经被证明具有小世界属性，其定义为

$$S = \frac{C/C_{\text{rand}}}{L/L_{\text{rand}}} \tag{9-43}$$

其中，C 和 L 是真实网络的集群系数和特征路径长度；C_{rand} 和 L_{rand} 是随机网络的集群系数和特征路径长度。

　　"富人俱乐部（rich-club）"是网络中的核心节点（hub node）比其他节点连接得更为紧密的现象，如图 9-26 所示。二值网络中，对于每一个节点度 k，"富人俱乐部"系数（rich-club coefficient）$\Phi(k)$ 定义为所有节点度大于 k 的节点构成的子图的实际连边数与所有可能连边数的比值（van den Heuvel and Sporns，2011）：

$$\Phi(k) = \frac{2E_{>k}}{N_{>k}(N_{>k}-1)} \tag{9-44}$$

其中，$N_{>k}$ 表示度大于 k 的节点的数目；$E_{>k}$ 表示度大于 k 的节点构成的子图的实际连边数。加权网络中，"富人俱乐部"系数 $\Phi^w(k)$ 定义为

$$\Phi^w(k) = \frac{W_{>k}}{\sum_{l=1}^{E_{>k}} w_l^{ranked}} \tag{9-45}$$

其中，$W_{>k}$ 表示度大于 k 的节点构成的子图中所有连边的和；$w_l^{ranked}(l \in [1, E_{>k}])$ 表示网络中所有边按照权重排序后得到的向量（van den Heuvel and Sporns，2011）。

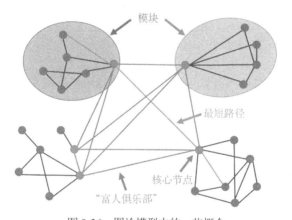

图 9-26　图论模型中的一些概念

（二）矩阵分解

　　除了利用图论模型对脑网络的拓扑结构进行定量分析，矩阵分解方法也被广泛应用于探究脑网络的组织架构，通过将复杂的连接模式分解成更简单、更易解释的成分，可以识别出影响脑网络连接的主要因素，从而更好地理解大脑的组织原则和信息传递模式。

1. 独立成分分析

　　独立成分分析（independent component analysis，ICA）是一种在给定的二维矩阵中检测统计独立成分的方法。在 fMRI 数据中，每个参与者的数据可以表示成大小为时间点数×体素数的矩阵，ICA 将其分解成两个矩阵：第一个矩阵包含每个独立成分的空间映射；第二个矩阵称为混合矩阵，对应于每个成分的时间动态。ICA 是一种数据驱动方法：没有关于种子区域的先验知识，而是使用复杂的数学工具来发现数据结构本身。通过将矩阵数据分解为一组相互独立的成分，从而解决混合信号的分离问题。应用 ICA 分析静息态功能磁共振成像数据，研究者发现人脑中存在多个内在功能网络，包括默认模式网络、突显网络和注意网络等（Thomas Yeo et al.，

2011）。这些子网络反映了大脑在静息状态下的活动模式，强调了认知加工中神经活动的联合性质，为理解神经疾病的发生机制等提供了重要帮助，在神经科学领域已经被广泛认可。

2. 非负矩阵分解

非负矩阵分解（non-negative matrix factorization，NMF）的基本思想可以简单描述为：对于任意给定的一个非负矩阵 V，NMF 算法能够寻找到一个非负矩阵 W 和一个非负矩阵 H，使它们的积为矩阵 V。非负矩阵分解的方法在保证矩阵非负性的同时能够减少数据量，相当于把 n 维的数据降到 r 维。NMF 是一种用于分解矩阵的无监督机器学习方法：它可用于特征的降维和提取，在磁共振成像数据分析、图像分析和信号处理等多个领域得到了广泛的应用。与主成分分析、独立成分分析和奇异值分解相比，NMF 可以在高维数据中捕获稳健可靠的非负的潜在结构差异，非常适合用于检测结构磁共振成像个体间的差异。

大脑白质在出生后经历着快速而复杂的发育和成熟，白质的髓鞘化能提高不同脑区间的信息传递效率，进一步有助于各种负责认知功能的实现。一项研究通过将非负矩阵分解应用于新生儿 T_2/T_1 图像上，描绘不同脑区白质髓鞘化的发育轨迹，揭示了婴儿时期大脑不同区域的协调成熟模式（Nazeri et al.，2022）。

思　考　题

1. 图像配准中不同的相似性度量有哪些？思考它们的实际适用场景。
2. 图像分割算法主要包括哪些？不同的分割方法各自适用于哪些情况？
3. 纹理分析的主要用途是什么？如何计算灰度共生矩阵？
4. 简述影像组学分析的主要步骤。
5. 如何通过图像配准和变换构建"多模态"的脑图谱？
6. 为什么特征路径长度反映了网络的整合程度，而集群系数反映了网络的分离程度？

第十章 深度学习在磁共振图像处理中的应用

前面章节介绍了传统磁共振图像后处理主要依赖滤波、对比度增强、边缘检测等传统技术，以及功能磁共振成像、扩散磁共振成像、T_1/T_2定量成像等特定模态的数据处理。随着人工智能（artificial intelligence）和深度学习（deep learning）技术的发展，磁共振图像后处理发生了革命性变化，特别是在图像分类、分割和融合等领域。强大的算法和大量数据提供了比传统方法更精确、更快速、更稳定的结果。

本章首先介绍深度学习的基本概念、基本结构和基本模型，进而从技术角度，按照模型输出结果由简单到复杂的顺序，介绍分类任务（诊断和图像质量判别、像素级分类的语义分割）和像素级连续变化（图像增强和融合）等人工智能方法在磁共振图像处理中的应用。需要指出的是，人工智能技术日新月异，其高速发展已经远超本章所能涵盖的内容。

第一节 深度学习基础

如何使计算机像人类一样思考，一直是计算机科学领域的重要研究议题。为了回答这个问题，在进入深度学习在磁共振图像处理中的应用之前，先简单介绍深度学习的主要特征，以及深度学习的一般流程。

一、深度学习的主要特征

临床诊断的过程是由医生主导的。为了让这一过程智能化，最初的想法是将尽量多的信息交给机器，特别是被人类加工过的信息，如人工从图像中提取的特征。

临床实践中，往往通过创建一个类似于字典、打分体系，或者类似"IF-ELSE"逻辑的结构体系完成病情诊断，这就是早期专家系统。例如，长期的临床经验发现肿瘤大小及其生长速率对病情的评估至关重要，因此医生将这两个指标作为肿瘤分级的标准。

这类人工制定的图像特征提取方法与判别标准是临床诊断的主要依据，并依然在临床中占据主导地位，但其存在如下缺陷。首先，此类特征的提取主要基于医生个人经验，因此容易受到医生主观判断和知识界限的限制；其次，医生难以从成千上万的病例中系统地总结出普遍性的特征；另外，这种基于实践的方法局限于对疾病直观的理解，如医生长期看到的是二维图像，因此难以归纳出肿瘤三维结构特征，更难理解多模态和高维特征。随着时间的推移，大量实践证明了专家系统的局限性。例如，IBM 公司提出的基于专家系统的乳腺诊断软件，在长期临床验证后被淘汰。

信息论的发展为深度学习奠定了数学基础。我们通常认为信息是传递或接收的消息或数据，但在信息论中，信息定义为事件发生的意外程度或不确定性。信息的这一特性可以被量化。例如，假设我们投一枚正常的硬币，出现正面和反面的概率各为0.5。此时，只需要用一个二进制的单位就可以记录这个信息，0代表正面而1代表背面。这一个二进制的单位就代表了这个事件的信息量是1bit。但如果有一个很特别的硬币，它的两面是一样的图案，那么当我们投硬币的时候将永远出现相同的结果，那这个事件就不需要记录，或者说记录这件事情需要0bit。这样我们可以衡量信息的多少，进而比较计算结果的信息含量，实现算法的优化。例如，当需要建立一个肿瘤患者的诊断模型（即患者是否生病，类似于硬币的两面），可以依此信息量化方法，计算模型诊断和医生诊断正确率之间的差异，进而通过优化算法，减小二者的差异（类似最小值求解），这样便可以训练出接近医生的模型。基于此，深度学习的过程被构造为一个描述样本信息分布或针对信息最优化的求解过程，这是深度学习的第一个主要特点。

深度学习的第二个主要特点是，由人工设计的图像特征提取方法转向通过深度学习方法来识别和提取图像的特征。举一个例子，在基于磁共振图像诊断肿瘤时，传统方法可能依赖于肿瘤大小、生长速度和肿瘤边缘的清晰程度等因素进行判断。如果发现一个患者有一个体积很大、生长很快、边缘不规则的肿瘤，那么该患者很有可能是恶性肿瘤患者。但临床评估时会往往遇到更为复杂的情况，如患者的肿瘤大但是生长不快，且不同医生对肿瘤边缘的评估也各有不同，因此诊断的结果难以直接确定。而深度学习则不基于预先设定的特征，主要通过过往患者的影像数据和病理解剖的"金标准"，建立一个数学模型，类似拟合曲线，将新的患者数据输入模型就可以给出判断。

深度学习的第三个主要特点是，从提取浅层特征发展为发现深层特征的意义。深度学习通过从数据中自动提取关键特征来替代人工定义的特征，并利用算法挖掘数据的分类特征。由于病情的复杂性，大部分特征分布是非线性的。近年来深度学习的一个关键进展是利用多次的简单线性表达联合激活函数来描述复杂的非线性过程。在上面的例子中，当对一个肿瘤患者进行诊断时，需要基于已有的患者数据建立判断肿瘤的标准。例如，已经进行了某种测量，如图10-1所示，深灰色的点代表患者，浅灰色的点代表健康人。当需要区分xy坐标系中的点时，就可以建立一个圆形的区域分离二者，但也可以建立一个新的空间，即在x、y轴之外建立第三个坐标轴表示点与原点之间的距离（深灰色）。那么在新的坐标轴上，可以很容易地找到一个数值或者超平面（深灰色虚线）使用简单线性方程区分这些点。在这里，第三个坐标轴也称为深度特征，常用于深度学习模型。

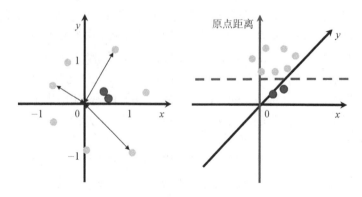

图10-1　浅层特征和深层特征

二、网络的基本单元

在不同的磁共振图像处理任务中，会使用类似的深度学习模型。本节首先介绍构成模型的基本单元，进而讲解由这些单元构成的基础模型。目前医学图像处理中的大部分模型都是在基础模型上修改或者演变产生的。

（一）神经元连接

深度学习中最基本的单元由神经学家 Warren S. McCulloch 和计算机学家 Walter Pitts，在受到生物大脑结构的启发下设计，通过模拟人脑中的神经元来实现信息的处理。在人脑中，神经元由细胞体、树突、轴突构成。树突接收来自其他神经元的信号，而轴突则负责传递信号到其他神经元。在神经元模型中，单个单元的输入 x 模仿生物树突接收来自其他神经元输出的功能；每个输入都会被赋予一个权重 w，这描述了某些连接比其他更重要，类似树突和突触之间的信号强度（图 10-2），可以表达成如下形式：

$$xw + w_0 \tag{10-1}$$

（二）激活函数

加权和通过一个激活函数进行处理，以决定该节点是否激活，并产出相应的输出。这一步类似于生物系统中细胞膜电位达到阈值以上才触发动作电位的现象。如果上面的神经元连接的结果为 y，则神经元可以表示为

$$y = xw + w_0 \tag{10-2}$$

神经元模型通过激活函数来近似非线性过程。早期的网络中使用双曲正切函数（tanh）等作为激活函数，但近期的研究中多用整流线性单位（rectified linear unit，ReLU）函数进行激发（Agarap，2018），其形式如下：

$$h(y) = \max(y,0) \tag{10-3}$$

即当输入值为正值时，返回原有值，当输入值为负值时返回 0。进而在此基础上发展出其他激活函数，如 pReLU、leaky ReLU 等。

（三）神经元模型

当神经元有多个输入（如 i 个），以及加权输入值被累加起来时，类似于不同突触的信号被汇总，最后再经过激发[$h(y)$]，这就构成了一个完整的神经元。

$$z = h(y) = h\left(\sum_i x_i w_i\right) \tag{10-4}$$

这种简化版模型能够捕捉输入与输出之间的非线性关系，并且通过调整权重（即学习过程），使得神经元能够完成各种复杂的任务，如分类、回归等。

（四）全连接层

一个神经元的输出 y 或者 y 的激活函数 z，可能同时连接到多个下游神经元，彼此形成网络。一层这样的网络称为全连接网络（dense net）或全连接层（fully connected layer，FC layer），如图 10-2 所示。

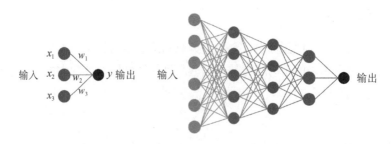

图 10-2　神经元结构和全连接网络

（五）卷积层

全连接层是最基础的神经网络结构，其中网络中的每个神经元都与前一层的所有神经元相连接。这种设计简单直观，但在处理医学图像时面临参数数量庞大、图像空间结构信息（像素邻域）损失等问题。卷积层（convolutional layer）类似于图像处理中的图像域滤波的卷积核，其操作如图 10-3 所示，但这里的卷积核是通过深度学习设定的。这种设计相对全连接层大大减少了参数量，提高了图像信息的利用率。以卷积层为基础，发展出了图像领域广泛使用的卷积神经网络（convolutional neural network，CNN）。经典的 CNN LeNet（LeCun，1998），被用于手写数字识别，也是 CNN 入门最常用的网络。

（六）池化层

池化层（pooling layer）可以看成一类特殊的卷积层，主要用于减小数据的空间尺寸，从而减小网络中参数的数量和计算量，同时也有助于抑制过拟合。最大池化（max pooling）操作如图 10-3 所示，通过池化操作，可以在保留重要信息的同时，提取出图像的特征并降低对位置的敏感度。常用的池化包括：最大池化，选取区域最大值作为该区域池化后的输出；平均池化（average pooling），计算每个区域中所有像素的平均值作为输出。

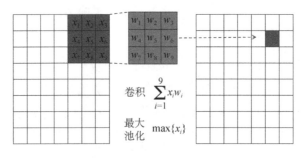

图 10-3　卷积层和最大池化层

（七）标准化层

标准化层（normalization layer）一般通过归一化，使数据具有更稳定和规范的分布，可以防止梯度消失或梯度爆炸，并能够使模型收敛更加快速。常用的标准化包括：批量标准化（batch normalization），对整个批次（batch）数据进行均值为 0、标准差为 1 的标准化处理；层归一化（layer normalization），对单个样本中所有特征进行标准化；实例归一化（instance normalization），在每个样本上独立地进行归一化。

（八）跳连接

跳连接（skip connection）通过在神经网络中直接将某一层的输出连接到后面几层之后的某一层（He et al.，2016），这样做可以使得网络中的信息能够跨越多个层次直接传播，用于解决深层网络中的梯度消失和梯度爆炸问题，从而允许训练更深的神经网络。跳连接作为基本单元使用的经典例子是残差网络（ResNet）。

三、基础网络

基于上述网络基本单元，可以进一步构建基本网络。深度学习的理论仍在发展和建立，因此很多网络设计（architect）基于经验和尝试。这些设计可能包括：①网络中的基本单元的参数设置，如为什么卷积核使用 3×3 而不是 7×7、全连接为什么使用 512 神经元而不是更多、跳连接为什么连接这两个单元等；②训练参数的设置，如为什么输入大小设置为 64×64、学习速率设置为 1×10⁻⁴ 等；③训练策略的设置，如什么时候做数据增强、做多少数据增强等。上述这些不能在模型训练过程中学习的参数称为超参数，如何选取超参数并没有完善的理论支持，模型训练的过程很大一部分工作是在人工优化超参数。本节主要介绍模型的经典结构，现阶段仅认为超参数是依据经验选取的。

（一）VGG

VGG（visual geometry group）模型是由牛津大学计算机视觉组提出的一种经典的深度卷积神经网络模型（图 10-4），其在图像分类等任务中表现出色（Simonyan and Zisserman，2015）。VGG 的网络结构简单，主要由堆叠的卷积层和池化层组成，具体包含数个卷积层块，每个卷积层块中的卷积层个数逐渐增加，同时采用池化层进行空间降维，最后通过全连接层进行分类。

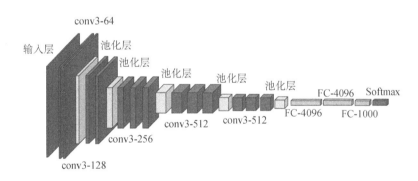

图 10-4　VGG 网络结构图（Softmax 指归一化指数激活函数）

VGG 的设计理念在于通过增加网络深度，捕捉更丰富的图像特征，从而提高分类和定位的准确性。通过堆叠多个小尺寸（如 3×3）的卷积核和固定的 2×2 池化核，多层全连接层可以增加网络深度，网络能够更好地捕捉特征的多样性和局部关联性，提高了模型的感知能力。此外，小卷积核相较于大卷积核，大大减少了网络参数，有助于避免过拟合的问题，使得 VGG 更具泛化性。VGG 通常采用小尺寸的 3×3 卷积核。

卷积核专注于扩大通道数、池化专注于缩小宽和高，使得模型架构上更深更宽的同时，计算量的增加放缓。从卷积操作的视角，可以更直观地看到特征图经历的变化过程。特征图的深度（通道数）随着每个卷积组的操作而逐渐增加，又随池化操作逐渐忽略局部信息，宽度和高度在每个池化层中减小 50%。最后，局部信息逐渐被压缩并分摊到通道层级，形成高维的特征图。

VGG 最后存在三个全连接层，网络逐渐将最终的特征信息从 7×7×512 的维度映射到 4096 维度，然后进一步映射到最终的分类数 1000，将这些特征图的信息压缩到相对较低的维度，为最终分类器提供输入。这使得 VGG 的参数空间相比于其他网络变得相当巨大。所以，测试阶段 VGG 使用 1×1 卷积核来替换全连接层测试阶段将训练阶段的三个全连接层替换为三个卷积，测试重用训练时的参数，使得测试得到的全卷积网络因为没有全连接的限制，可以接收任意宽或高的输入。

在磁共振图像处理中，VGG 模型被广泛用于图像特征提取和疾病诊断。通过在预训练的 VGG 模型上进行微调，适应于特定的磁共振图像数据集。VGG 模型在图像分类、分割和检测等任务中展现出良好的性能，其深层次的网络结构有助于捕获图像中的复杂特征。

（二）Unet

Unet 网络由瑞士大学的研究团队于 2015 年提出，旨在解决医学图像分割任务中的像素级别标记问题（Ronneberger et al.，2015），其特点在于采用对称的编码器-解码器结构（图 10-5），在医学图像领域中取得了显著的成功，常用于磁共振图像分割任务。该网络结构采用编码器-解码器结构，其中编码器用于捕获图像的上下文信息，而解码器则用于还原高分辨率的特征图，实现对图像的精准分割。此外，Unet 结构作为基础网络，常被用于 GAN、Diffusion 等网络中。

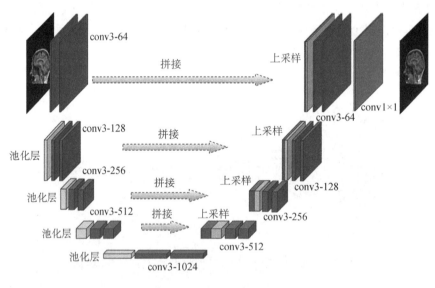

图 10-5　Unet 网络结构图

Unet 网络结构主要包括编码器和解码器两部分，左边是编码器部分，由卷积层和池化层交替堆叠而成，通过卷积和下采样来逐渐减小图像的空间尺寸，提取一些浅显的特征。右边是解码器部分，通过卷积和上采样来提取更深层次的特征。解码器中，采用反卷积层和跳跃连接（skip connection）的方式，将编码器中的上采样特征与原始输入进行融合，结合浅层次和深层次的特征，从而实现更准确的分割。由于网络的整体结构形似大写的英文字母 U，所以称为 Unet。

Unet 跳跃连接部分的特征融合方式，相比于常见的对应点相加，Unet 采用了拼接（concat）

的方式将不同层次的特征融合在了一起，体现为在通道数这一维度拼接融合，又因为特征图的通道数仅与卷积核的数量相关，这一维度的数值可以在后续的卷积操作中方便地进行控制。Unet 一般的经验是使用 5 个池化层提取不同尺度的图像特征，并且在之后将特征融合贯穿整个网络，4 次特征融合的过程融合了多尺度的丰富信息，避免了浅层特征的丢失，轮廓信息的保留也使 Unet 拥有优秀的泛化性。

在磁共振图像处理中，Unet 网络广泛用于器官分割、病变检测和疾病诊断等任务。此外，Unet 网络在处理较小数据集时仍能表现出色，需要样本少，有优秀的泛化性，对医学图像处理领域尤为重要。

总体来说，Unet 网络的优势主要在于其对图像进行端到端的像素级别分割，能够保留更多的细节信息。采用跳跃连接的结构有助于避免信息丢失，同时获取浅层特征和深层特征，并提高网络对局部特征的感知能力。此外，Unet 网络的模型参数较少，训练相对迅速，对于医学图像处理中的实时应用具有一定的优势。

（三）GAN

生成对抗网络（generative adversarial network，GAN）是深度学习领域一种特别的生成模型（Goodfellow et al.，2014）。GAN 的主要创新是在网络训练方面提出了全新的方式。GAN 的主体部分由一个生成器和一个判别器构成，其核心思想是通过对抗训练的方式生成符合真实样本分布的虚假样本，检验学习到的分布规律的正确性。在磁共振图像处理领域，GAN 的应用包括图像增强、数据合成及病灶生成等。

GAN 的设计理念便是让生成器（generator，G）和判别器（discriminator，D）以对抗的形式训练，以博弈的方式来让 G 提升自身生成样本的真实程度，混淆 D 的判断，从而使生成的样本越来越难以被 D 区分，于是认为 G 学习到了真实样本生成的规律。

从设计理念出发，GAN 中 G 部分的任务如下：首先，学习训练集中真实数据的分布特征；然后，改变随机噪声的分布，找到其与真实数据分布间的映射，将随机噪声通过映射转化为贴合从训练数据中学习到的分布规律的虚假数据；最后，D 评估输入数据是否是 G 生成的虚假数据，并将反馈信息传递给 G 以便其根据这些信息调整学习到的规律，使之更趋近于真实的分布。两个网络交替训练，D 识别虚假数据的能力越来越强，G 生成虚假数据的能力也大大提升，直到 G 与 D 的能力达到某种平衡，G 可以将噪声数据输出为符合真实数据分布的虚假样本，而 D 难以做出正确的判断。

GAN 的这种对抗性训练机制，推动了图像质量的进一步优化。正如前文提到的，GAN 的设计理念是以博弈的方式来让 G 学习到真实样本生成的规律，其灵感正是来源于博弈论中的零和博弈思想。G 和 D 间以对抗方式进行提升这一流程，本质上就是一个零和博弈问题。G 通过随机噪声生成图像，D 评估该图像为真实图像的概率，判断图像是否是 G 按照学习到的分布生成的虚假图像，两方是严格竞争关系。当 D 无法有效区别真实图像与 G 生成的虚假图像时，GAN 达到收敛，G 切实地学习到了真实数据的分布。GAN 模型结构如图 10-6 所示。

如图 10-6 所示，一个形象的解释是 GAN 中的 G 如同是"试图生产和使用假币的造假团伙"，而 D 就是"检测假币的警察"。G 的目标是骗过 D，不被发现；而 D 则要更加精准地评断，不被欺骗。在经过交替优化训练后，两个模型都能得到提升，最终目标是获得高质量的生成模型，其生成的产品在真品与赝品之间难以区分。

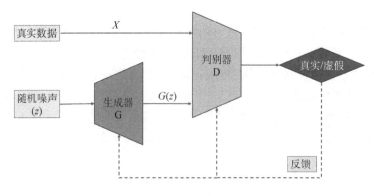

图 10-6　GAN 模型结构

GAN 的另一个特点在于训练方法。传统的深度学习模型在模型建立的同时，已经拟定了数据映射的方式，训练是在调整映射使用的参数；而 GAN 要找出的是从噪声到训练样本的分布规律，这些分布参数不再具有传统概率统计上的意义，更像是一个黑盒。训练时，先训练 D，提升其鉴别虚假样本的能力。在更新 D 时，G 的参数是固定的。而后训练 G，引导其骗过经过改进的 D。同样，在更新 G 时，D 的参数是固定的。由于训练过程中的虚假样本来源于生成，GAN 显然具有自监督学习的特点。这一特点让 GAN 在应用中，不必在获取标记上花费太多成本和时间，对于获取准确真值较为困难的医学图像处理领域很有利。

在磁共振图像处理中，卷积神经网络（CNN）常被应用为 GAN 中组件的基本结构。GAN 由于特殊的训练方法和网络结构，在磁共振图像增强的任务中表现尤其卓越。GAN 可以通过学习数据分布，从低质量的图像生成更高质量、更清晰的图像，满足诊断对高分辨率的要求。这使 GAN 在提高图像质量的方面得到了广泛的应用，包括压缩成像采集时间、通过 GAN 生成高质量图像、使用低分辨率图像生成高分辨率图像等。一个典型的应用是通过 GAN 改善图像的视觉效果，从而提高医生对图像的诊断准确性。

此外，磁共振图像处理中，数据量的不足是一个常见问题。GAN 的另一个意义便在于数据增强。通过学习真实数据的分布，GAN 能够生成具有相似特征的合成数据，从而扩充训练数据，提高深度学习模型的泛化能力。更加大量的训练数据，是在医学图像处理中建立更加准确、健壮的模型的基础与保障，有着重要的意义。

GAN 还可以用于生成模拟的病灶，有助于医生培训和不同病理条件下的疾病研究。通过生成具有特定病变特征的图像的方式，让医生得以更好地理解和识别不同病理条件下的疾病图像，有利于提高疾病的诊断准确性。

总体来说，GAN 在磁共振图像处理中的优势主要体现在其对数据分布的学习能力上，能够生成逼真的图像，有效提高图像的质量。另外，在网络训练上，GAN 采用无监督学习，在获取准确标签和真值成本巨大的医学图像处理领域有着独特的优势。同时，GAN 也存在部分局限性。例如，GAN 的收敛不同于经典的神经网络，梯度下降法并不能稳定地抵达均衡点。这是由它的设计理念决定的，梯度下降并不能稳定求解零和博弈这一问题。所以，GAN 需要精细的调参和较长的训练时间，同时需要防止模型生成过度拟合的伪样本。而且 GAN 的可解释性较差，G 所学习到的分布规律不能独立地可视化输出。

（四）Transformer

Transformer 同前文介绍的 Unet 一样，采用了编码器-解码器架构，是一个应用在自然语言处理和计算机视觉领域性能优异的模型。Transformer 模型最初在 2017 年被提出（Vaswani et al.，2017），其诞生是用于更好地解决自然语言处理中的机器翻译任务。

人眼在观察事物时会注意事物包含重要信息的特定位置，如在交谈时会主要看对方的脸部。依据这一思想，深度学习算法中提出了注意力机制，即通过训练引入对特征的权重，这样重要的信息获得更大的权重，从而更被关注。在传统的长短时记忆（long short term memory，LSTM）网络中，门控起到类似注意力的作用，门控可以被理解为权重是 0 或 1 的硬注意力机制。进而，有算法提出了加权的软注意力机制，如可以全局加权、通道加权、空间加权等。

Transformer 在此基础上引入了自注意力机制。假设关键信息为 K（Key），另一条关键信息为 Q（Query），K 和 Q 可以想象为对一系列关键信息点的权重，如输入认为第一条信息很重要，所以权重 K 接近 1，但 Q 认为第一条信息不重要，所以权重接近 0。当 K 和 Q 两者的信息一致（或）通过模型训练过程，那么某一条信息是否重要可以通过它们的内积 $Q^{\mathrm{T}}K$ 计算，进而得到的权重（$Q^{\mathrm{T}}K$ 的尺度调整和 Softmax）再乘以 V，就可以得到最后的结果。在图像处理中类似的方式被用于自注意力机制。当输入的图像 X 的一个图像区域为 x_i 时，那么哪些位置更为重要呢？这一过程可以简单地类比为找到图像块间的关联性，可以定义图像的线性变化为 V、Q 和 K。

$$V = W_V X，\quad Q = W_Q X，\quad K = W_K X \tag{10-5}$$

其中，W_V、W_Q、W_K 为模型可以训练的系数。上述过程可以表示为

$$\mathrm{Softmax}\left(\frac{Q^{\mathrm{T}}K}{\sqrt{d}}\right)V \tag{10-6}$$

Transformer 的编码器负责将输入序列转化为一系列中间表示，而解码器则根据这些表示生成最终输出序列。Transformer 的创新之处在于引入了自注意力机制，允许模型在处理输入序列时同时关注不同位置的信息，大大提高了模型的并行计算能力。结合其编码器和解码器结构可以发现，Transformer 的自注意力模块是输入序列找到内部不同令牌（token）间联系的关键。输入序列首先通过编码器被压缩为嵌入表示（embedding），加入位置编码（positional encoding）指示其位置，自此转化为一系列中间表示，这些中间表示通过叠加多头自注意力模块，将来自不同方面的信息以差异化的权重得到学习，让模型接收到多面信息的同时，精准而全面地识别 token 与其他所有 token 间的联系，并以权值表达联系的紧密程度。再以相似的过程进行解码生成最终输出序列。

应用于图像处理领域的 ViT 是一种基于 Transformer 架构的图像分类模型（Dosovitskiy et al.，2021）。传统的卷积神经网络在图像处理领域表现出色，但 ViT 尝试将 Transformer 模型应用于图像分类任务，展现出出色的性能。ViT 将图像划分为一系列固定大小的块，将每个块作为一个 token，然后利用 Transformer 的自注意力机制来学习图像的全局关系（图 10-7）。

ViT 的核心思想是将图像视为一个序列，通过将图像块转化为 token 序列，使得 Transformer 能够处理图像的全局上下文（Dalmaz et al.，2022）。ViT 的结构包括一个嵌入层、多层 Transformer 编码器和一个分类头。嵌入层将图像块转化为 token 序列，Transformer 编码器学习图像的特征表示，最后的分类头将这些表示映射到类别概率上。结合 ViT Transformer 的结构示意，该模型中每一个 ViT 块（block）都包括以下步骤：首先，将图像分割为小块（patch），之后图像块嵌入。其意义就是将输入端的图像转化为一个序列，具体的实现是将每个 patch 通过一个全连接网络进行压缩，输出为需求维度的向量。然后在嵌入层中加入位置信息，用于记录 patch 在原始图像中的位置。自注意力机制实质上是用于表达每个 patch 和其他 patch 关系的结构。最后通

过层归一化对每个样本的所有特征进行归一化，再进一步综合所有 patch 的信息，产生一个新的 embedding，来表达整幅图像的信息。至此，输入的图像经过编码器后，完全转化为了 token 序列，端到端的图像处理问题就此转化为类似机器翻译的从序列到序列的问题。

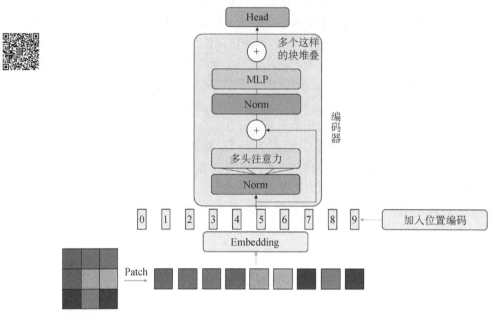

图 10-7　ViT Transformer 结构（Head 指注意力头，MLP 指多层感知机，Norm 在 ViT 中一般特指 LayerNorm，Embedding 指嵌入层，Patch 指图像块）

　　ViT 模型在实际部署测试中，切实展现出了其结构对全局信息的强大建模能力，在包括自然图像分类、图像分割等下游任务中都取得了出色的成绩。其优异的测试结果启发了研究人员将各类端到端的问题转变为序列到序列的问题，从而将 Transformer 结构的模型广泛应用于计算机视觉任务，拓展了后续研究的方向，也吸引了更多的研究团队改良出 Transformer 结构的模型，包括更先进的模型如 DeiT（data-efficient image Transformer）等。

　　在磁共振图像分割任务中，Transformer 模型通过将图像转化为序列处理，有效地捕捉了图像中的复杂结构和关系，有利于让分割更加准确。其自注意力机制引入的全局关联信息，有助于跳脱出像素距离的限制来处理图像中不同区域之间的依赖关系，从而使得分割结果更具有语义信息。在磁共振图像的生成任务方面，Transformer 模型同样表现卓越。通过学习图像的全局依赖关系，Transformer 能够生成更加具有真实感的图像，为医学图像的合成和增强提供了新的可能性。

　　相对于传统的卷积神经网络，Transformer 模型摆脱了像素距离的限制，在捕获长距离的关联信息方面具有明显的优势。其自注意力机制使得模型更具灵活性，能够适应不同尺度和复杂度的图像处理任务。得益于 Transformer 模型并行计算的特质，模型的训练和推理效率有所进步。

　　尽管 Transformer 模型在自然图像处理领域已经取得了显著成果，但在应用到磁共振图像处理中仍然面临一些挑战，如 Transformer 模型的参数量较大、训练成本高、对训练数据量有要求、在小数据集上的效果不如传统的卷积神经网络等。

四、全监督学习和半监督学习

　　让我们再回到临床场景中，回顾上面的肿瘤患者诊断的例子：当患者完成脑部磁共振影像采集时，通常会得到多个模态影像，每个模态可能包括几百幅图像。但并不是所有模态都可以准确地显示肿瘤，可以显示肿瘤的模态也不是每个层面的影像都包含肿瘤。那么，当以这个患者的磁共振影像为集线器学习模型的输入（几百幅图像）时，诊断结果为输出（是否患病），输入和输出之间并没有一一对应的关系，也就是说即使是肿瘤患者，但他的某些影像也会看起来是健康的。

针对上述问题，半监督学习利用未标记数据，或增大数据量，提高模型训练的准确度和泛化性，或针对实际问题，提出适用于临床场景的解决方法。深度学习模型主要基于有监督过程的训练，即通过输入 x 和标准答案 y 训练模型。尽管有监督学习方法非常有效，但对于医学数据标记成本很高或者不适合临床问题。半监督学习是不完全监督学习中的一种，即数据集具有真实标签的数据占全部数据集的少数，其他数据缺少真实的标签值。常见解决方式有以下几种。

自训练（self-training），即利用标记数据训练模型，然后对未标记数据进行预测，如果预测结果的置信度较高，就可以添加到训练集中，迭代整个过程直到所有未标记数据标记完毕。例如，一种基于纹理分析的半监督逐像素分类方法使用标记图像来训练改进的自训练（improved self-training，IMPST）分类器（Azmi et al.，2011），然后通过简单的阈值处理获得不确定的未标记数据，并用它们重新训练该分类器以达到高精度。

协同训练（co-training），即将数据集分为多个视图对应相应的学习器。每轮中学习器使用标记数据进行训练，然后对未标记数据进行预测，将预测的置信度较高的结果添加到训练集。例如，一个三阶段的半监督学习方法实现了对 X 射线乳腺癌的诊断（Sun et al.，2016）。每个分类器对未标记数据进行预测，将置信度高的数据添加到标记数据集中。整个过程重复进行，直到不再出现常见的置信数据。最终的标记数据集用于对测试数据进行分类。

主动学习（active learning），通过人工对模型预测数据的再次校正，重新训练模型，实现模型性能的快速提升，这种方式适用于小样本的标记（Ren et al.，2021）。主动学习的主要流程如下：首先从未标记数据集中随机选择少量样本进行人工标注，使用当前已标注数据集训练模型；然后评估未标记数据集中每个样本对模型改进潜力的大小，并选择最具信息量的样本，如处于正确边缘或极端错误的数据，再次请求专家对选中的样本进行标注；最后将新标注的样本加入已标注数据集中，并更新模型。重复上述步骤直到满足停止条件。

半监督生成模型，生成模型可以在训练中生成未标记数据的分布，以增加模型的泛化能力。在实际应用中，标记数据通常需要耗费大量时间和资源，而未标记数据相对容易获取。在半监督学习中，模型通过有效地利用这些未标记数据来提高准确度，有效地利用数据，符合实际情况。利用基于图的方法对脑部磁共振图像创建伪标签，并通过使用生成对抗网络生成附加图像，可以用来适应中等大小的数据集（Ge et al.，2020）。

值得注意的是，半监督学习方法对标签的敏感度较高，可能会受到标签错误的影响。此外，在实际的医学图像数据中，不同疾病的样本数量可能存在明显的不平衡，导致半监督学习中的类别不平衡。并且，模型的泛化能力可能会受到挑战。最后，半监督学习方法通常基于潜在分布的假设，即未标记数据与标记数据应该来自相似的分布，但这个假设有可能需要验证。

五、深度学习流程

在简单介绍了深度学习的主要特点之后，下面简单介绍深度学习的整体流程。回到之前的例子，如果有一个新的患者，应该如何依靠他的磁共振图像判断他肿瘤的情况呢？此时，需要按照以前患者的情况建立判断的标准，但这个标准是由深度学习获得的，这一过程即训练模型，包括以下三个方面。

（一）数据集

数据集是用于训练、验证和测试深度学习模型的集合，它通常分为特征（输入，如患者的磁共振影像）和标签（输出，如患者的病理切片检查结果）。数据集又具体分为三个部分：训练集（training set）、验证集（validation set）和测试集（test set）。训练集是用来训练模型的数据子集，包含输入特征和对应的标签；验证集用于在训练过程中调整模型参数，以避免过拟合，并确定最佳模型配置，也包含输入特征和对应的标签；测试集用于评估已经训练好的模型性能，它也包含输入特征和对应的标签但不参与训练过程。因为大部分在已有的数据上进行，所以一般可以将现有数据按照 6∶2∶2 的比例划分为训练集、验证集和测试集。如果数据集较小，也可以采用交叉验证的方式进行。以五折交叉验证为例，先选取前 80% 的患者作为训练集，后 20% 的患者作为测试集，再依次更换测试集数据，利用剩余 80% 作为训练集，共 5 次训练，涵盖整个数据集。需要注意的是，每次训练中训练集和测试集数据不能重复。

（二）模型训练

首先需要选取优化目标，即损失函数（loss function），用于评估模型预测值与实际值之间差异的大小。也可以同时选取观测函数（量化指标，即 metrics），如准确度等，观察是否可以达到预期的目标。损失函数与观测函数的主要不同在于，损失函数被用于直接求解优化问题，因此其比较好求解，并在训练过程中一般是下降的；而观测函数并不用于模型训练，基于不同的设计，其可能在训练过程表现出上升、下降或者非单调变化的趋向。其次是选取优化算法，用于调整模型参数以最小化损失函数值，随机梯度下降（stochastic gradient descent）是其中最常见且广泛应用的方法。在模型训练过程中，往往会出现过拟合（overfitting）现象，即当模型在训练数据上表现得太好，在新的未见过的测试数据上却表现不佳时，这意味着模型泛化能力差，通常原因是模型参数太多或者训练太久，应避免这种情况。与之相反的是模型欠拟合（underfitting），即模型不能在训练集上获得足够好的性能时称为欠拟合，这通常意味着模型还没有充分地从训练数据中学到足够多信息或者复杂度不足以捕捉基本结构。

（三）训练硬件和平台

深度学习模型的训练通常需要大量的计算资源。因此，虽然中央处理器（central processing unit，CPU）可以用于训练初级深度学习模型，但图形处理器（graphics processing unit，GPU）由于其并行处理能力更适合于深度学习训练。对于大规模深度学习项目，使用多 GPU 或通过分布式训练方法来缩短训练时间变得尤为重要。谷歌开发的张量处理器（tensor processing unit，TPU）在某些情况下提供了比 GPU 更高效的计算能力。因为深度学习所需服务器成本较高，基于成本、可扩展性、安全性等因素考虑，大部分计算需要在远程服务器上进行，因此需要一定的 Linux 操作基础，包括 ssh 的访问和 slurm 的使用等。目前主要的工作环境为 TensorFlow、PyTorch 等，Keras 是具有较好兼容性的深度学习上层框架。它们具有各自独特的特点，并且通常会对特定类型的硬件进行优化。

已经训练好的模型和更为重要的参数会保存在硬盘。在使用时，整个过程与训练中的测试数据集类似。但如果为了提高性能，也会在使用中使用多个模型联合或者同一数据进行数据增强后测试的方法。为了提高医生对模型的理解，人与模型的交互也是近期研究的热点。大部分的科研工作主要集中在训练模型，如果需要实际临床场景使用，可能会进一步包括模型的部署，在此不一一赘述。

第二节 磁共振图像分类任务

从本节开始，我们将介绍上述模型在具体临床问题中的应用情况。这一部分的重点是如何将临床问题描述为一个深度学习的问题，主要包括以下内容：①临床问题的目标是什么，如何对应于深度学习模型的输出。例如，诊断患者是否生病，这可对应分类问题；又如，需要确定患者的存活时间，这对应模型的预测问题。②实现临床目标的方式是什么，即输入是什么、对应深度学习的什么模型。例如，输入是磁共振影像，这可能对应图像处理的 CNN 模型；如果是动态成像，可能对应时序分析的循环神经网络（recurrent neural network，RNN）模型。③整理和准备数据。

我们先从临床最常见的诊断问题，同时也是深度学习模型中最简单的分类输出开始，介绍模型如何完成肿瘤患者的诊断。进一步介绍对图像质量的分类判断，以及更为广泛的分类，即模型如何在图像中完成对病灶的定位，这也可以看成一个逐点的分类任务，即分割任务。

一、诊断分类

本节按照上面的思路，将临床诊断问题逐步转化为深度学习问题：

（1）临床诊断的主要目标是对每一个患者给出是否生病的标签，这可以看成对患者进行分类的一个过程。例如，用 0 或 1 代表生病与否，或者分为几类病情阶段或者亚型。与自然图像的分类问题类似，这里的分类并不代表顺序，即患者标签为 1 并不意味着比健康人标签 0 更大。

（2）实现诊断的主要方式可以主要基于磁共振影像，那么输入就是磁共振图像，对应于给图像进行分类的模型。这要基于 CNN 或者前面提到的 VGG 网络等结构实现。

（3）整理和准备数据，包括准备输入数据 x，即磁共振的影像数据，确定所要使用的模态、确定图像矩阵大小和分辨率、对图像的扫描机型和场强进行筛选、对图像进行直方图匹配、像素范围截断或归一化等；同时准备标签数据 y，也称为"金标准"，可能需要让医生给出标注，或从临床报告中提取诊断信息，进而整理为 0 或 1 的数据。

在完成上述准备之后，就可以按照上面提到的深度学习基本流程，以及基本模型完成训练。如果需要更为准确的结果，可以对上述模型进行改进，也可以提出新的模型或数据处理方式，如可以处理多模态影像模型。

近年来，许多研究表明，基于深度学习的医学影像诊断技术在乳腺癌检测、肺部结节识别、神经退行性疾病的早期诊断等方面取得了令人瞩目的成就。例如，深度学习结合磁共振成像和功能磁共振成像数据的方法实现了对阿尔茨海默病的准确分类（Sarraf et al.，2016）；卷积神经网络（CNN）能够对心脏影像进行自动分割和功能评估，为心脏病的早期诊断和治疗提供了便利（Kramer et al.，2020）；CNN 模型也实现了对脑部疾病的自动识别和分类，为神经科医生提供了强有力的辅助工具（Ehsan et al.，2018）。不同类型和模态的医学影像通常需要综合分析，而 CNN 在处理多模态的磁共振影像方面展现出了其强大的通用性。2017 年的一篇系统性综述中详细介绍了深度学习在医学图像处理中的应用，特别是在多模态医学图像融合方面的进展

（Shen et al.，2017）。

二、图像质量分类

磁共振图像的高质量是准确诊断的前提。由于不同的应用场景和诊断需求，磁共振图像的质量评估标准多样。图像质量的分类，可以类比诊断分类任务，其中临床目标和实现方式基本相同，数据准备的差异主要是"金标准"数据的产生标准不同。

磁共振图像客观质量评价指标主要包括信噪比、对比度噪声比、伪影等。客观质量评价主要分为全参考（full-reference，FR）图像质量评价和无参考（no-reference，NR）图像质量评价。FR 方法需要完整的原始质量版本，即参考图像。FR 图像质量评估是将参考图像与失真图像进行比较来计算图像质量评估分数。在磁共振成像领域，通常使用峰值信噪比（peak signal-to-noise ratio，PSNR）、结构相似度（structural similarity index measure，SSIM）等传统的 FR 图像质量评估方法，被广泛应用于评估成像质量。然而，这些图像质量评估方法是针对自然图像设计的，因此它们部分不适合评估具有不同成像条件下的磁共振图像。

磁共振图像质量评估通常依赖于从待评估图像中提取的特征或信息来进行。如果是传统的人工特征设计，可使用信号强度、噪声水平、对比度、均匀性、结构清晰度等特征，或是基于图像统计特征，如图像均值、方差等，计算特征分布范围，进而确定可接受范围，实现磁共振图像质量评估。

随着深度学习技术的发展，越来越多的研究开始利用深度学习模型进行磁共振图像质量评估。磁共振数据 x 的准备与前面类似，"金标准"y 的数据依靠主观评价，即经验丰富的磁共振诊断医师的视觉评估，他们根据图像的清晰度、对比度、伪影及临床需求等因素来对图像进行评分。但是这样可能受到医师个人经验、偏好和视觉疲劳等因素的影响。因此，有条件的情况下会采用多位医生的评分，进而计算主观评分的平均值。

在上述准备和训练过程后可以实现模型的建立。例如，一种基于 CNN 的集成模型能够自动评估多中心结构脑磁共振图像的质量，证明了深度学习在多中心研究中评估结构性脑磁共振图像质量的高精度（Sujit et al.，2019）。CNN 还被用于自动筛选肝脏的 T_2 加权非诊断图像（Esses et al.，2018）。

三、图像分割

为了准确判断病灶，临床需要对磁共振图像进行逐个像素点的分类，以区分并分割图像中的病灶区域与正常区域（图 10-8）。例如在临床中，不同时期的肿瘤分割结果可以用于定量化肿瘤的生长速度，精确的肿瘤分割有助于放疗时的精确靶区确定。下面这一问题逐步转化为深度学习的问题：

（1）确定肿瘤的位置，也就是确定哪些像素属于肿瘤。与其他模态的医学图像分割类似，是指依据用户设定的目标从图像中提取出具有相同语义特征的像素，即给每一个像素提供分类的标签。

（2）在分割任务中，模型的输入是磁共振图像，模型的输出是一个二分类的掩膜，即输出为一幅图像，其中每个像素是一个逻辑值。假设肿瘤区域标为 1，非肿瘤区域标为 0（更复杂的分割可能包括多分类任务）。

（3）输入数据 x 的准备与之前类似，可能还包括感兴趣区域的确定。"金标准"y 的确定与之前类似，但这里需要人工对每一个像素给出标签，即手动勾画肿瘤区域。如果是进行 3D 确认，则需要对不同层面的肿瘤进行勾画，进而校正层面之间的不连续标记。

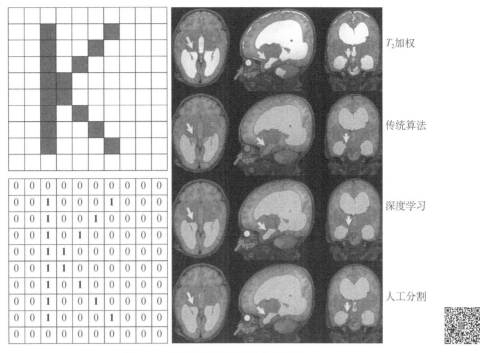

图 10-8　逐个像素点分类的分割任务

在众多医学图像分割模型中，以 Unet 网络结构为基础的模型在医学图像分割中应用广泛。Unet 模型的设计和特性如本章第二节第二部分所介绍。在 Unet 模型的基础上，Res-Unet，将残差连接引入 Unet 的编解码模块以及瓶颈连接层（Xiao et al.，2018），如图 10-9（b）所示。V-Net 是另一个 3D U 形网络模型，其结构类似于 3D Unet，主要区别在于 V-Net 采用步长为 2 的卷积层代替了 3D Unet 中的最大池化层。Dense Unet 模型相比于 Unet，对编解码模块中的卷积操作进行优化，在每个卷积操作后进行批归一化 BN，将原始 Unet 每个编解码模块的第二个普通卷积替换为四层全连接（Guan et al.，2020），如图 10-9（c）所示。

Unet 广泛用于医学图像分割，发展包括从 2D 到 3D 的图像。其中早期工作采用类似于自然图像的处理方式，对医学图像进行单幅 2D 的处理。这在病理切片图像或巨噬细胞成像中非常适合。但在处理人体磁共振图像时，这样的 2D 模型忽略了不同层之间的联系。早期工作中出现了不同层分割结果不连续的情况。为了解决这一问题，研究者通常将不同层的数据放在 Unet 的通道维度，通过上下几层的数据，共同分割当前层的图像。这种方法也被称作 2.5D 分割。更进一步的分割主要在 3D 图像直接进行。3D Unet 的编解码模块和图 10-9（a）中基本相同，区别在于 3D Unet 使用了 3D 卷积层，相比于 2D Unet 具有更多的参数，需要占用更多的显存，因此 3D Unet 有较少的编码模块和解码模块数量。通常 3D 医学图像太大，难以将整幅图像作为网络输入进行训练，从 3D 图像取图像块进行分割，最终将各个图像块的分割结果拼接回原始图像是一种常见的做法。

MR、CT 图像可用 2D/3D Unet 进行分割，然而为达到最好的分割效果，需要调节编解码模块的个数、批大小、批归一化、3D 分割图像块的尺寸大小等众多参数，因此研究者提出了

nnUNet（Isensee et al.，2021）。该方法通过对输入数据进行分析，能够搜索众多的 2D/3D Unet 网络参数，除了网络训练，nnUNet 同时支持分割结果的后处理，进一步提高分割精度，已成为医学图像分割的测试基准。

2021 年起包含 Transformer 多头自注意力机制的神经网络也用于磁共振图像分割，并且在一些公开数据集上分割精度优于 CNN 或与 CNN 相当。Transformer 的自注意力机制已应用在医学图像分割领域，以 UNETR 为例（Hatamizadeh et al.，2022），它整体上采用了与上文提到的 Unet 同样的结构，区别在于 UNETR 将多头自注意力机制模块引入 U 形网络的编码部分，在脑肿瘤分割等数据集取得了较高的分割精度。

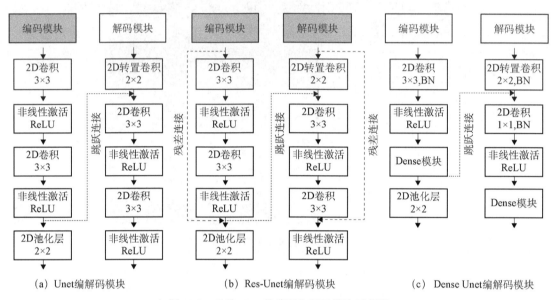

图 10-9　几种 Unet 的编码和解码模块示意图

第三节　磁共振图像生成任务

图像生成是一个较为宽泛的概念。在深度学习领域，图像生成特指利用神经网络学习并模仿真实图像数据的分布，或是通过多模态方法融合图像，从而生成新的视觉上真实的，或者具有诊断意义的图像。磁共振领域多数输出为连续数值图像的任务被认为是生成任务。本节介绍磁共振图像重建、超分辨率重建、图像合成三个主要领域的工作。

一、图像重建

加速磁共振图像重建是磁共振领域最为热门的方向之一，借助深度学习的方法，该领域取得显著的进展。与深度学习相比，传统图像重建方法的缺点在于参数调整复杂。例如，基于稀疏感知（compressed sensing）理论的磁共振图像重建，其实质是基于图像先验信息的最优化问题。一般基于某个变化空间的稀疏性，将图像在此空间投影，并求稀疏表示。这一过程可以表达为

$$\hat{x} = \arg\min |Ax - y|_2 + \lambda\phi(x) \qquad (10\text{-}7)$$

其中，x 为目标图像，y 为采集的数据，A 为图像编码表示，可能包括采集轨迹、使用线圈灵敏度图谱、欠采样设计等信息；ϕ 为稀疏空间的投影；λ 为数据驱动（data driven）和模型驱动（model driven）的权衡稀疏表示。

上述公式的求解需通过非线性的迭代运算方式实现，计算量大，实现困难。深度学习方法使用大量的磁共振图像数据进行训练，代替或结合上述公式解析表达，利用模型更好地表达数据分布，所使用的主要网络是 Unet、ResNet 和 GAN 等。

比较早期的工作直接使用神经网络求解这一逆问题，训练零填充图像到全采样 K 空间之间的映射（Wang et al., 2016）。一般将全采样的 K 空间数据重得到无伪影的图像作为"金标准"，而欠采样后用零填充重建出来的图像一般会含有伪影，二者构成了数据与标签，便可以用 CNN 训练一个端到端的映射。使用训练出的模型，可以将欠采样后的 K 空间数据重建为无伪影的高质量磁共振图像，加快成像速度的同时保证了成像的质量。为了充分利用欠采样 K 空间数据，使用级联 CNN 和数据一致性层，在重建过程中提高图像质量，减少噪声和伪影（Jo et al., 2018）。其原理是考虑到在欠采样过程中，有一些位置的数据是真实获取的，因此不应该在后续的卷积中被修改。数据一致性层（DC 层）之后也被大多数磁共振图像重建工作应用。

结合 GAN 的磁共振图像重建中比较有代表性的是深度卷积生成对抗网络（deep de-aliasing generative adversarial network，DAGAN）（Yang et al., 2018），其生成器网络采用了传统的 Unet，判别器则使用 DCGAN，同时对比研究不同损失函数的效果。

基于扩散模型的磁共振重建方法也被提出，主要基于去噪扩散概率模型（DDPM），通过 K 空间依赖欠采样掩码展开计算，扩散模型所定义的扩散过程和磁共振图像的欠采样过程具有一定相似性，因此结合物理过程定义的扩散模型的磁共振图像重建具有很大的潜力。

二、超分辨率重建

磁共振图像可以提供丰富的细节信息，但采集高分辨率图像耗时且信噪比低，在一些功能模态成像中更显劣势，如动脉自旋标记（ASL）会受到运动伪影的严重干扰。在自然图像处理中，深度学习在超分辨率成像领域取得一定的成功，因此深度学习也可能为磁共振图像超分辨率成像提供新的解决方案。

在超分辨率方面，CNN 通过学习从低分辨率到高分辨率的映射关系，显著提升了图像的细节和质量。这些网络的设计和训练依赖于大量的训练数据，以确保模型能够捕捉到图像的复杂特征，进而在卷积网络中引入多尺度融合（Liu et al., 2018），对应于使用指定比例的滤波器获得的估计值，也取得了显著的效果。

GAN 作为典型的生成网络，也被用于超分辨率处理。进一步结合 CNN 所取得的进步，将最优 CNN 应用于 GAN 中的生成器，提出了 DCSRN-GAN（Chen et al., 2018）。同时，在特定领域应用方面，研究人员摒弃了传统的卷积神经网络架构，采用基于坐标的全连接神经网络来实现图像超分辨率重建（Wu et al., 2023）。这种方法的优势在于不需要真实的高清图像作为训练数据，为磁共振图像的超分辨率重建提供了新的可能。基于深度学习对磁共振图像进行超分辨率重建的效果如图 10-10 所示。

结合磁共振图像的先验信息对其超分辨率重建也很重要，因为单图像超分辨率重建往往无法学习到真实的退化场景导致其模型泛化性较低。模型往往结合先验信息实现超分辨率重建，如基于贝叶斯理论的图像超分辨率网络（Gao and Zhuang，2023），通过图像先验的显式建模来构建贝叶斯图像恢复框架，将每个图像建模为平滑分量和稀疏残差的总和。

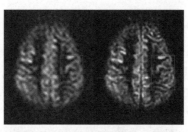

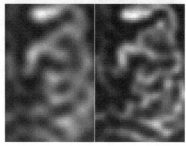

图 10-10　磁共振低分辨率图像（左）和高分辨率图像（右）重建效果

三、图像合成

通过结合多模态磁共振图像，可以合成和获取新的信息。基于磁共振模态映射方法，磁共振图像合成主要可以分为单模态和基于多模态的深度学习策略。在模型设计方面，保留 3D 信息、处理多对比度域数据、处理低场强磁共振数据以及数据变形是主要的考虑因素。

在深度学习领域，大多数磁共振对比合成技术依赖于 GAN，为了保留 3D 信息，MS-GAN 基于 3D 多尺度补丁的 GAN 方法来生成高分辨率磁共振图像，先生成低分辨率版本的图像，然后逐步生成不同分辨率的补丁，以避免补丁伪影并整合全局信息，在内存效率较高的情况下生成高分辨率的 3D 医学图像，平衡 GAN 的计算需求（Uzunova et al.，2020）。

在网络架构方面，映射多对比度要素、基于 Transformer 的模型和基于扩散的模型是主要的研究方向。为了映射多对比度要素，一些方法开发了多模态 GAN，利用来自不同模态的共享和互补图像特征（Yurt et al.，2021）。基于 Transformer 的模型因其出色的性能和在医学成像任务中对上下文数据表示进行建模的能力而受到关注，如 ResViT（Dalmaz et al.，2022）。基于扩散的模型通过随机扩散技术有效地对目标分布进行学习和采样生成，展示了更优的效果。此外，Make-A-Volume 使用潜在扩散模型从更低维度的数据进行学习，实现 3D 图像合成，提高了图像之间的体积一致性，降低了高分辨率磁共振图像的生成难度（Zhu et al.，2023）。

在应用场景中，图像合成也被用于在两种对比中相互迁移，如利用基于 ASL 图像生成 T_1 加权图像（图 10-11）。在多模态图像合成领域，可以将输入模态在一个高维空间提取特征，这意味着模型能够处理来自不同成像模态的数据，并将它们融合到一个统一的表示中，而不受特定模态的影响。例如，对于低场强磁共振成像数据，研究者提出了基于深度学习的低场强到高场强磁共振图像的转换，以增强图像的解剖细节（Lin et al.，2023）。

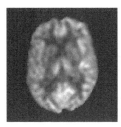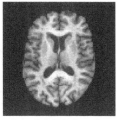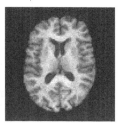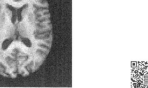

(a) ASL图像　　　(b) 真实T_1加权图像　　(c) ASL生成T_1加权图像

图 10-11　基于 ASL 图像生成 T_1 加权图像

思　考　题

1. 请简述深度学习的三个主要特点，相对传统特征工程有什么优势？

2. 请简述什么是医学图像的分类任务，以及医学图像分割任务和分类任务的异同之处。

3. 请简述全连接层模型及其数学表达，对比全连接层和卷积层的异同，并举出各自应用的例子。

4. 深度学习模型训练的基本流程是什么？诊断任务中的"金标准"如何建立？

5. GAN 的核心思想是什么？包括哪些主要模块？在医学图像处理中的应用有哪些？

6. 什么是深度学习模型中的超参数？如何选取和确定超参数？

第十一章　磁共振成像原理及应用基础实验

本章为本教材理论部分的配套实验教程，采用系统性常规实验和探索性自主设计实验相结合的模式进行实验教学。首先，设置六个基础磁共振图像处理实验，包括磁共振成像数据读取及图像重建、布洛赫仿真实验、磁共振定量成像实验、功能磁共振成像数据预处理及功能激活分析实验、扩散磁共振图像重建实验、结构磁共振图像的分割与配准实验。实验内容与前述章节中的理论内容相对应，教师可以在相应理论课后设置实验课程，帮助学生更好地掌握磁共振成像的基础知识，并锻炼学生磁共振图像处理的实操能力。在此基础上，鼓励学生开展自主创新设计实验，旨在使学生对磁共振成像的实际应用有更直观的理解，并进一步激发学生的科研兴趣。

第一节　磁共振成像数据读取及图像重建实验

一、实验目的

1. 了解 2D、3D K 空间数据的采集方式。
2. 了解图像空间和 K 空间两种数据格式，并掌握两者间的转换方式。
3. 理解 K 空间图像、幅值图和相位图各自的含义及这些图之间的关系。
4. 通过比较 2D 和 3D 序列，了解它们的数据采集方式、优缺点及主要临床应用。
5. 了解回波时间（TE）对图像对比度的影响。
6. 学习部分傅里叶采集数据的图像重建方法。

二、实验器材与软件

1. 计算机、MATLAB 软件。
2. 实验数据：本实验提供了 2D、3D 磁共振图像的 K 空间数据（"数字内容实验 11-1"）。

2D 磁共振 K 空间数据维度为 512×256×15；第一维度代表 K 空间的 x 方向数据，存在数据过采样；第二维度代表 K 空间的 y 方向数据；第三维度为扫描得到的不同层的数据。2D 磁共振数据为扫描真实人脑的结果。

2D 磁共振部分采样 K 空间数据维度为 512×128×15；第二维度代表 K 空间的 y 方向数据存在一半的数据缺失，其他维度数据保持不变。

3D 磁共振 K 空间数据维度为 256×128×96；第一维度代表 K 空间的 x 方向数据，存在数据过采样；第二维度代表 K 空间的 y 方向数据；第三维度为扫描得到的不同层的数据。3D 磁共振数据为扫描水模的数据，颅骨由 3D 打印生成，其内部灌注了凝胶。

三、实验原理

（一）磁共振图像读取及重建流程

获取每一幅磁共振图像都需要经过信号采集和图像重建两个步骤，从信号获得图像的流程大致如图 3-5 所示。通过频率编码梯度和相位编码梯度将每一层受激发的信号填充到 K 空间中，再利用傅里叶变换得到可用于临床及科研工作的图像。

（二）K 空间

当层选梯度激发特定层面后，通常对 x 和 y 两个方向分别进行频率和相位编码。就频率编码而言，通过在主磁场上施加一个 x 方向的频率编码梯度 G_x，可以改变 x 方向不同位置的自旋进动频率，从而分离出空间位置信号，实现对 K 空间 x 方向的编码。在实际扫描序列中，通常会使用一个前置梯度对所有自旋施加一个初始相位，此时对应的 K 空间位置为 k_x 方向的最左侧。紧接着，将施加与前置梯度极性相反的频率编码梯度，使得自旋按照相反的方向进动，一段时间后，所有自旋的相位重新变为零，信号达到最大值，即重聚（图 3-21）。将从施加反相梯度到相位重聚之间的时长称为回波时间（TE）。

就相位编码而言，在 y 方向施加一个梯度场 G_y，y 方向不同坐标位置的自旋将以不同的频率进动，在一段时间后它们的自旋将累积出相位差，实现对 K 空间 y 方向的编码。对一个磁共振基础序列来说，相位编码梯度通常施加在激发脉冲之后和频率编码之前，每施加一个 G_y 梯度就可以对一条特定的 k_y 线进行编码和信号采集，因此可以重复 N 次相位编码，每次使用不同的 G_y 幅值，就可以完成对整个 K 空间的编码与采集（图 3-22）。

K 空间编码和采集相关理论知识请参阅本书第三章内容。

四、实验步骤

1. 分别将 2D、3D 磁共振数据读入 MATLAB 中。"2D.mat"、"2D_half.mat" 和 "3D.mat" 文件中分别存放了 2D、2D 部分采样和 3D 的 K 空间数据。

2. 利用 MATLAB 中的 permute 函数实现数据维度变换，整理为 K 空间 x 方向数据、K 空间 y 方向数据和不同层数的形式。

3. 利用快速傅里叶变换包实现图像重建。

4.（选做）尝试将 2D 部分采样的 K 空间数据缺失的部分填零并重建。

5.（选做）在 K 空间存在共轭对称现象，在绝对理想环境中，K 空间有一半信息是冗余的，请做出数学推导。

6.（选做）尝试将 2D 部分采样的 K 空间数据缺失的部分利用对称插值法补全并重建。

7.（选做）你能利用 K 空间的共轭对称现象加快磁共振扫描吗？写出你的方案。

8.（选做）简述不同 TE 对图像对比度的影响。

实验参考代码及结果见"数字内容实验 11-1"。

第二节 布洛赫仿真实验

一、实验目的

1. 通过仿真实验深入理解布洛赫方程。
2. 掌握自旋回波等序列从射频激发到信号产生的过程。
3. 学习使用 bloch.swf 软件进行布洛赫仿真。

二、实验器材与软件

计算机、bloch.swf 软件（"数字内容实验 11-2"）。

三、实验原理

（一）布洛赫方程

布洛赫方程描述了理想情况下磁化矢量在磁场中的运动规律。当磁场空间分布均匀、时间恒定、方向为实验室参考系下的 z 正方向时，认为成像物体的磁化矢量在空间中均匀分布。此时布洛赫方程适用，当忽略弛豫效应时，可表示为以下方程：

$$\frac{\mathrm{d}\boldsymbol{M}}{\mathrm{d}t} = \boldsymbol{M} \times \gamma B_0 \boldsymbol{k} \tag{11-1}$$

布洛赫方程描述了以下物理现象：磁化矢量 $\boldsymbol{M}$ 的时间变化率与 $\boldsymbol{M}$ 和 z 方向所确定的平面正交，同时 $\boldsymbol{M}$ 还具有以 γB_0 的角速度绕 z 轴进动自旋的运动。

实验室参考系下，使用矩阵形式描述 $\boldsymbol{M}$ 的运动如下：

$$\boldsymbol{M}(t) = \begin{bmatrix} M_x(t)\boldsymbol{i} \\ M_y(t)\boldsymbol{j} \\ M_z(t)\boldsymbol{z} \end{bmatrix} = \begin{bmatrix} \cos(\omega_0 t) & \sin(\omega_0 t) & 0 \\ -\sin(\omega_0 t) & \cos(\omega_0 t) & 0 \\ 0 & 0 & 1 \end{bmatrix} \cdot \boldsymbol{M}_0 = \boldsymbol{R}_z(\omega_0 t) \cdot \boldsymbol{M}_0 \tag{11-2}$$

在相同的磁场环境下，如果考虑 T_1 和 T_2 弛豫效应，则 $\boldsymbol{M}$ 在进动的过程外，还将在 xy 平面内以 T_2 时间常数衰减，在 z 轴以 T_1 时间常数恢复，在实验室坐标系下呈现螺旋运动轨迹的章动。为了描述上述物理现象，在基础的布洛赫方程上增添弛豫项，如下所示：

$$\boldsymbol{M}(t) = \begin{bmatrix} \mathrm{e}^{-t/T_2} & 0 & 0 \\ 0 & \mathrm{e}^{-t/T_2} & 0 \\ 0 & 0 & \mathrm{e}^{-t/T_1} \end{bmatrix} \cdot \boldsymbol{R}_z(\omega_0 t) \cdot \boldsymbol{M}_0 + \begin{bmatrix} 0 \\ 0 \\ M_0(1 - \mathrm{e}^{-t/T_1})\boldsymbol{z} \end{bmatrix} \tag{11-3}$$

本次实验与本书第二、四章内容紧密相关，若欲深入了解相关理论知识，请参阅教材中对应的章节。

（二）bloch.swf 软件简介

bloch.swf 软件是由 Lars G. Hanson 编写的用于教学的模拟器，其操作界面如图 11-1 所示。该模拟器用于探索磁共振成像的基本原理，如进动、共振、激发、非均匀性和弛豫。通过该程序，还可以演示旋转坐标系、自旋回波、受激回波等重要概念。更多信息可以参考 https://www.drcmr.dk/bloch。

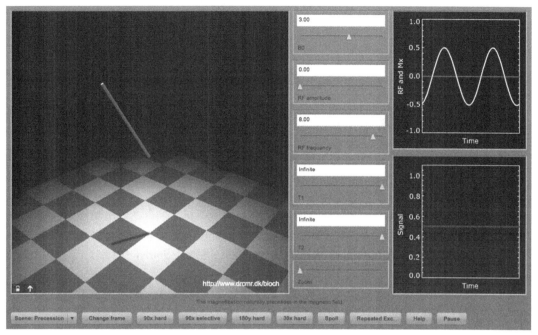

图 11-1　bloch.swf 软件仿真进动过程
通过滑块控制场强和弛豫属性，通过菜单和按钮触发初始条件和序列事件

四、实验步骤

1. 在进动（Scene: Precession）场景下，调整 B_0 的大小，观察进动频率的变化。

2. 设置不同的射频脉冲频率和幅值，观察信号变化，观察共振现象。

3. 将射频脉冲频率设置成和 B_0 相同，分别在静态坐标和旋转坐标下，观察信号的变化。

4. 分别在强不均匀（Scene: Strong inhomogeneity）和弱不均匀（Scene: Weak inhomogeneity）磁场下，加 90°射频脉冲，设置 T_1 为无限长，观察不同 T_2 情况下的横向弛豫现象。

5. 将 T_1 和 T_2 分别设置成一定的值，观察横向和纵向弛豫同时进行的现象。

6. 选择混合场景，加激发脉冲，观察多种不同物质同时弛豫的现象。

7. 观察和探索去相位和再聚焦的过程，用 bloch.swf 软件仿真自旋回波序列的信号演变过程（先加 90°射频脉冲，再加 180°射频脉冲，再将 T_1、T_2 的时间从无限长改为有限，观察信号的变化）。

8. （选做）尝试在"梯度"场景下，观察一维空间中 K 空间分布。

9. （选做）布洛赫方程 $\dfrac{\mathrm{d}\boldsymbol{M}}{\mathrm{d}t} = \boldsymbol{M} \times \gamma \boldsymbol{B} - \dfrac{M_x \boldsymbol{i} + M_y \boldsymbol{j}}{T_2} - \dfrac{(M_z - M_0)\boldsymbol{k}}{T_1}$ 中 T_2、T_1 分别表示什么？布洛赫方程右边第一、二、三项分别反映仿真中的什么物理现象？

实验参考结果见"数字内容实验 11-2"。

第三节　磁共振定量成像实验

一、实验目的

1. 掌握 T_1、T_2 加权成像和 T_1、T_2 定量成像的概念及两者的区别。
2. 掌握 T_1 定量成像的基本方法。
3. 掌握 T_2 定量成像的基本方法。

二、实验器材与软件

1. 计算机、MATLAB 软件。
2. 实验数据：本实验提供了利用翻转恢复序列和多回波自旋回波序列采集得到的结构相数据。翻转恢复序列在 50ms、150ms、300ms、500ms、800ms、1300ms 和 2000ms 时进行了图像采集。多回波自旋回波序列在 36ms、48ms、60ms、72ms、84ms、96ms、108ms、120ms、132ms、144ms、156ms、168ms 时进行了图像采集（"数字内容实验 11-3"）。

三、实验原理

（一）T_1 和 T_2 弛豫时间

停止施加激发脉冲后，组织的磁化矢量被激发而做拉莫尔进动。由于粒子之间各种相互作用，组织的磁化矢量最终会回到平衡态，这个过程称为弛豫过程。按照弛豫引起的磁化矢量的变化，弛豫可以分为纵向弛豫（longitudinal relaxation）和横向弛豫（transverse relaxation）；为了描述不同组织中这两种弛豫的性质，将定义弛豫纵向时间 T_1 和横向弛豫时间 T_2，于是又将这两种弛豫过程称为 T_1 弛豫和 T_2 弛豫（图 2-8）。

（二）T_1 定量成像

利用反转恢复序列可实现对组织进行 T_1 定量成像。传统的临床序列如 T_1 加权和 T_2 加权图像仅提供定性的对比度，而非定量数值，研究者致力于开发新型的定量磁共振成像方法，其中最基础的就是对组织进行 T_1 定量成像，利用翻转恢复序列往往能良好地实现该效果。

在这类序列中，首先施加一个反转恢复脉冲，接着在不同的反转时间（TI）下采集图像，将图像信号根据 TI 和磁化矢量 z 轴分量恢复的公式进行拟合，如以下方程：

$$M_z(\text{TI}) = M_0 e^{-\frac{\text{TI}}{T_1}} \cos\alpha + M_0 \left(1 - e^{-\frac{\text{TI}}{T_1}}\right) \tag{11-4}$$

每个体素都能通过上述方程算出其 T_1 值（图 4-18）。本实验要求通过代码实现该拟合过程。

（三）T_2 定量成像

利用多回波自旋回波序列可实现对组织进行 T_2 定量成像。在这类序列中，在激发脉冲后施加多个重聚脉冲，这会将磁化矢量水平分量不断地重聚，每个自旋回波都遵循 T_2 衰减，将这一系列的自旋回波称为回波链。不同回波下的信号将被单独合并形成一个 K 空间，因此可以同时得到多幅对比度不同的图像。每幅图像上同一个体素都遵循 T_2 衰减，因此可以根据磁化矢量水

平分量衰减公式，拟合出所有体素的 T_2 数值（图 4-10）。衰减方程为

$$\ln M_{xy}(\text{TII}) = \ln M_0 + \frac{\text{TII}}{T_2} \tag{11-5}$$

四、实验步骤

1. 根据 T_1 定量成像原理，拟合式（11-4），算出每个体素的 T_1 值并进行可视化。利用本研究提供的翻转恢复序列数据完成本研究。

2. 根据 T_2 定量成像原理，拟合式（11-5），算出每个体素的 T_2 值并进行可视化。利用本研究提供的多回波自旋回波序列数据完成本研究。

3. 对比 T_1、T_2 加权和 T_1、T_2 定量图像，简述二者的差异。

4. 对比 T_1、T_2 定量成像，总结不同组织的成像规律。

实验参考代码及结果见"数字内容实验 11-3"。

第四节　扩散磁共振图像重建实验

一、实验目的

1. 了解扩散磁共振成像的原理及公式推导。
2. 掌握扩散磁共振成像中计算各向异性分数（FA）值及彩色 FA 图的方法。
3. 探索重建中使用的方向数对结果的影响。

二、实验器材与软件

1. 计算机、MATLAB 软件。
2. 本实验提供了多扩散方向的扩散磁共振成像数据（"数字内容实验 11-4"）。

三、实验原理

扩散磁共振成像通过量化水分子扩散的各向异性来反映组织内微结构的方向性。需要注意的是，各向异性扩散无法通过沿着三个正交轴（x、y、z）的测量来完全描述。为了全面描述扩散的特征，需要六个参数，包括三个特征向量 e 及其特征值 λ。为了追踪这些参数，通常使用一个 3×3 的扩散张量 $\boldsymbol{D}$，通过对角化与这些参数相关联。

$$\boldsymbol{D} = \begin{bmatrix} D_{xx} & D_{xy} & D_{xz} \\ D_{xy} & D_{yy} & D_{yz} \\ D_{xz} & D_{yz} & D_{zz} \end{bmatrix} = [e_1, e_2, e_3] \begin{bmatrix} \lambda_1 & 0 & 0 \\ 0 & \lambda_2 & 0 \\ 0 & 0 & \lambda_3 \end{bmatrix} \begin{bmatrix} e_1 \\ e_2 \\ e_3 \end{bmatrix} \tag{11-6}$$

扩散张量 $\boldsymbol{D}$ 是一个对称张量，即 $D_{ij} = D_{ji}$，因此只有六个独立的参数，本质上包含了我们探索的六个未知量。虽然我们更想直接观测到扩散的形状和方向，但在实验中无法直接测量这六个参数。而扩散张量 $\boldsymbol{D}$ 可以直接与测量结果联系在一起。例如，沿 x 轴的扩散常数为 D_{ij}，沿 y 轴的扩散常量为 D_{ji}，对角线以外的元素则对应旋转信息而非扩散常数的物理信息。

为了确定扩散张量 $\boldsymbol{D}$ 中的所有未知量，需要测量六个独立轴的扩散常数。因此，拟合计算 $\boldsymbol{D}$ 至少需要一幅没有扩散时的图像 b_0 和六幅扩散加权图像。扩散张量 $\boldsymbol{D}$ 和扩散信号间满足的公式为

$$S_j = S_0 \exp(-b_j \boldsymbol{x}_j^{\mathrm{T}} \boldsymbol{D} \boldsymbol{x}_j) \tag{11-7}$$

其中，S_j 是梯度为 $\boldsymbol{x}_j$ 且 b 值为 b_j 时得到的实验结果；S_0 是没有扩散梯度时得到的实验结果；$\boldsymbol{D}$ 是需要求解的包含六个未知数的张量。

对上述衰减公式进行调整，即可得到在多次测量中计算扩散张量的表达式：

$$\begin{bmatrix} D_{xx} \\ D_{yy} \\ D_{zz} \\ D_{xy} \\ D_{yz} \\ D_{xz} \end{bmatrix} = \begin{bmatrix} u_1^2 & v_1^2 & w_1^2 & 2u_1v_1 & 2v_1w_1 & 2u_1w_1 \\ u_2^2 & v_2^2 & w_2^2 & 2u_2v_2 & 2v_2w_2 & 2u_2w_2 \\ \vdots & \vdots & \vdots & \vdots & \vdots & \vdots \\ u_N^2 & v_N^2 & w_N^2 & 2u_Nv_N & 2v_Nw_N & 2u_Nw_N \end{bmatrix}^{-1} \times \begin{bmatrix} \dfrac{\ln(S_0/S_1)}{b} \\ \dfrac{\ln(S_0/S_2)}{b} \\ \vdots \\ \dfrac{\ln(S_0/S_N)}{b} \end{bmatrix} \tag{11-8}$$

其中，u_N、v_N、w_N 是第 N 次扩散测量的梯度方向。

通过对扩散张量 $\boldsymbol{D}$ 求解特征向量，最终可以得到每个像素点扩散的三个特征向量及其特征值。如果将扩散可视化理解为一个三维椭球（图 11-2），特征向量的方向与特征值就是各个轴的方向及长度，但是将三维椭球放置在每个像素上并不能直观地了解神经的微观结构。

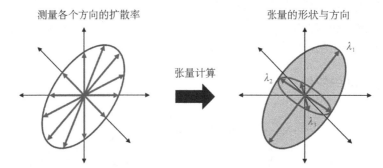

图 11-2   扩散张量的计算（通过沿六个独立轴进行的扩散测量，确定扩散特征）

因此，下一个目标是将扩散椭球可视化。最常用的方式是使用 FA 图和彩色 FA 图。FA 指标反映了扩散椭球的各向异性程度，范围为 0～1。当 $\lambda_1 = \lambda_2 = \lambda_3$ 时，FA = 0，表示扩散是完全各向同性的，即不存在各向异性。彩色 FA 图则反映了各个体素扩散椭球最长轴的方向，分别用红、绿、蓝三种颜色表示左右方向、前后方向、头足方向（图 11-3）。

$$\mathrm{FA} = \sqrt{\frac{3\left[(\lambda_1 - \overline{\lambda})^2 + (\lambda_2 - \overline{\lambda})^2 + (\lambda_3 - \overline{\lambda})^2\right]}{2(\lambda_1^2 + \lambda_2^2 + \lambda_3^2)}} \tag{11-9}$$

其中，$\overline{\lambda} = \dfrac{\lambda_1 + \lambda_2 + \lambda_3}{3}$。

本次实验与本书第五章内容紧密相关，若欲深入了解扩散磁共振成像相关理论知识，请参阅教材中对应的章节。

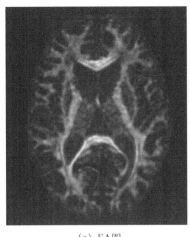
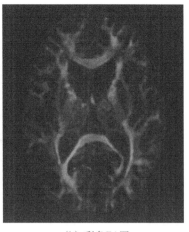

(a) FA图   (b) 彩色FA图

图 11-3 健康成人大脑的 FA 图和彩色 FA 图

四、实验步骤

1. 读取 DTI 扫描数据文件"diffData.mat"、梯度向量文件"bvec_64.mat"和掩模文件"mask.mat"，并设置扫描对应的 b 值（$b=1200$）。

2. 根据梯度向量文件，构建式（11-8）求解所需的系数矩阵 $\boldsymbol{H}$。对于第 N 次扩散测量：

```
H(N, : )= [u*u, v*v, w*w, 2*u*v, 2*v*w, 2*u*w];
```

3. 遍历掩模内部的所有像素点(i,j)，根据采集信号计算扩散系数：

```
ADC(i, j, N)= log(abs(s0(i, j)) / abs(s(i, j, (N + 1)))) / bval;
Dmat = pinv(H) * ADC(i, j, : );
```

4. 将扩散系数向量重新排列成扩散张量矩阵 $\boldsymbol{D}$，求解其特征值和特征向量，得到扩散椭球参数：

```
[eV, eD] = eig(Dmat);
```

5. 根据式（11-9）计算 FA，展示 FA 图和扩散张量编码的彩色 FA 图。由于 FA 值的范围偏小，为避免图像过暗，在显示之前需要对 FA 值进行标准化处理。

6. 调整扩散张量成像重建方向数，观察对 FA 图、彩色 FA 图分别有什么影响？

实验参考代码及结果见"数字内容实验 11-4"。

第五节 功能磁共振成像数据预处理及功能激活分析实验

一、实验目的

1. 理解任务态功能磁共振成像的基本原理。

2. 熟悉数据格式，掌握预处理步骤。

3. 使用 SPM 处理功能磁共振图像数据。

4. 了解不同数据处理方式对结果的影响。

二、实验器材与软件

1. 计算机、MATLAB 软件。

2. 实验数据：本实验提供了右手握拳运动时的功能磁共振扫描图像（"数字内容实验 11-5"）。

三、实验原理

（一）SPM

SPM（statistical parametric mapping）是一种为检验人脑中特定的脑区效应而构建空间延展的统计过程的 MATLAB 工具包（Ashburner et al.，2014），主要用于大脑功能活动的研究，是刻画脑病变和功能解剖最常用的工具，处理流程规范，处理结果不受分析人员主观性的影响。更多信息可参考：https://www.fil.ion.ucl.ac.uk/spm。

（二）功能磁共振图像数据预处理

在进行功能磁共振图像数据分析前，需要对原始图像进行预处理，减小由数据采集过程中引入的偏差对图像和数据质量的影响，以提升结果的可信度。

1. 图像对齐

即使对受试者的头部做了很好的固定，在实验过程中，受试者也会不由自主地有一些轻微头动，干扰功能磁共振成像结果。因此，需要通过配准算法将一个实验序列中的每一帧图像都和该序列的第一帧图像进行对齐，以校正头动。

2. 层间时间校正

大多数功能磁共振图像数据采集方式为隔层采集，这意味着从某一层记录的信号与另一层相比可能在时间上相差多达几秒钟，以及是否采用了同时多层成像。虽然对于简单的块设计实验（block design experiment），层间时间差异可能并不重要，但如果不加考虑，它们可能在功能磁共振成像研究结果中引入相当大的误差（图 11-4）。

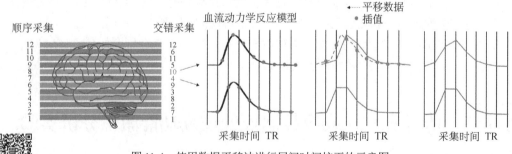

图 11-4　使用数据平移法进行层间时间校正的示意图

SPM 使用数据平移法进行层间时间校正，如图 11-4 所示。数据平移法选择一个层（通常是中间的层或第一层）作为参考层（图 11-4 中以第 4 层作为参考层），并根据每层参考的采集时间，将剩余的层（图 11-4 中示例第 10 层）进行正确偏移。另一种常见的校正方法是模型平移法，该方法将血流动力学响应函数（HRF）的预期位置变化视为切片位置的另一个独立变量，在随后的统计分析中进行处理，有时还会加入 HRF 的时间导数至模型中以提高准确性。值得注意的是，在实际操作过程中，输入正确的切片采集顺序非常重要。

除了通过后处理的方式来校正层间时间差，可以在图像扫描时采用同时多层（multi-band）采集的方案，一次激发可以同时采集多幅 2D 图像或者 3D 图像块（详见第六章第二节）。这种采集序列缩短了 TR，大大减少了层间的时间差，酌情可以免去后处理中的相应步骤。

3. 空间标准化

由于受试者大脑在解剖结构上的差异，需要将不同的大脑图像进行空间标准化处理将其转化为大小和朝向都相同的标准化图像。在实际运用中，根据受试者的不同可以使用适用于相应受试者群体的标准脑图谱，如婴幼儿磁共振成像数据需要使用与之年龄匹配的标准脑图谱，结果的好坏直接取决于图像和模板之间的匹配程度。在本实验中，SPM 所用的是蒙特利尔神经病学研究所（MNI）使用 152 人的 T_1 加权图像构建的平均标准脑模板。

4. 高斯平滑

这一步是对图像数据做高斯平滑，主要目的有两个：第一是确保图像数据具有随机高斯场的性质，以满足 SPM 的统计假设；第二是对功能数据进行空间平滑滤波，平均并降低邻近体素间的噪声，从而达到提高信噪比的目的，图像对齐和空间标准化使得各个体素之间的关联性被改变，高斯平滑能够使相邻的体素共享更多的信息。高斯平滑的参数一般设定为图像分辨率的 2～3 倍。

（三）个体水平分析

个体水平的统计分析是指对数据以受试者为单位进行统计分析，确定实验条件对各个受试者的影响。就功能磁共振而言，先找到每个实验对象的每个体素磁共振信号随时间的变化规律和功能任务之间的关系，得到每个实验对象在功能任务下的脑区激活，之后将所有实验对象的脑区激活纳入统计分析，得到普遍性结果。

（四）统计检验

统计检验，是数理统计学中根据一定假设条件由样本推断总体的一种方法。具体做法是根据问题的需要对所研究的总体做某种假设，记作 H_0；选取合适的统计量，这个统计量的选取要使得在假设 H_0 成立时，其分布为已知；由实测的样本，计算出统计量的值，并根据预先给定的显著性水平进行检验，做出拒绝或接受假设 H_0 的判断。常用的假设检验方法有 U 检验法、T 检验法、卡方（χ^2）检验法、F 检验法等。

（五）相关系数

除了拟合方程后计算其参数（即各个脑区的信号）并进行参数检验，功能磁共振成像数据还可以直接计算相关系数。对于常规的功能磁共振成像，可以计算任务（以有任务为 1，无任务为 0）与成像数据中每一个体素强度的相关系数，以相关系数作为脑区激活的依据，设定一定的激活阈值就可以得到脑功能的图像。此外，该方法还可以用于静息态功能磁共振成像，计算不同体素间的相关系数，可以将脑区进行分割。

本次实验与本书第六章内容紧密相关，若欲深入了解功能磁共振相关理论知识，请参阅教材中对应的章节。

四、实验步骤

1. 将 SPM 添加到 MATLAB 的路径中，完成环境配置。

2. 在 SPM 中调用 DICOM Import 读取 DICOM 文件（BOLD），并将其转换为 nifti 格式的数据（".nii"格式）。单击选择 CD，进入最佳工作目录，再单击 DICOMImport，单击选择扫描的 DICOM 文件。单击 Rec 之后单击 Done，然后单击 Output Directory 选择输出文件，单击 Output image format 选择输出文件格式 "Two file(img + dhr)NIfTI"，如图 11-5 所示，实现数据类型转换操作。

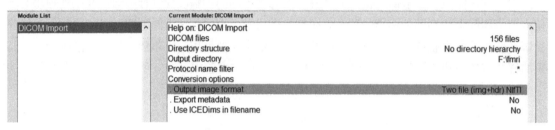

图 11-5　利用 SPM 进行图像格式变换

3. 调用 SPM 主界面中的 Realign（Est&Res）模块完成功能磁共振成像系列数据的位移估计和头动校正（即根据计算出的位移矩阵进行插值得到修正后的数据）。

4. 调用 SPM 的 Slice Timing 模块完成功能磁共振图像数据的层间时间校正（图 11-6）。

Data 选择转换后的 nifti 格式数据；设置层数 N=36；TR=2s；扫描层顺序为 "[2: 2: 36 1: 2: 35]"；参考层 = 36。

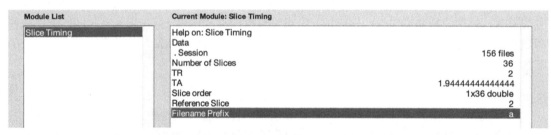

图 11-6　SPM 中层间时间校正步骤输入参考值

5. 将功能磁共振图像的平均作为参考图像，调用 Coregister 模块来将结构像的数据（T_1 图像）配准到功能磁共振图像数据上，以在完成数据处理后将处理结果叠加到结构像上。Reference Image 选择 Realign 得到的 mean*文件，Source Image 即选择与功能磁共振成像数据同受试者的 T_1 数据。

6. 利用 SPM 的 Normalization 模块（图 11-7），将采集得到的大脑与标准脑模板进行配准，从而避免由于每次采集的过程中个体差异、采集位置差异等对结果产生影响。选择标准化所需要的文件，其中，Image to Align 选择的是在上一步骤中得到的 mean*文件，Images to Write 选择的是头动校正中得到的以 "rf" 为文件名开头的文件。同时，修改 Bounding box 中的数据为 "−90 −126 −72；90 90 108"，修改 Voxel sizes 中的数据为 "[3 3 3]"。

7. 调用主界面中的 Smooth 模块对图像数据进行空间平滑处理，从而减少噪声对后续数据处理的影响。

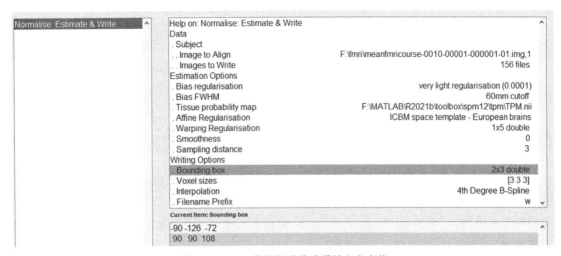

图 11-7　SPM 数据标准化步骤输入参考值

8. 数据分析

（1）选择 Specify 1st-level，在 Directory 中选择"spm.mat"文件的输出路径，在 Units for design 中选择 Scan，在 Interscan interval 中输入 TR 时间 2，单位为 s，在 Scans 中选择步骤 6 得到的以 swrf 为文件名开头的文件，给我们设定的实验状态起名为"right_hand"，即在 Name 中输入 "right_hand"。由于本次的实验数据是前面 12s 只看屏幕上的十字，不做任务，即基线，接着五 个周期，每个周期 1min，分别是 30s 做动手任务，30s 基线，故在 Onsets 中输入实验开始时间"6: 30: 150"。在 Duration 中输入刺激持续时间"15"，表示刺激时间为 15 个 TR 时间间隔。在 Multiple regressors 中选择"Realign"得到的"rp*.txt"文件，即将头动参数回归去除（图 11-8）。

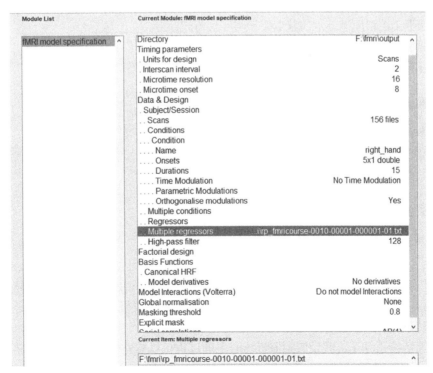

图 11-8　SPM 进行个体水平分析步骤输入参考值

（2）选择主界面中的 Estimate，对得到的结果进行分析，得到不同大脑区域的响应分析结果，即对线性方程进行拟合。选择在（1）中生成的"SPM.mat"文件，单击 run 运行。

（3）在主界面中的 Result 中查看结果。选择"SPM.mat"文件，然后选择 t-contrast 检验方式；单击 Define new contrast，定义一个新的检验方式，在 Name 中输入自定义的名称"t-contrast"，并在 Contrast weights vector 中输入定义对比"1"，以看到超过基线的部分。单击 OK，再单击 Done，选择 p 值为 0.05，接下来选择不同的选项就可以看到一系列的图像了。

9. 对预处理好的数据（即完成了校正、标准化、空间平滑等操作后），根据实验的操作过程，得到刺激与时间的关系，并将每个体素上信号强度随时间的变化规律与外界刺激的时间序列做相关，得到每个像素点上的相关系数，即脑功能相应与实验刺激之间的关系，将相关性结果叠加到结构相上同样可得脑激活结果。

10.（选做）阐述功能磁共振信号所反映的生理学意义。

实验参考结果见"数字内容实验 11-5"。

第六节　结构磁共振图像的分割与配准实验

一、实验目的

1. 掌握对结构磁共振图像偏置场校正的基本原理与实现方式。
2. 掌握对结构磁共振图像组织分割的基本原理与实现方式。
3. 掌握基于图谱配准分割的基本原理与实现方式。
4. 了解脑影像处理工具包 antsPy 的使用。
5. 了解算法参数设置对分割结果的影响，了解对分割结果的评估。

二、实验器材与软件

1. 计算机、Python 软件以及 antsPy 工具包。
2. 实验数据：成人个体 T_1 加权的头部磁共振图像、MNI 152 人脑 T_1 加权图像模板和 ICBM 标准图谱（"数字内容实验 11-6"）。

三、实验原理

（一）偏置场校正

在磁共振成像扫描中，扫描时的磁场不均匀、机器干扰等因素将导致磁共振影像的亮度差异。该差异表现为图像中低频的噪声干扰，进而导致同一组织的灰度值也会有明显变化。偏置场将导致磁共振图像的不均匀性，对分割、配准等后处理造成极大的干扰，因此必须对磁共振图像首先偏置场校正。

N4 偏置场校正算法，假设低频偏置场产生的过程可以被建模为图像灰度直方图被高斯核进行卷积的过程。该算法的基本流程是迭代地进行如下过程：①对灰度直方图进行高斯核反卷积；②将灰度值重新分布到图像中；③重复以上两步，直至两次迭代间图像的变化最小，即算法收敛。随后对偏置场进行空间平滑，获得最终结果。

在 antsPy 中，偏置场校正的算法由 ants.utils.bias_correction.n4_bias_field_correction 函数实现，其主要输入参数如表 11-1 所示。

表 11-1　ants.utils.bias_correction.n4_bias_field_correction 函数主要输入参数

输入参数名称	参数含义
image	输入图像（待处理的图像）
mask	图像掩模（指定处理区域），可以不输入，即对全图进行偏置场校正
rescale_intensities	每次迭代中都将进行灰度值校正，若需要规定灰度值的范围则设置为 True，并指定范围的最大/最小值
shrink_factor	多像素校正时指定压缩系数
convergence	迭代收敛条件，包括 iters（指定次数）和 tol（指定最小差值）
spline_param	控制样条曲线中控制点数量的参数
return_bias_field	指定是否返回偏置场文件

（二）基于图谱的分割

ICBM 图谱是一个在 MNI 152 标准空间中构建的大脑图谱，它是 152 个年轻成人的 T_1 加权磁共振图像的平均结果，并在该平均图像上定义了不同脑区的概率性标签（Mazziotta et al., 2001）。

受试者个体的 T_1 加权图像在经过偏置场校正、颅骨去除等预处理后，可以通过配准与 MNI 标准空间中的大脑模板对齐，获得配准产生的变换 ϕ，接着将其逆变换 ϕ^{-1} 应用到标准模板定义的结构标签上，变换到个体空间，从而实现个体大脑图像的分割（图 9-16）。图像配准、分割的基本原理与算法详见本书第九章。

在 antsPy 软件中，图像配准和变换应用分别可以用 ants.registration 和 ants.apply_transforms 两个函数实现，其主要输入参数如表 11-2 所示。

表 11-2　ants.registration 和 ants.apply_transforms 的主要输入参数及含义

输入参数名称	所属函数	参数含义
fixed	ants.registration 和 ants.apply_transforms	固定图像（参考图像）
moving	ants.registration 和 ants.apply_transforms	移动图像（待配准图像）
type_of_transform	ants.registration	变换类型，默认为"SyN"
outprefix	ants.registration	输出文件的前缀名称
transformlist	ants.apply_transforms	由 ants.registration 生成的变换列表，其中每个变换都是一个文件名
interpolator	ants.apply_transforms	插值方法的选择，包括 linear（线性插值）、nearestNeighbor（最近邻）、multiLabel（多标签）、gaussian（高斯插值）等

四、实验步骤

1. 在 Python 中安装 antsPy，输入"import ants"以加载库函数，学习函数 ants.utils.bias_correction.n4_bias_field_correction、ants.atropos、ants.registration 和 ants.apply_transforms 的使用方法。

2. 使用 ants.image_read 读入被偏置场影响的图像，使用 ants.utils.bias_correction.n4_bias_field_correction 对图像进行偏置场校正。

3. 对于步骤 2 中偏置场校正后的图像，使用 ants.get_mask 获得其掩码，然后使用 ants.atropos 进行组织分割。

4. 使用函数 ants.plot 查看偏置场校正以及分割的结果。

5. 使用 ants.image_read 读入 MNI 152 T_1 模板图像、ICBM 标签图像。

6. 使用函数 ants.registration 将步骤 2 中偏置场校正后的图像作为移动图像，模板图像作为固定图像，选用"SyN"配准方法，获取配准后的数据并保存。

7. 使用函数 ants.apply_transforms 将获取的变换文件应用到标签图像上，选用最近邻插值方法。

8.（选做）改变 ants.registration 中的 type_of_transform 参数，对比各种方法的效果及运算时间。

实验参考代码及结果见"数字内容实验 11-6"。

第七节 自主创新设计实验

在本节中，倡导学生进行自主创新设计实验，由教师团队引领创新思维，并提供平台与技术支持，旨在让学生接触、了解磁共振的软硬件和基本的图像采集、分析过程，并了解磁共振成像的前沿应用，激发科研兴趣。本节要求学生结合本教材理论讲解、实验教程和磁共振前沿研究方向，选取磁共振成像领域中一个感兴趣的小方向，选取新颖的角度设计实验方案，在教师和助教的帮助及指导下自主开展实验。实验设计与开展的主要内容与目标如下：

1. 提前查阅文献资料，了解实验原理及相关前沿研究方向，提出实验设计和实施方案，并与教师和助教团队沟通可行性。

2. 在实验教师和助教的帮助及指导下，上机采集实验所需的磁共振图像数据。

3. 由学生自主处理并分析数据，得出实验结果。

4. 撰写实验报告，描述实验目的、实验器材与软件、实验原理、实验步骤、实验结果及讨论，并在课堂上分享成果，由教师评议。

5. 对于优秀的自主创新设计实验内容，鼓励进一步科研成果的产出。

学生可以从各个方面设计探索性实验，如聚焦于对磁共振成像新技术的探索，或是探究定量分析的方法，也可以应用磁共振成像技术研究感兴趣的临床问题等。

选题参考：

1. 功能磁共振成像在词义辨析与图像描述研究中的应用。

2. 基于深度学习与功能磁共振成像的视觉预测："读心术"技术探索。

3. 主动、被动与想象握拳动作的脑区激活对比分析。

4. 不同负荷下数学计算任务的功能磁共振成像结果比较研究。

5. 老年人与大学生正常大脑纤维束各向异性分数（FA）差异的研究。

6. 多种脂肪抑制技术的比较研究。

7. 不同成熟度番茄中 γ-氨基丁酸（GABA）含量的测量与比较。

学生自主创新设计实验参考案例，题为"基于功能磁共振的颜色感知与色觉补偿机制研究"（"数字内容实验 11-7"）。

第十二章　磁共振成像数据采集操作基础

高质量的磁共振成像数据是临床诊断和科学研究不可或缺的基石。本章与第十一章的基础实验相辅相成，旨在为学生提供磁共振成像数据采集的实操基础，在磁共振成像基础理论的支撑下，帮助学生建立起对磁共振成像数据采集的清晰理解。

本章内容涵盖了以下几个关键方面：磁共振成像安全及受试者准备、磁共振成像设备常规操作，以及几种常见的成像模态的数据采集技术，包括 T_1 结构像、扩散磁共振成像、功能磁共振成像和磁共振波谱成像。此外，本章还涉及磁共振成像质量控制以及与其他设备的联用技术。本章旨在通过对这些内容的深入讲解，为学生提供全面而扎实的磁共振成像技术知识。

第一节　磁共振成像安全及受试者准备

一、磁共振成像安全

尽管磁共振成像是一种安全的非侵入性成像方式，不需要使受试者暴露在有害的电离辐射中，但它需要使受试者暴露在静态磁场、时变电磁场梯度和脉冲射频电磁场中。因此，在磁共振成像实验时，必须高度重视磁共振安全。

超导磁共振成像设备经专业技术人员励磁后形成稳定的磁场，正常使用情况下，强磁场一旦形成就一直存在。磁场不会随着磁共振成像设备主机的关机而消失。受试者、陪同人员和工作人员必须时刻意识到磁共振的磁体附近有强大的磁场存在，扫描孔里面的磁场会更强。可磁化物体进入此范围都可能带来危害。例如，心脏起搏器佩戴者、神经刺激器佩戴者和胰岛素泵使用者进入 5 高斯线（5 Gauss line）以内可能会令所用仪器失灵，带来严重后果。体内有可磁化金属植入者进入强磁场会使金属受到磁力作用而引发事故，还可能产生大量的热量而烧伤皮肤。体内的金属植入物也会干扰磁场均匀性，严重影响成像质量。此外，机械手表接近强磁场会被磁化而不准确甚至损坏；磁卡接近强磁场会被消磁而不能使用；钢铁材质的担架或轮椅过于接近磁共振的磁体会被吸附到磁体上而造成损失；有的抢救设备误入扫描孔内可能会导致机毁人亡。大型铁磁性物体接近磁体会被磁化成磁体，而其磁场会反过来影响磁共振磁场的正常分布。

为了规范磁共振安全管理,国内外通常将磁共振场地按照安全等级分为四个区域(图12-1)。区域 I：所有人员都可自由出入的区域（用绿色表示）。区域 II：自由出入区域与被严格控制区域中间的过渡区域，在该区域，磁共振成像工作人员负责对受试者进行磁共振成像禁忌物筛查，询问病史及其他临床检查结果，为进行磁共振成像检查做准备。区域 III：磁共振成像工作人员才有权限自由进出该区域。这个区域是磁共振成像设备的内部区域，通常是磁共振成像设备的扫描室。在这个区域，受试者和陪同人员应避免携带任何金属物品，如珠宝、手表、钥匙、信用卡等。此外，受试者和陪同人员应避免携带任何电子设备，如手机、平板电脑、笔记本电脑等。区域 IV：磁共振成像扫描仪所在的物理空间。区域 IV 入口处应当设有醒目的红色警示灯，以提示强磁场存在；同时，还应安装铁磁探测系统，以避免铁磁性物体误入，造成安全隐患。区域 IV 中通常会用警示贴条标识 5 高斯线，5 高斯线以外区域通常被认为是安全区域。

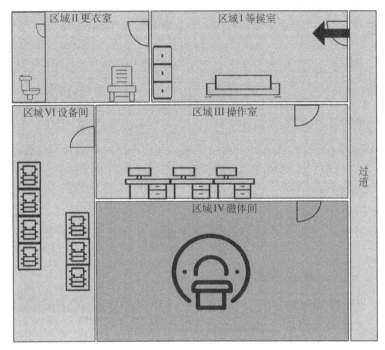

图 12-1　磁共振安全分区

在实际工作中，应在显眼位置设置磁场安全标识，在磁体室内门口张贴醒目的 5 高斯线标识；进入扫描室前，应对受试者和陪同人员进行严格的随身物品检查；操作人员应掌握在紧急情况下安全撤离受试者的技能，确保在设备故障或受试者出现异常时，能够迅速、安全地将受试者从扫描床上撤离。

此外，涉及人体或动物的磁共振成像科研实验需要事先通过合适的公共机构的人类或动物伦理委员会的批准，并且和受试者签署知情同意书。项目研究者开展研究，应当获得受试者自愿签署的知情同意书；受试者不能以书面方式表示同意时，项目研究者应当获得其口头知情同意，并提交过程记录和证明材料。对无行为能力、限制行为能力的受试者，项目研究者应当获得其监护人或者法定代理人的书面知情同意。

二、受试者准备

招募受试者的过程中和受试者做好充分的沟通，对实验及安全充分知情，实验开始前请受试者填写知情同意书和安全筛查表（图 12-2）。不符合条件的不能作为受试者进行磁共振成像数据采集。以头部扫描为例，扫描前的准备工作如下：

（1）确认受试者身体状况，无任何金属植入物，如人工耳蜗、心脏植入式电子设备、金属假牙和动脉瘤夹等，如果受试者体内有任何金属植入物，应告知医生或技术人员，这些植入物可能会受到磁共振成像设备的影响，导致设备故障或对受试者造成伤害。近期无文身、文眉、染发等，因为文身尤其是大面积的文身和一些化妆品内可能含有磁化物质，在强磁场的作用下，可能会产生热效应，烧伤身体。特别地，在科研机构开展磁共振成像数据采集时，若患者是受试者，要求医护人员陪同，以备患者万一出现紧急情况时采取及时的医疗措施。

（2）有条件的，开始扫描前建议更换专用的磁共振受试者服及拖鞋。请受试者戴好耳塞，磁共振扫描时，受试者及陪同人员均应佩戴降噪耳塞或采取相应的降噪措施，以保护听力。磁共振的噪声主要与梯度磁场的频繁切换有关，场强越高，噪声越大，因此检查过程中应该注意保护听力。

（3）进入扫描间前，由工作人员使用金属探测仪再次确保受试者身上无任何金属物品。

（4）摆位时，肩部紧贴线圈下缘，身体左右居中，头部摆正，面部朝向正上方，用合适厚度的海绵垫固定头部，以免头动产生伪影。受试者身体（皮肤）不可自我接触形成环路，双手不能交叉放在一起，双手也不要与身体其他部位的皮肤直接接触。

（5）将报警球交给受试者，并告知其在身体感到任何不适时可以使用报警球中止实验扫描。根据实验需要，佩戴耳机，提供相应的按键。需要用到视觉刺激屏幕的，请受试者调整线圈上方的镜子，使得视觉刺激屏幕处于视野的中央。

（6）将检查床移动到合适的位置后，提醒受试者闭上双眼，以免激光灯直射眼睛，之后打开激光定位，激光"十"字线中心位于眉心。再次确认检查床上所有物品无误后，将检查床推入磁体中心。

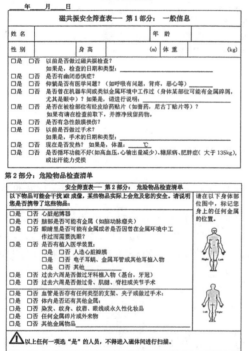
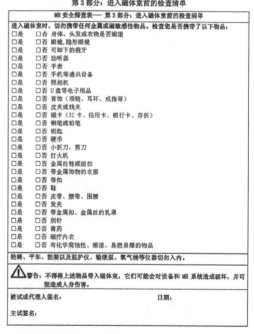

图 12-2　3T 磁共振安全筛查表

对于低龄的儿童受试者，或者复杂的实验任务，在正式扫描前建议使用模拟磁共振（图 12-3）进行适应性训练，以提高数据采集的效率和质量。磁共振模拟机通常布置成相对温馨的环境，磁体孔和真机大小相仿，可以模拟磁共振成像采集时的噪声、磁体孔狭小的空间环境、功能磁共振的视频和按键，配备头动检测模块。受试者在正式实验之前在相对温馨、轻松的环境中体验并适应磁共振成像仪的狭小空间及噪声环境，熟悉功能磁共振任务、练习保持头部不动。这样的训练有助于提高受试者的适应能力，提高数据质量，并节省磁共振扫描机时。

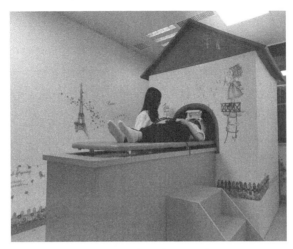

图 12-3 模拟磁共振训练

第二节 磁共振成像设备常规操作

一、磁共振成像设备常规操作流程

磁共振成像设备是大型精密设备，操作人员必须经过专门的培训，具备上岗操作资格。现以西门子 3T Prisma 机型头部扫描为例，简要介绍其常规操作。

（一）开机

打开墙上的主机电源开关，系统会进入自检流程，一站式开机。开机需要十多分钟，扫描界面显示正常后可以开始正式数据采集。

（二）受试者准备及信息录入

受试者准备详见第一节介绍。信息录入包括受试者的姓名、性别、年龄、编号、身高、体重、检查部位等信息。

（三）选择线圈、受试者摆位

根据扫描部位选择相应的线圈，根据检查部位正确摆放受试者体位；根据检查部位及实际需求放置呼吸门控及心电门控装置，对好激光定位线，移动床体将定位点移到磁体中心。

（四）正确选用扫描序列，优化扫描参数并采集图像

图像采集过程中通过观察窗或监控观察受试者的情况，可使用话筒与扫描间的受试者进行必要的交流。若发现异常情况，立即停止设备运行，采取相应措施。同时，及时观察图像的质量，若发现图像有运动伪影，及时提醒受试者保持头部不动，在扫描时间和受试者状态允许的情况下，重新扫描因受试者头动而质量受影响的图像。

（五）图像保存、物品归位及关机

通过网络自动传输或者下载、刻盘等方式保存图像。实验结束后，将受试者移出并将线圈等物品归位，确认图像数据已完成传输或保存并关机。

二、常规扫描定位

磁共振成像可以进行任意方位的扫描，正式扫描前先快速扫描定位像序列，得到轴位、冠状位、矢状位三个方向的定位像，然后在这三个方向的定位像基础上进行扫描定位。有些磁共振机型提供了胼胝体前后缘连线平行的自动对齐功能，如西门子的 AAHead_Scout 定位像序列。下面以头部扫描为例介绍三个方向的常规定位方法。

（一）轴位图像的扫描定位

在矢状位图像上定位轴位像（图 12-4），扫描线呈水平方向或平行于胼胝体前后缘连线。冠状位定位像调整角度使之左右对称，轴位定位像上通过按住键盘上的 Ctrl 键，可以旋转角度。

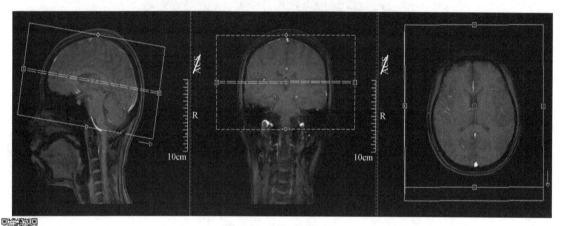

图 12-4　轴位扫描定位

（二）冠状位图像的扫描定位

在矢状位图像上定位冠状位图像（图 12-5），根据扫描目的调整角度，通常扫描线平行于脑干。

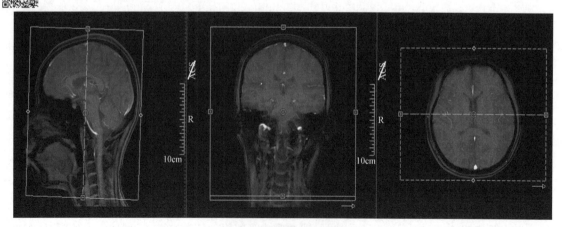

图 12-5　冠状位扫描定位

（三）矢状位图像的扫描定位

在轴位图像上定位矢状位图像（图 12-6），平行于中线，冠状位上调整上下范围。在冠状位和轴位定位像上调整角度使之左右对称。

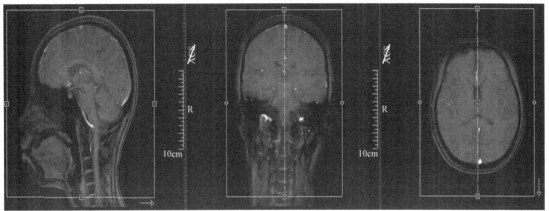

图 12-6　矢状位扫描定位

三、3D 高分辨率 T_1 结构像常见扫描参数设计举例

大部分神经影像学研究会采集 3D 高分辨率结构像，通常采用 T_1 加权磁化准备快速梯度回波成像（MPRAGE），得到 1mm 各向同性的结构像。常见的扫描参数为重复时间（TR）=2300ms，回波时间（TE）=2.32ms，反转时间（TI）=900ms，采集视场（FOV）大小为 220mm×220mm，翻转角（FA）=8°，体素分辨率为 1mm×1mm×1mm，扫描时长约 5min。

第三节　扩散磁共振成像数据采集

一、扩散磁共振成像数据采集基础

扩散磁共振成像数据采集和其他序列相比，有个特殊的参数扩散梯度因子，又称 b 值。扩散张量估计需要沿着至少六个非共线扩散编码方向的高 b 值（如 $1000s/mm^2$）和一个最小 T_2 加权的低 b 值（$b=0s/mm^2$）图像。在扩散磁共振成像扫描序列中，如果采用长 TR 和长 TE，且 $b=0s/mm^2$，将形成普通的 T_2 加权图像（SE-EPI）或 T_2^* 加权（GRE-EPI）图像。随着 b 值增大，图像的对比度也由 T_2 加权逐步向扩散加权转变。b 值越大，对扩散的检测越灵敏，越有助于检测到更微小的病变，同时会伴随着信噪比的降低。在临床实践中，综合考虑成像效果和信噪比，目前大多数医院在执行头颅扩散磁共振成像扫描时，通常采用 b 值为 $1000s/mm^2$ 的序列方案。扩散磁共振成像扫描得到扩散加权图像（DWI），在工作站通过对 DWI 数据后处理操作，可以形成表观扩散系数（ADC）灰度图。扩散受限区域（如受损组织）ADC 较低，表现为较暗区域；自由扩散区域（如脑脊液）ADC 较高，信号较亮。

近年来，随着磁共振软硬件技术的不断进步和更新迭代，特别是梯度性能的增加和磁共振并行加速技术的发展，越来越多的磁共振机型能够高质量地采集 b 值高于 $1000s/mm^2$ 的图像。

因此，高 b 值和多 b 值的成像技术越来越多地被科研机构所采用。

二、相反相位方向扫描

扩散磁共振成像采用平面回波成像（EPI）序列，存在因磁敏感性不均匀等因素导致图像在相位编码方向产生畸变伪影（图 12-7），在额窦附近存在可肉眼识别的明显畸变。这种畸变难以通过提升硬件性能或优化扫描参数来改善。通常可以通过采集相反相位方向的 EPI 图像，计算得到场图进行校正。

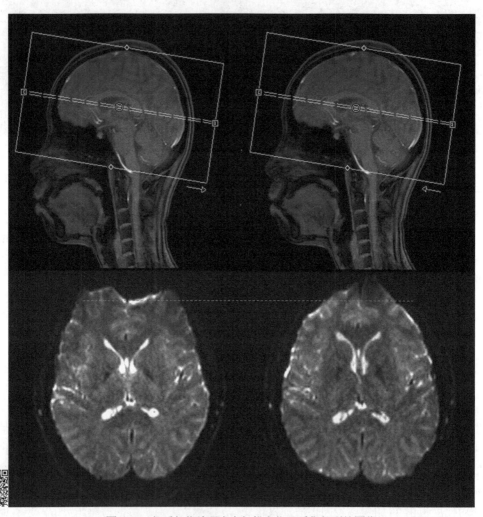

图 12-7　相反相位编码方向扫描定位及采集得到的图像

左上图相位编码方向为从前到后（AP），右上图相位编码方向为从后到前（PA），左右下图分别是 AP 和 PA 相位方向得到的图像

在扫描过程中，按常规方法采集相位编码方位从前到后（AP）或从后到前（PA）的扩散磁共振图像，再在保持其他位置参数不变的情况下采集相位相差 180° 方向的图像。其中，相反方向的图像可采集其他参数完全一样的图像，或者只采集 b 值为 $0s/mm^2$ 的图像。相反方向图像采集的定位图如图 12-7 所示，箭头方向为相位方向，图上左右分别是 AP 和 PA 相位方向采集。

三、扩散磁共振成像扫描参数设计举例

常规的临床序列采用的参数为 TR=5s，FOV 大小 220mm×220mm，TE=100ms，扫描矩阵大小 192×192，层厚 5mm，b 值 0s/mm² 和 1000s/mm²，加速倍数为 2。

神经影像学科研序列越来越多采用高 b 值和多 b 值的成像序列。美国国立卫生研究院（National Institutes of Health，NIH）的人类脑连接组计划（Human Connectome Project，HCP）项目中采用的一组扩散成像序列的参数示例：该序列采用 EPI 技术，TR=5.52s，TE=71ms，FOV 大小为 220mm×220mm，分辨率为 1.25mm×1.25mm×1.25mm，层数为 90，读出带宽为 1712Hz/Px，自动校准部分并行采集（generalized autocalibrating partially parallel acquisition，GRAPPA）加速倍数为 2，多层同时采集技术（simultaneous multislice，SMS）加速倍数为 3，采用多个 b 值，分别为 1000s/mm²、2000s/mm²、3000s/mm²，同时采集 6 个无扩散加权的图像，共 96 个梯度方向，并且采集相反相位编码（分别为从前到后和从后到前）的两组图像，总采集时间为 19min（Harms et al.，2018）。

浙江大学团队公开的三位旅行志愿者在 10 家不同中心采集的扩散磁共振成像数据集（https://doi.org/10.6084/m9.figshare.8851955）采用 SMS 加速的 EPI 序列采集，分辨率为 1.5mm×1.5mm×1.5mm。扩散加权方案包括 3 个 b 值，分别为 1000s/mm²、2000s/mm² 和 3000s/mm²，每个 b 值均采集 30 个方向，且任意两方向不共线。6 幅无扩散加权图像均匀穿插在 90 幅加权图像中采集（Tong et al.，2020）。

四、扩散磁共振成像纤维追踪演示

部分磁共振机型配备了后处理软件，可以在线进行扩散磁共振成像纤维追踪。现以西门子 3T Prisma 磁共振机型为例简述纤维追踪的演示操作。

打开 Neuro 3D 界面，将采集得到的 3D T_1 结构像拖拽到界面上，再将扩散磁共振成像序列自动生成的张量图像拖拽到界面上。可以看到在结构像上叠加了一层彩色的图像，图中颜色表示纤维的方向，绿色表示前后方向，红色表示左右方向，蓝色表示上下方向。可以通过旋转层面，按住鼠标右键的同时通过涂画的方式设置种子点，再按 Ctrl 键选择追踪，得到彩色的纤维追踪图（图 12-8）。也可以涂画多个种子点，进行从其中一个种子点到另一个种子点的纤维追踪。

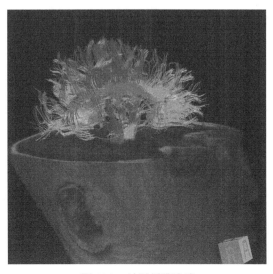

图 12-8　神经纤维追踪

在磁共振成像基础实验中，请同学们自己作为受试者采集扩散磁共振成像数据，并且自己通过在线处理软件涂画种子点进行纤维追踪，这可以增强初学者的学习兴趣和体验感。

第四节　功能磁共振成像数据采集

一、功能磁共振成像数据采集基础

功能磁共振成像通常采用 EPI BOLD 序列，在一个 TR 时间内采集全脑的图像，通常 TR 为 1～2s。随着磁共振成像硬件技术的发展，fMRI BOLD 技术也在不断进步。更高的场强为更高空间分辨率的成像创造了条件，有助于更精确地定位大脑；更快的成像序列可以减少运动伪影，提高时间分辨率，从而更好地捕捉大脑活动的动态过程；多通道接收线圈可以提高信号的采集效率，减少噪声，提高图像质量。

图像对磁共振不均匀性非常敏感，采集得到的图像会产生形变。在功能磁共振数据采集时，通常会再采集场图序列，通过场图数据计算变形场，然后将变形场用于 EPI 图像的变形校正。

功能磁共振成像任务态数据采集需要用到脑功能视听觉刺激系统。在屏幕上通过图片或音/视频形式呈现任务。

二、实验教学配套功能磁共振成像数据采集方案

实验设计如下：脑功能刺激系统显示屏上，前面 12s 屏幕上呈现"十"字，接着 30s 呈现握拳动画，再接着 30s 看"十"字。握拳和看"十"字任务交替，1min 为一个周期，重复 5 次。

BOLD 成像参数卡中的程序结构设置成和脑功能视听觉系统程序结构一致。脑功能刺激任务呈现和磁共振数据采集通过时钟信号同步。磁共振扫描参数如下：

扫描序列为 EPI BOLD 成像；从横断位方向扫描；FOV 大小为 220mm×220mm；矩阵大小为 64×64；扫描层数为 36；层厚为 3.4mm；TR=2000ms；TE=30ms；翻转角为 90°；加速因子为 2；测量次数为 156；采用多层扫描模式进行间隔扫描；扫描时长为 5min 12s。

扫描过程中，受试者躺在磁共振腔体内，通过头线圈上方和水平方向成 45°左右的镜子认真注视磁体孔后方的屏幕，当屏幕呈现"十"字时休息，当屏幕上出现右手握拳运动动画时，请受试者做相同的动作，动作频率与动画频率保持一致，给大脑运动刺激。实验过程中要求受试者头部保持不动。

有些磁共振机型提供了神经成像应用程序（APP），如西门子 3T Prisma 磁共振可选配 Neuro 3D APP，可以在 BOLD 序列参数卡上设置相应的刺激时序参数，在 APP 上直接演示激活脑区图（图 12-9）。同学们还可以结合大脑模型，比对激活区所在物理位置和对应的脑区。

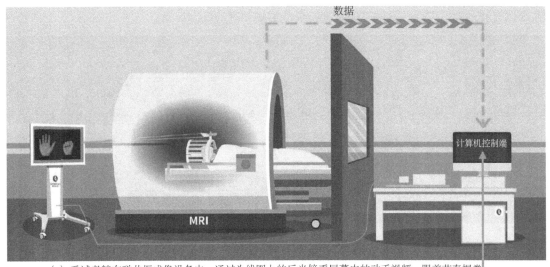

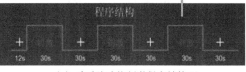

（a）受试者躺在磁共振成像设备中，通过头线圈上的反光镜看屏幕中的动手视频，跟着节奏握拳

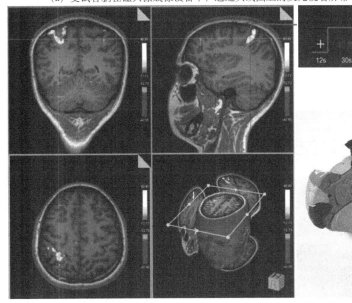

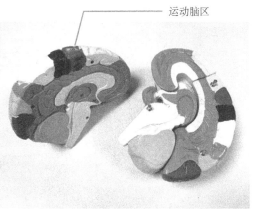

（c）动手脑功能刺激程序结构图

（b）采集到的功能磁共振图像经过后处理得到运动区激活图（红黄色区域）

（d）激活区对应于医学脑模型中深红色的运动脑区

图 12-9　动手任务下的功能磁共振成像数据采集及脑区激活图

第五节　磁共振波谱成像数据采集

一、波谱常规扫描

磁共振波谱（MRS）分为单体素（SVS）序列和多体素（CSI）序列。数据采集包括定位结构像和 MRS 信号。首先采集高分辨率 3D T_1 结构像，重建得到矢状位、冠状位、轴位三个方向的高分辨结构图。将三个结构图加载到定位框中，在三个方向上定位波谱扫描的感兴趣区域。感兴趣区域的选择不要放到头颅外面，要尽量避开血流、脂肪、气窦、骨板等结构。图 12-10

是单体素波谱成像定位。定位完成后进行手动匀场并进行波谱扫描。

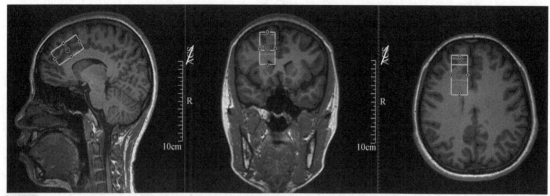

图 12-10　单体素波谱成像定位

二、波谱扫描手动匀场

磁共振波谱的磁场的均匀性要求特别高。在磁共振波谱扫描前需要进行手动匀场。不同磁共振机型手动匀场界面存在差异，现以西门子 3T Prisma 为例简述手动匀场过程。

在最上方的工具栏中选择 Options 中的 Adjustment 进行匀场；选择右下方的 Show，在界面中单击 Invalidate All，再选择 Adjust All，左上方所有选项均变为绿色即可（图 12-11）。

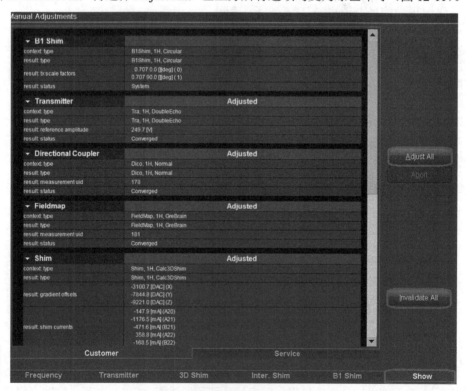

图 12-11　手动匀场步骤图 1

单击下方工具栏选择 Inter. Shim，进入后单击左侧 Measure 进行匀场，FWHM 数值越小越好，多体素要求小于 15，单体素要求小于 13。可以通过增加或降低紫色框中 x、y、z 轴数值达到要求，调整 z 轴效果较明显。低于规定数值后单击绿色 Load Best，再单击上方 Apply 应用（图 12-12）。

图 12-12 手动匀场步骤图 2

在下方工具栏中继续选取 Frequency，在打开的界面中单击右侧的 Go，最上方显示栏中会显示数值，注意要求这一栏红框内 Delta 数值在−2～2，单击右侧 Apply 应用。匀场完成单击下方 Close 关闭界面即可（图 12-13）。

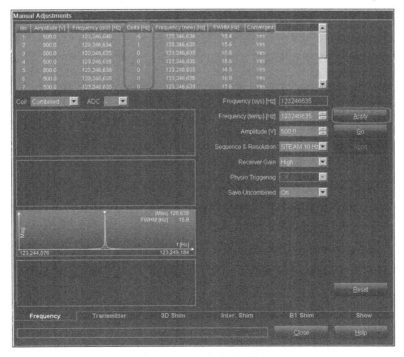

图 12-13 手动匀场步骤图 3

第六节　磁共振成像质量控制

高质量的磁共振成像数据是高质量科研的重要基础。为了确保磁共振成像数据的质量和可靠性，需要进行一系列的质量控制措施。以下是一些重要的磁共振成像质量控制措施。

设备校准：磁共振成像设备需要定期进行校准，以确保其性能和准确性。校准通常包括对场强、梯度场强度、射频场强度等参数的测量和调整。

图像质量评估：通常在正式扫描前，先进行水模质控序列扫描，基于水模数据进行图像质量评估，通常包括对图像的对比度、噪声、伪影等参数的测量和分析。

受试者准备：在进行磁共振成像扫描前，需要对受试者进行适当的准备，以确保扫描过程中的安全，以及扫描结果的准确性和可靠性。准备通常包括去除金属物品、更换衣服、进行必要的药物治疗等。

扫描参数设置：在进行磁共振成像扫描时，需要设置一系列参数，以确保扫描结果的准确性和可靠性。参数设置通常包括视场、矩阵大小、切片厚度、重复时间、回波时间等。

数据处理和分析：在进行磁共振成像扫描后，需要对数据进行处理和分析，以提取有用的信息。处理和分析通常包括图像重建、信号处理、统计分析等。

数据备份和存储：磁共振成像数据需要进行备份和存储，以确保数据的安全性和可靠性。备份和存储通常包括数据备份、数据加密、数据归档等。

数据共享和合作：磁共振成像数据需要进行共享和合作，以促进科研的进展和合作。共享和合作通常包括数据共享、数据合作、数据交流等。

例如，人类脑连接组计划（HCP）是一个大规模的神经影像研究项目，旨在绘制人类大脑的结构和功能连接图谱。为了确保数据质量，HCP项目采用了严格的质量控制（quality control，QC）流程。在数据采集前，需要对磁共振成像扫描仪进行校准，确保其性能符合要求，包括磁场均匀性校准、梯度性能校准和射频性能校准等。HCP项目使用标准化的扫描参数，以确保不同扫描仪和不同时间点采集的数据具有可比性。这些参数包括场强、成像序列、层厚、矩阵大小、视场（FOV）和分辨率等。在数据采集过程中，需要监控扫描仪的性能和受试者的状态，包括监测磁场稳定性、梯度性能、射频性能和受试者的头动情况等。采集到的原始数据需要经过一系列的预处理步骤，包括头动校正、空间标准化、信号滤波和噪声去除等。这些步骤有助于提高图像质量和去除伪影。预处理后的图像需要进行质量评估，以确保其满足研究要求，包括评估图像的信噪比、对比度、空间分辨率和时间分辨率等。需要检查不同时间点采集的数据是否一致，以确保数据的可比性，包括检查图像的空间和时间一致性，以及受试者的头动情况等。HCP项目有一个专门的数据审核团队，负责检查和评估所有采集的数据。这个团队会检查数据的质量和一致性，并确保所有数据都符合研究要求。

数据归档和共享：通过质量控制的数据会被归档并共享给研究社区，这有助于促进数据的重用和验证，以及推动神经科学研究的发展。

HCP项目的磁共振质量控制流程包括设备校准、扫描参数设置、数据采集监控、数据预处理、图像质量评估、数据一致性检查、数据审核和数据归档共享等步骤。通过这些步骤，可以确保采集到的数据质量高、一致性强，为神经科学研究提供可靠的数据支持。

磁共振成像质量控制是确保磁共振成像数据质量和可靠性的重要措施。通过设备校准、图像质量评估、受试者准备、扫描参数设置、数据处理和分析、数据备份和存储、数据共享和合作等措施，可以提高磁共振成像数据的质量和可靠性，为高质量科研提供坚实的基础。

第七节　磁共振成像和其他设备的联用

在进行磁共振脑功能成像时，需要使用一些配套设备来提高成像质量和研究效果。以下是一些常见的功能磁共振成像配套设备：

（1）眼动追踪系统，用于记录和分析受试者的眼动，以研究视觉注意力和认知过程。

（2）脑电图（electroencephalogram，EEG）设备，用于记录脑电波，与功能磁共振成像结合使用，可以提供更全面的脑功能信息。

（3）经颅磁刺激（transcranial magnetic stimulation，TMS）设备，用于刺激大脑特定区域，研究大脑功能和神经可塑性。

（4）经颅直流电刺激（transcranial direct current stimulation，tDCS）设备，用于调节大脑活动，研究大脑功能和神经可塑性。

（5）呼吸和心率监测器，用于记录受试者的生理状态，以排除生理因素对功能磁共振成像结果的影响。

（6）刺激呈现系统，用于呈现视觉、听觉或触觉刺激，以研究大脑对不同刺激的反应。

不同设备之间的时间同步是实现联用的关键。通常需要一个外部时钟信号来同步所有设备的时间戳。在磁共振成像扫描过程中，可以通过触发信号来同步其他设备的数据采集。触发信号可以是磁共振成像扫描仪发出的脉冲信号，也可以是外部设备发出的信号。这些信号可以用来标记磁共振成像扫描的开始和结束，以及其他设备数据采集的开始和结束。

研究人员可以结合研究的目的和实验设计，选用合适的设备，和磁共振成像设备联合应用（图12-14），得到更全面的大脑活动信息。

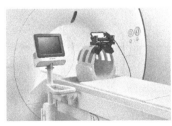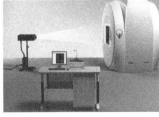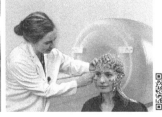

（a）磁共振腔内监测系统　　（b）脑功能视听觉刺激系统　　（c）磁共振兼容EEG

图12-14　磁共振兼容设备

参 考 文 献

俎栋林，高家红. 2014. 核磁共振成像——物理原理和方法. 北京：北京大学出版社.

Adeva-Andany M M，González-Lucán M，Donapetry-García C，et al. 2016. Glycogen metabolism in humans. BBA Clinical，5：85-100.

Agarap A F. 2018. Deep learning using rectified linear units（ReLU）. arXiv. 1803.08375.

Alsop D C，Detre J A，Golay X，et al. 2015. Recommended implementation of arterial spin-labeled perfusion MRI for clinical applications：A consensus of the ISMRM perfusion study group and the European consortium for ASL in dementia. Magnetic Resonance in Medicine，73（1）：102-116.

Amaro E Jr，Barker G J. 2006. Study design in fMRI：Basic principles. Brain and Cognition，60（3）：220-232.

Antuono P G，Jones J L，Wang Y，et al. 2001. Decreased glutamate + glutamine in Alzheimer's disease detected in vivo with（1）H-MRS at 0.5 T. Neurology，56（6）：737-742.

Ashburner J，Ridgway G R. 2015. Tensor-based morphometry. Brain Mapping：An Encyclopedic Reference，1：383-394.

Ashburner J，Barnes G，Chen C C，et al. 2014. SPM12 Manual. London：Wellcome Trust Centre for Neuroimaging.

Aslan S，Xu F，Wang P L，et al. 2010. Estimation of labeling efficiency in pseudocontinuous arterial spin labeling. Magnetic Resonance in Medicine，63（3）：765-771.

Assaf Y，Freidlin R Z，Rohde G K，et al. 2004. New modeling and experimental framework to characterize hindered and restricted water diffusion in brain white matter. Magnetic Resonance in Medicine，52（5）：965-978.

Azmi R，Norozi N，Anbiaee R，et al. 2011. IMPST：A new interactive self-training approach to segmentation suspicious lesions in breast MRI. Journal of Medical Signals and Sensors，1（2）：138-148.

Ba R C，Wang X X，Zhang Z L，et al. 2023. Diffusion-time dependent diffusion MRI：Effect of diffusion-time on microstructural mapping and prediction of prognostic features in breast cancer. European Radiology，33（9）：6226-6237.

Baessler B，Mannil M，Oebel S，et al. 2018. Subacute and chronic left ventricular myocardial scar：Accuracy of texture analysis on nonenhanced cine MR images. Radiology，286（1）：103-112.

Balsom P D，Söderlund K，Ekblom B. 1994. Creatine in humans with special reference to creatine supplementation. Sports Medicine，18（4）：268-280.

Barbier E L，St Lawrence K S，Grillon E，et al. 2002. A model of blood-brain barrier permeability to water：Accounting for blood inflow and longitudinal relaxation effects. Magnetic Resonance in Medicine，47（6）：1100-1109.

Baron C A，Beaulieu C. 2014. Oscillating gradient spin-echo（OGSE）diffusion tensor imaging of the human brain. Magnetic Resonance in Medicine，72（3）：726-736.

Basser P J，Mattiello J，LeBihan D. 1994a. Estimation of the effective self-diffusion tensor from the NMR spin echo. Journal of Magnetic Resonance Series B，103（3）：247-254.

Basser P J，Mattiello J，LeBihan D. 1994b. MR diffusion tensor spectroscopy and imaging. Biophys Journal，66（1）：259-267.

Bassett D S，Xia C H，Satterthwaite T D. 2018. Understanding the emergence of neuropsychiatric disorders with network neuroscience. Biological Psychiatry Cognitive Neuroscience and Neuroimaging，3（9）：742-753.

Bennett K M，Schmainda K M，Bennett R T，et al. 2003. Characterization of continuously distributed cortical water diffusion rates with a stretched-exponential model. Magnetic Resonance in Medicine，50（4）：727-734.

Bernstein M A，King K F，Zhou X J. 2004. Chapter 15—Angiographic pulse sequences// Bernstein M A，King K F，Zhou X J（eds）. Handbook of MRI Pulse Sequences. Burlington：Academic Press：648-701.

Bokkers R P，Hernandez D A，Merino J G, et al. 2012. Whole-brain arterial spin labeling perfusion MRI in patients with acute stroke. Stroke，43（5）：1290-1294.

Bonavita S，Di Salle F，Tedeschi G. 1999. Proton MRS in neurological disorders. European Journal of Radiology，30（2）：125-131.

Breger R K，Rimm A A，Fischer M E，et al. 1989. T1 and T2 measurements on a 1.5-T commercial MR imager. Radiology，171（1）：273-276.

Bright M G，Bulte D P，Jezzard P，et al. 2009. Characterization of regional heterogeneity in cerebrovascular reactivity dynamics using novel hypocapnia task and BOLD fMRI. NeuroImage，48（1）：166-175.

Brix G，Kiessling F，Lucht R，et al. 2004. Microcirculation and microvasculature in breast tumors：Pharmacokinetic analysis of dynamic MR image series. Magnetic Resonance in Medicine，52（2）：420-429.

Bullmore E，Sporns O. 2009. Complex brain networks：Graph theoretical analysis of structural and functional systems. Nature Reviews Neuroscience，10（3）：186-198.

Buonocore M H，Gao L. 1997. Ghost artifact reduction for echo planar imaging using image phase correction. Magnetic Resonance in Medicine，38（1）：89-100.

Burstein D. 1996. Stimulated echoes：Description，applications，practical hints. Concepts in Magnetic Resonance，8（4）：269-278.

Buxton R B. 2001. The elusive initial dip. NeuroImage，13（6 Pt 1）：953-958.

Buxton R B，Frank L R，Wong E C，et al. 1998. A general kinetic model for quantitative perfusion imaging with arterial spin labeling. Magnetic Resonance in Medicine，40（3）：383-396.

Cai K J，Haris M，Singh A，et al. 2012. Magnetic resonance imaging of glutamate. Nature Medicine，18（2）：302-306.

Callaghan P T，Eccles C D，Xia Y. 1988. NMR microscopy of dynamic displacements：K-space and q-space imaging. Journal of Physics E：Scientific Instruments，21（8）：820-822.

Callaghan P T，Coy A，MacGowan D，et al. 1991. Diffraction-like effects in NMR diffusion studies of fluids in porous solids. Nature，351：467-469.

Cannon T D，Thompson P M，van Erp T G M，et al. 2002. Cortex mapping reveals regionally specific patterns of genetic and disease-specific gray-matter deficits in twins discordant for schizophrenia. Proceedings of the National Academy of Sciences of the United States of America，99（5）：3228-3233.

Cao X Z，Ye H H，Liao C Y，et al. 2019. Fast 3D brain MR fingerprinting based on multi-axis spiral projection trajectory. Magnetic Resonance in Medicine，82（1）：289-301.

Carr H Y. 1958. Steady-state free precession in nuclear magnetic resonance. Physical Review，112（5）：1693-1701.

Carr H Y，Purcell E M. 1954. Effects of diffusion on free precession in nuclear magnetic resonance experiments. Physical Review，94（3）：630-638.

Chapman B，Turner R，Ordidge R J，et al. 1987. Real-time movie imaging from a single cardiac cycle by NMR. Magnetic Resonance in Medicine，5（3）：246-254.

Chen C N，Hoult D，Sank V. 1983. Quadrature detection coils—A further√2 improvement in 7 sensitivity. Journal of Magnetic Resonance，54（2）：324-327.

Chen S Z，Yuan J，Deng M，et al. 2016. Chemical exchange saturation transfer（CEST）MR technique for in-vivo liver imaging at 3.0 tesla. European Radiology，26（6）：1792-1800.

Chen Y H，Shi F，Christodoulou A G，et al. 2018. Efficient and accurate MRI super-resolution using a generative adversarial network and 3D multi-level densely connected network. The 21st International Conference on Medical Image Computing and Computer Assisted Intervention：91-99.

Chen H，Guo L，Li M，et al. 2020. Metamaterial-inspired radiofrequency（RF）shield with reduced specific absorption rate（SAR）and improved transmit efficiency for UHF MRI. IEEE Transactions on Biomedical Engineering，68（4）：1178-1189.

Chen R K，Sun C，Liu T T，et al. 2022. Deciphering the developmental order and microstructural patterns of early white matter pathways in a diffusion MRI based fetal brain atlas. NeuroImage，2022，264：119700.

Chu W J，Kuzniecky R I，Hugg J W，et al. 2000. Statistically driven identification of focal metabolic abnormalities in temporal lobe epilepsy with corrections for tissue heterogeneity using 1H spectroscopic imaging. Magnetic Resonance in Medicine，43（3）：359-367.

Clark C A，Le Bihan D. 2000. Water diffusion compartmentation and anisotropy at high b values in the human brain. Magnetic Resonance in Medicine，44（6）：852-859.

Collins C M，Wang Z W. 2011. Calculation of radiofrequency electromagnetic fields and their effects in MRI of human subjects. Magnetic Resonance in Medicine，65（5）：1470-1482.

Collins D L，Evans A C，Holmes C，et al. 1995. Automatic 3D segmentation of neuro-anatomical structures from MRI. The 14th International Conference on Information Processing Medical Imaging：139-152.

Collins D L，Zijdenbos A P，Kollokian V，et al. 1998. Design and construction of a realistic digital brain phantom. IEEE Transactions on Medical Imaging，17（3）：463-468.

Cosmus Thomas C，Michael P. 2011. Advances in whole-body MRI magnets. IEEE Transactions on Applied Superconductivity，21（3）：2104-2109.

Crawley A P，Wood M L，Henkelman R M. 1988. Elimination of transverse coherences in FLASH MRI. Magnetic Resonance in Medicine，8（3）：248-260.

Dalmaz O，Yurt M，Cukur T. 2022. ResViT：Residual vision transformers for multimodal medical image synthesis. IEEE Transactions on Medical Imaging，2022，41（10）：2598-2614.

Davis B C，Fletcher P T，Bullitt E，et al. 2010. Population shape regression from random design data. International Journal of Computer Vision，90（2）：255-266.

Davis K A，Nanga R P R，Das S，et al. 2015. Glutamate imaging（GluCEST）lateralizes epileptic foci in nonlesional temporal lobe epilepsy. Science Translational Medicine，7（309）：309ra161.

de Vis J B，Peng S L，Chen X，et al. 2018. Arterial-spin-labeling（ASL）perfusion MRI predicts cognitive function in elderly individuals：A 4-year longitudinal study. Journal of Magnetic Resonance Imaging，48（2）：449-458.

den Boer J A，Bourland J D，Nyenhuis J A，et al. 2002. Comparison of the threshold for peripheral nerve stimulation during gradient switching in whole body MR systems. Journal of Magnetic Resonance Imaging，15（5）：520-525.

Derry P J，Vo A T T，Gnanansekaran A，et al. 2020. The chemical basis of intracerebral hemorrhage and cell toxicity with contributions from eryptosis and ferroptosis. Frontiers in Cellular Neuroscience，14：603043.

Desikan R S，Ségonne F，Fischl B，et al. 2006. An automated labeling system for subdividing the human cerebral cortex on MRI scans into gyral based regions of interest. NeuroImage，31（3）：968-980.

Dickie B R，Parker G J M，Parkes L M. 2020. Measuring water exchange across the blood-brain barrier using MRI. Progress in Nuclear Magnetic Resonance Spectroscopy，116：19-39.

Dixon W T. 1984. Simple proton spectroscopic imaging. Radiology，153（1）：189-194.

Donahue M J，Faraco C C，Strother M K，et al. 2014. Bolus arrival time and cerebral blood flow responses to hypercarbia. Journal of Cerebral Blood Flow and Metabolism，34（7）：1243-1252.

Dosovitskiy A，Beyer L，Kolesnikov A，et al. 2021. An image is worth 16×16 words：Transformers for image recognition at scale. Computer Vision and Pattern Recognition：1-6.

Dyverfeldt P，Bissell M，Barker A J，et al. 2015. 4D flow cardiovascular magnetic resonance consensus statement. Journal of Cardiovascular Magnetic Resonance，17（1）：72.

Economo C，Koskinas G. 1925. Die Cytoarchitektonik der Hirnrinde des Erwachsenen Menschen. Berlin：Springer.

Ehsan H A，Mohammed G，Ali M，et al. 2018. Alzheimer's disease diagnostics by a 3D deeply supervised adaptable convolutional network. Frontiers in Bioscience（Landmark Edition），23：584-596.

Einstein A. 1905. On the motion required by the molecular kinetic theory of heat of small particles suspended in a stationary liquid. Annalen der Physik，17（8）：549-560.

Esses S J，Lu X G，Zhao T J，et al. 2018. Automated image quality evaluation of T_2-weighted liver MRI utilizing deep learning architecture. Journal of Magnetic Resonance Imaging，47（3）：723-728.

Feinberg D A，Oshio K. 1991. GRASE（gradient- and spin-echo）MR imaging：A new fast clinical imaging technique. Radiology，181（2）：597-602.

Feinberg D A，Mills C M，Posin J P，et al. 1985. Multiple spin-echo magnetic resonance imaging. Radiology，155（2）：437-442.

Feinberg D A，Beckett Alexander J S，An T V，et al. 2023. Next-generation MRI scanner designed for ultra-high-resolution human brain imaging at 7 tesla. Nature Methods，20（12）：2048-2057.

Feng Y X，Li R Y，Wei W，et al. 2021. The acts of opening and closing the eyes are of importance for congenital blindness：Evidence from resting-state fMRI. NeuroImage，233：117966.

Feng A，Yuan P，Huang T，et al. 2022. Distinguishing tumor recurrence from radiation necrosis in treated glioblastoma using multiparametric MRI. Acad Radiol，29（9）：1320-1331.

Fick A. 1855. Uber diffusion. Poggendorff's Annalen der Physik und Chemie，94：59-86.

Fieremans E，Novikov D S，Jensen J H，et al. 2010. Monte Carlo study of a two-compartment exchange model of diffusion. NMR in Biomedicine，23（7）：711-724.

Firbank M J，Harrison R M，Williams E D，et al. 2000. Quality assurance for MRI：Practical experience. The British Journal of Radiology，73（868）：376-383.

Fischl B. 2012. FreeSurfer. NeuroImage，62（2）：774-781.

Fischl B，van der Kouwe A，Destrieux C，et al. 2004. Automatically parcellating the human cerebral cortex. Cerebral Cortex，14（1）：11-22.

Fisher R A. 1915. Frequency distribution of the values of the correlation coefficient in samples from an indefinitely large population. Biometrika，10（4）：507-521.

Foo T K，Laskaris E，Vermilyea M，et al. 2018. Lightweight，compact，and high-performance 3T MR system for imaging the brain and extremities. Magnetic Resonance in Medicine，80（5）：2232-2245.

Foo T K，Tan E T，Vermilyea M E，et al. 2020. Highly efficient head-only magnetic field insert gradient coil for achieving simultaneous high gradient amplitude and slew rate at 3.0 T（MAGNUS）for brain microstructure imaging. Magnetic Resonance in Medicine，83（6）：2356-2369.

Forbes L K，Crozier S. 2001. A novel target-field method for finite-length magnetic resonance shim coils：I. Zonal shims. Journal of Physics D Applied Physics，34（24）：3447-3455.

Frahm J，Merboldt K D，Hänicke W. 1987. Localized proton spectroscopy using stimulated echoes. Journal of Magnetic Resonance，72（3）：502-508.

Franklin K M，Dale B M，Merkle E M. 2008. Improvement in B1-inhomogeneity artifacts in the abdomen at 3T MR imaging using a radiofrequency cushion. Journal of Magnetic Resonance Imaging，27（6）：1443-1447.

Freeborough P A，Fox N C. 1998. Modeling brain deformations in Alzheimer disease by fluid registration of serial 3D MR images. Journal of Computer Assisted Tomography，22（5）：838-843.

Fujita H. 2007. New horizons in MR technology：RF coil designs and trends. Magnetic Resonance in Medical Science，6（1）：29-42.

Gao S，Zhuang X. 2023. Bayesian image super-resolution with deep modeling of image statistics. IEEE Transactions on Pattern Analysis and Machine Intelligence，45（2）：1405-1423.

Gatehouse P D，Jennifer K，Crowe Lindsey A，et al. 2005. Applications of phase-contrast flow and velocity imaging in cardiovascular MRI. European Radiology，15（10）：2172-2184.

Ge C J，Gu I Y H，Jakola A S，et al. 2020. Deep semi-supervised learning for brain tumor classification. BMC Medical Imaging，20（1）：87.

Glasser M F，Coalson T S，Robinson E C，et al. 2016. A multi-modal parcellation of human cerebral cortex. Nature，536（7615）：171-178.

Gnep K，Fargeas A，Gutiérrez-Carvajal R E，et al. 2017. Haralick textural features on T（2）-weighted MRI are associated with biochemical recurrence following radiotherapy for peripheral zone prostate cancer. Journal of Magnetic Resonance Imaging，45（1）：103-117.

Golay M J. 1970. Magnetic field control apparatus. U.S. Patents，3.515，979.

González R C. 2009. Digital Image Processing. New York：Pearson Education India.

Goodfellow I J，Pouget-Abadie J，Mirza M，et al. 2014. Generative adversarial nets. Proceedings of the 27th International Conference on Neural Information Processing Systems，2：2672-2680.

Gore J C，Xu J Z，Colvin D C，et al. 2010. Characterization of tissue structure at varying length scales using temporal diffusion spectroscopy. NMR in Biomedicine，23（7）：745-756.

Grant G A，Britz G W，Robert G，et al. 2002. The utility of magnetic resonance imaging in evaluating peripheral nerve disorders. Muscle & Nerve，25（3）：314-331.

Gregori J，Schuff N，Kern R，et al. 2013. T2-based arterial spin labeling measurements of blood to tissue water transfer in human brain. Journal of Magnetic Resonance Imaging，37（2）：332-342.

Griffa A，Baumann P S，Thiran J P，et al. 2013. Structural connectomics in brain diseases. NeuroImage，80：515-526.

Grissom W A. 2010. Improving high-field MRI using parallel excitation. Imaging in Medicine，2（6）：675.

Grissom W A，Sacolick L，Vogel M W. 2010. Improving high-field MRI using parallel excitation. Imaging in Medicine，2（6）：675-693.

Grover T，Singer J R. 1971. NMR spin-echo flow measurements. Journal of Applied Physics，42（3）：938-940.

Guan S，Khan A A，Sikdar S，et al. 2020. Fully dense UNet for 2-D sparse photoacoustic tomography artifact removal. IEEE Journal of Biomedical and Health Informatics，24（2）：568-576.

Gurler N, Ider Y Z. 2012. FEM based design and simulation tool for MRI birdcage coils including eigenfrequency analysis. Comsol Conference: 1-5.

Haacke E M, Tang J, Neelavalli J, et al. 2010. Susceptibility mapping as a means to visualize veins and quantify oxygen saturation. Journal of Magnetic Resonance Imaging: JMRI, 32 (3): 663-676.

Hahn E L. 1950. Spin Echoes. Physical Review, 80 (4): 580-594.

Hajnal J V, Bryant D J, Kasuboski L, et al. 1992. Use of fluid attenuated inversion recovery (FLAIR) pulse sequences in MRI of the brain. Journal of Computer Assisted Tomography, 16 (6): 841-844.

Haller S, Zaharchuk G, Thomas D L, et al. 2016. Arterial spin labeling perfusion of the brain: Emerging clinical applications. Radiology, 281 (2): 337-356.

Hänicke W, Vogel H U. 2003. An analytical solution for the SSFP signal in MRI. Magnetic Resonance in Medicine, 49 (4): 771-775.

Haralick R M, Shanmugam K, Dinstein I. 1973. Textural features for image classification. IEEE Transactions on Systems Man and Cybernetics, SMC3 (6): 610-621.

Haris M, Nanga R P R, Singh A, et al. 2012. Exchange rates of creatine kinase metabolites: Feasibility of imaging creatine by chemical exchange saturation transfer MRI. NMR in Biomedicine, 25 (11): 1305-1309.

Harms M P, Somerville L H, Ances B M, et al. 2018. Extending the Human Connectome Project across ages: Imaging protocols for the Lifespan Development and Aging Projects. NeuroImage, 183: 972-984.

Hashemi R H, Bradley W G, Lisanti C J. 2012. MRI: The Basics. Philadelphia: Lippincott Williams & Wilkins.

Hatamizadeh A, Tang Y, Nath V, et al. 2022. UNETR: Transformers for 3D medical image segmentation. Proceedings of the IEEE/CVF Winter Conference on Applications of Computer Vision: 574-584.

Hayes C E, Edelstein W A, Schenck J F, et al. 1985. An efficient, highly homogeneous radiofrequency coil for whole-body NMR imaging at 1.5T. Journal of Magnetic Resonance, 63 (3): 622-628.

He H J, Liu T T. 2012. A geometric view of global signal confounds in resting-state functional MRI. NeuroImage, 59 (3): 2339-2348.

He Y, Chen Z J, Evans A C. 2007. Small-world anatomical networks in the human brain revealed by cortical thickness from MRI. Cerebral Cortex, 17 (10): 2407-2419.

He K, Zhang X, Ren S, et al. 2016. Deep residual learning for image recognition. IEEE Conference on Computer Vision and Pattern Recognition: 770-778.

Helms G, Frahm J. 1999. Magnetization transfer attenuation of creatine resonances in localized proton MRS of human brain in vivo. NMR in Biomedicine, 12 (8): 490-494.

Hennig J, Nauerth A, Friedburg H. 1986. RARE imaging: A fast imaging method for clinical MR. Magnetic Resonance in Medicine, 3 (6): 823-833.

Henningsson M, Malik S, Botnar R, et al. 2022. Black-blood contrast in cardiovascular MRI. Journal of Magnetic Resonance Imaging, 55 (1): 61-80.

Hidalgo-Tobon S. 2010. Theory of gradient coil design methods for magnetic resonance imaging. Concepts in Magnetic Resonance Part A, 36A (4): 223-242.

Hua J, Jones C K, Blakeley J, et al. 2007. Quantitative description of the asymmetry in magnetization transfer effects around the water resonance in the human brain. Magnetic Resonance in Medicine, 2007, 58 (4): 786-793.

Huang S Y, Witzel T, Keil B, et al. 2021. Connectome 2.0: Developing the next-generation ultra-high gradient strength human MRI scanner for bridging studies of the micro-, meso-and macro-connectome. Neuroimage, 243: 118530.

Ibrahim T S，Lee R，Baertlein B A，et al. 2001. Effect of RF coil excitation on field inhomogeneity at ultra high fields：A field optimized TEM resonator. Magnetic Resonance Imaging，19（10）：1339-1347.

Irfanoglu M O，Modi P，Nayak A，et al. 2015. DR-BUDDI（Diffeomorphic registration for blip- up blip-down diffusion imaging）method for correcting echo planar imaging distortions. Neuroimage，106：284-299.

Isensee F，Jaeger P F，Kohl S A A，et al. 2021. nnU-Net: A self-configuring method for deep learning-based biomedical image segmentation. Nature Methods，18（2）：203-211.

Janez S. 1993. Time-dependent self-diffusion by NMR spin-echo. Physica B：Condensed Matter，183（4）：343-350.

Jelescu I O，de Skowronski A，Geffroy F，et al. 2022. Neurite Exchange Imaging（NEXI）: A minimal model of diffusion in gray matter with inter-compartment water exchange. NeuroImage，2022，256：119277.

Jenkinson M，Beckmann C F，Behrens T E J，et al. 2012. FSL. NeuroImage，62（2）：782-790.

Jethanandani A，Lin T A，Volpe S，et al. 2018. Exploring applications of radiomics in magnetic resonance imaging of head and neck cancer：A systematic review. Frontiers in Oncology，8：131.

Jeurissen B，Descoteaux M，Mori S，et al. 2019. Diffusion MRI fiber tractography of the brain. NMR in Biomedicine，32（4）：e3785.

Jezzard P，Balaban R S. 1995. Correction for geometric distortion in echo planar images from B_0 field variations. Magnetic Resonance in Medicine，34（1）：65-73.

Jiang X Y，Li H，Xie J P，et al. 2016. Quantification of cell size using temporal diffusion spectroscopy. Magnetic Resonance in Medicine，75（3）：1076-1085.

Jiang D R，Liu P Y，Lin Z X，et al. 2023. MRI assessment of cerebral oxygen extraction fraction in the medial temporal lobe. NeuroImage，266：119829.

Jin J. 2018. Electromagnetic Analysis and Design in Magnetic Resonance Imaging. London：Routledge.

Jo S，Jose C，Hajnal Joseph V，et al. 2018. A deep cascade of convolutional neural networks for dynamic MR image reconstruction. IEEE Transactions on Medical Imaging，37（2）：491-503.

Jones D K. 2010. Diffusion MRI：Theory，Methods，and Applications. Oxford：Oxford University Press.

Jones C K，Schlosser M J，van Zijl P C M，et al. 2006. Amide proton transfer imaging of human brain tumors at 3T. Magnetic Resonance in Medicine，56（3）：585-592.

Jost W. 1960. Diffusion in solids//Electronic Materials Science：81-110.

Kalra S，Arnold D L. 2004. ALS surrogate markers. MRS. Amyotrophic Lateral Sclerosis and Other Motor Neuron Disorders，5：111-114.

Kärger J. 1985. NMR self-diffusion studies in heterogeneous systems. Advances in Colloid and Interface Science，23：129-148.

Kärger J，Heink W. 1983. The propagator representation of molecular transport in microporous crystallites. Journal of Magnetic Resonance（1969），51（1）：1-7.

Kärger J，Pfeifer H，Heink W. 1988. Principles and Application of Self-diffusion Measurements by Nuclear Magnetic Resonance//Waugh J S. Advances in Magnetic and Optical Resonance. New York：Academic Press.

Keupp J，Baltes C，Harvey P R，et al. 2011. Parallel RF transmission based MRI technique for highly sensitive detection of amide proton transfer in the human brain at 3T. International Society for Magnetic Resonance in Medicine，19：710.

Kim M，Gillen J，Landman B A，et al. 2009. Water saturation shift referencing（WASSR）for chemical exchange saturation transfer（CEST）experiments. Magnetic Resonance in Medicine，61（6）：1441-1450.

Klomp D, Koning W, Hoogduin H, et al. 2011. Practical design of RF transmit and receive arrays. Proceedings of European Society of Magnetic Resonance in Medicine and Biology: 1-7.

Kniep H C, Madesta F, Schneider T, et al. 2019. Radiomics of brain MRI: Utility in prediction of metastatic tumor type. Radiology, 290 (2): 479-487.

Kogan F, Singh A, Debrosse C, et al. 2013. Imaging of glutamate in the spinal cord using GluCEST. NeuroImage, 77: 262-267.

Kogan F, Haris M, Singh A, et al. 2014. Method for high-resolution imaging of creatine in vivo using chemical exchange saturation transfer. Magnetic Resonance in Medicine, 71 (1): 164-172.

Kramer C M, Barkhausen J, Bucciarelli-Ducci C, et al. 2020. Standardized cardiovascular magnetic resonance imaging (CMR) protocols: 2020 update. Journal of Cardiovascular Magnetic Resonance, 22 (1): 17.

Kumar A, Welti D, Ernst R R. 1975. NMR Fourier zeugmatography. Journal of Magnetic Resonance, 18 (1): 69-83.

Kundu P, Brenowitz N D, Voon V, et al. 2013. Integrated strategy for improving functional connectivity mapping using multiecho fMRI. Proceedings of the National Academy of Sciences of the United States of America, 110 (40): 16187-16192.

Kundu P, Santin M D, Bandettini P A, et al. 2014. Differentiating BOLD and non-BOLD signals in fMRI time series from anesthetized rats using multi-echo EPI at 11.7 T. NeuroImage, 102 Pt 2: 861-874.

Lambin P, Rios-Velazquez E, Leijenaar R, et al. 2012. Radiomics: Extracting more information from medical images using advanced feature analysis. European Journal of Cancer, 48 (4): 441-446.

Lambin P, Leijenaar R T H, Deist T M, et al. 2017. Radiomics: The bridge between medical imaging and personalized medicine. Nature Reviews Clinical Oncology, 14 (12): 749-762.

Lauterbur P C. 1973. Image formation by induced local interactions. Examples employing nuclear magnetic resonance. Clinical Orthopaedics and Related Research, 1989 (244): 3-6.

Lauterbur P C, Kramer D M, House W V Jr, et al. 1975. Zeugmatographic high resolution nuclear magnetic resonance spectroscopy. Images of chemical inhomogeneity within macroscopic objects. Journal of the American Chemical Society, 97 (23): 6866-6868.

Le Bihan D, Poupon C, Amadon A, et al. 2006. Artifacts and pitfalls in diffusion MRI. Journal of Magnetic Resonance Imaging, 24 (3): 478-488.

LeCun Y. 1998. Gradient-based learning applied to document recognition. Proceedings of the IEEE, 86(11): 2278-2324.

Lee G, Does M D, Avila R, et al. 2023. Implantable, bioresorbable radio frequency resonant circuits for magnetic resonance imaging. Advanced Science: e2301232.

Lemdiasov R A, Ludwig R. 2005. A stream function method for gradient coil design. Concepts in Magnetic Resonance Part B: Magnetic Resonance Engineering, 26B (1): 67-80.

Leow A, Yu C L, Lee S J, et al. 2005. Brain structural mapping using a novel hybrid implicit/explicit framework based on the level-set method. NeuroImage, 24 (3): 910-927.

Li K L, Zhu X P, Hylton N, et al. 2005. Four-phase single-capillary stepwise model for kinetics in arterial spin labeling MRI. Magnetic Resonance in Medicine, 53 (3): 511-518.

Li A X, Hudson R H E, Barrett J W, et al. 2008. Four-pool modeling of proton exchange processes in biological systems in the presence of MRI-paramagnetic chemical exchange saturation transfer (PARACEST) agents. Magnetic Resonance in Medicine, 60 (5): 1197-1206.

Li C M, Peng S, Wang R, et al. 2014. Chemical exchange saturation transfer MR imaging of Parkinson's disease at 3 tesla. European Radiology，24（10）：2631-2639.

Li M Y，Xu X Y，Cao Z Z，et al. 2023. Multi-modal multi-resolution atlas of the human neonatal cerebral cortex based on microstructural similarity. NeuroImage，272：120071.

Liao C Y，Wang K，Cao X Z，et al. 2018. Detection of lesions in mesial temporal lobe epilepsy by using MR fingerprinting. Radiology，288（3）：804-812.

Lin Z X，Li Y，Su P，et al. 2018. Non-contrast MR imaging of blood-brain barrier permeability to water. Magnetic Resonance in Medicine，80（4）：1507-1520.

Lin H X，Figini M，D'Arco F，et al. 2023. Low-field magnetic resonance image enhancement via stochastic image quality transfer. Medical Image Analysis，87：102807.

Ling W，Regatte R R，Navon G，et al. 2008. Assessment of glycosaminoglycan concentration in vivo by chemical exchange-dependent saturation transfer（gagCEST）. Proceedings of the National Academy of Sciences of the United States of America，105（7）：2266-2270.

Liu P Y，Li Y，Pinho M，et al. 2017. Cerebrovascular reactivity mapping without gas challenges. NeuroImage，146：320-326.

Liu C，Wu X，Yu X，et al. 2018. Fusing multi-scale information in convolution network for MR image super-resolution reconstruction. Biomedical Engineering Online，17（1）：114.

Liu P Y，de Vis J B，Lu H Z. 2019. Cerebrovascular reactivity（CVR）MRI with CO_2 challenge：A technical review. NeuroImage，187：104-115.

Liu P Y，Xu C M，Lin Z X，et al. 2020. Cerebrovascular reactivity mapping using intermittent breath modulation. NeuroImage，215：116787.

Liu T，Wu J，Zhao Z，et al. 2022. Developmental pattern of association fibers and their interaction with associated cortical microstructures in 0-5-month-old infants. Neuroimage：261.

Liu C F，Hsu J，Xu X，et al. 2023a. Digital 3D brain MRI arterial territories atlas. Scientific Data，10（1）：74.

Liu X，Chen S，Cui D，et al. 2023b. A robust self-referenced 2D nyquist ghost correction for different MRI-biomarker measurements based on multi-band interleaved EPI. Frontiers in Physics：10.

Lombardo M V，Auyeung B，Holt R J，et al. 2016. Improving effect size estimation and statistical power with multi-echo fMRI and its impact on understanding the neural systems supporting mentalizing. NeuroImage，142：55-66.

Look D C，Locker D R. 1970. Time saving in measurement of NMR and EPR relaxation times. Review of Scientific Instruments，41（2）：250-251.

Lu H Z，Ge Y L. 2008. Quantitative evaluation of oxygenation in venous vessels using T_2-relaxation-under-spin-tagging MRI. Magnetic Resonance in Medicine，60（2）：357-363.

Lu H Z，Clingman C，Golay X，et al. 2004. Determining the longitudinal relaxation time（T_1）of blood at 3.0 tesla. Magnetic Resonance in Medicine，52（3）：679-682.

Lu H Z，Liu P Y，Yezhuvath U，et al. 2014. MRI mapping of cerebrovascular reactivity via gas inhalation challenges. Journal of Visualized Experiments，（94）：e52306.

Luders E，Thompson P M，Kurth F. 2018. Morphometry of the Corpus Callosum// Spalletta G，Piras F，Gili T. Brain Morphometry. New York：Springer.

Luna L P，Ahmed A，Daftaribesheli L，et al. 2023. Arterial spin labeling clinical applications for brain tumors and tumor treatment complications：A comprehensive case-based review. The Neuroradiology Journal，36（2）：129-141.

Machado A M C，Gee J C. 1998. Atlas warping for brain morphometry. Proceedings of the SPIE，3338：642-651.

MacMillan E L，Chong D G Q，Dreher W，et al. 2011. Magnetization exchange with water and T_1 relaxation of the downfield resonances in human brain spectra at 3.0 T. Magnetic Resonance in Medicine，65（5）：1239-1246.

Mancio J，Pashakhanloo F，El-Rewaidy H，et al. 2022. Machine learning phenotyping of scarred myocardium from cine in hypertrophic cardiomyopathy. European Heart Journal Cardiovascular Imaging，23（4）：532-542.

Mandell D M，Mossa-Basha M，Qiao Y，et al. 2017. Intracranial vessel wall MRI：Principles and expert consensus recommendations of the American society of neuroradiology. AJNR American Journal of Neuroradiology，38（2）：218-229.

Mansfield P. 1977. Multi-planar image formation using NMR spin echoes. Journal of Physics C：Solid State Physics，10（3）：L55-L58.

Mansfield P，Maudsley A A，Bains T. 1976. Fast scan proton density imaging by NMR. Journal of Physics E：Scientific Instruments，9（4）：271-278.

Mansfield P，Chapman B L，Turner R，et al. 1990. Magnetic field screens. U.S. Patents.

Marques J P，Kober T，Krueger G，et al. 2010. MP2RAGE，a self bias-field corrected sequence for improved segmentation and T_1-mapping at high field. NeuroImage，49（2）：1271-1281.

Marrelec G，Krainik A，Duffau H，et al. 2006. Partial correlation for functional brain interactivity investigation in functional MRI. NeuroImage，32（1）：228-237.

Mattiello J，Basser P J，Lebihan D. 1994. Analytical expressions for the b matrix in NMR diffusion imaging and spectroscopy. Journal of Magnetic Resonance，Series A，108（2）：131-141.

Mazurek M H，Cahn B A，Yuen M M，et al. 2021. Portable，bedside，low-field magnetic resonance imaging for evaluation of intracerebral hemorrhage. Nature Communications，12（1）：5119.

Mazziotta J，Toga A，Evans A，et al. 2001. A probabilistic atlas and reference system for the human brain：International Consortium for Brain Mapping（ICBM）. Philosophical Transactions of the Royal Society of London Series B，Biological Sciences，356（1412）：1293-1322.

McCall D W，Douglass D C，Anderson E W. 1963. Self-diffusion studies by means of nuclear magnetic resonance spin-echo techniques. Berichte der Bunsengesellschaft für Physikalische Chemie，67（3）：336-340.

McConnell H M. 1958. Reaction rates by nuclear magnetic resonance. Journal of Chemical Physics，28（3）：430-431.

Meiboom S，Gill D. 1958. Modified spin-echo method for measuring nuclear relaxation times. Review of Scientific Instruments，29（8）：688-691.

Merboldt K D，Hänicke W，Frahm J. 1991. Diffusion imaging using stimulated echoes. Magnetic Resonance in Medicine，19（2）：233-239.

Mirasol R V，Bokkers R P H，Hernandez D A，et al. 2014. Assessing reperfusion with whole-brain arterial spin labeling：A noninvasive alternative to gadolinium. Stroke，45（2）：456-461.

Mispelter J，Lupu M. 2007. Homogeneous resonators for magnetic resonance：A review. Comptes Rendus-Chimie，11（4）：340-355.

Mitra P，Halperin B. 1995. Effects of finite gradient-pulse widths in pulsed-field-gradient diffusion measurements. Journal of Magnetic Resonance，Series A，113（1）：94-101.

Monti M M. 2011. Statistical analysis of fMRI time-series：A critical review of the GLM approach. Frontiers in Human Neuroscience，5：28.

Mugler J P 3rd. 2014. Optimized three-dimensional fast-spin-echo MRI. Journal of Magnetic Resonance Imaging，39

（4）：745-767.

Mugler J P 3rd，Brookeman J R. 1991. Rapid three-dimensional T_1-weighted MR imaging with the MP-RAGE sequence. Journal of Magnetic Resonance Imaging，1（5）：561-567.

Nanni L，Brahnam S，Ghidoni S，et al. 2013. Different approaches for extracting information from the co-occurrence matrix. PLoS One，8（12）：e83554.

Narayanan R，Fessler J A，Park H，et al. 2005. Diffeomorphic nonlinear transformations：A local parametric approach for image registration. Information Processing in Medical Imaging，19：174-185.

Natarajan V. 2015. Modern Atomic Physics. Boca Raton：CRC Press.

Nazeri A，Krsnik Ž，Kostović I，et al. 2022. Neurodevelopmental patterns of early postnatal white matter maturation represent distinct underlying microstructure and histology. Neuron，110（23）：4015-4030.

Neuman C H. 1974. Spin echo of spins diffusing in a bounded medium. The Journal of Chemical Physics，60（11）：4508-4511.

Newman M E J. 2004. Fast algorithm for detecting community structure in networks. Physical Review E，Statistical，Nonlinear，and Soft Matter Physics，69（6 Pt 2）：066133.

Nishimura D G. 1996. Principles of magnetic resonance imaging. San Francisco：Stanford University.

Novikov D S，Jensen J H，Helpern J A，et al. 2014. Revealing mesoscopic structural universality with diffusion. Proceedings of the National Academy of Sciences of the United States of America，111（14）：5088-5093.

Novikov D S，Fieremans E，Jespersen S N，et al. 2019. Quantifying brain microstructure with diffusion MRI：Theory and parameter estimation. NMR in Biomedicine，32（4）：e3998.

Ohliger M A，Sodickson D K. 2006. An introduction to coil array design for parallel MRI. NMR in Biomedicine，19（3）：300-315.

Oppelt A，Graumann R，Barfuss H，et al. 1986. FISP，a novel，fast pulse sequence for nuclear magnetic resonance imaging. Electromedica，54（1）：15-18.

Overweg J. 2008. MRI main field magnets. Physics，38：25-63.

Palombo M，Ianus A，Guerreri M，et al. 2020. SANDI：A compartment-based model for non-invasive apparent soma and neurite imaging by diffusion MRI. NeuroImage，215：116835.

Panagiotaki E，Walker-Samuel S，Siow B，et al. 2014. Noninvasive quantification of solid tumor microstructure using VERDICT MRI. Cancer Research，74（7）：1902-1912.

Parizh M，Lvovsky Y，Sumption M. 2017. Conductors for commercial MRI magnets beyond NbTi：Requirements and challenges. Superconductor Science & Technology，30（1）：014007.

Pauly J，Nishimura D，Macovski A. 1989. A K-space analysis of small-tip-angle excitation. Journal of Magnetic Resonance，81（1）：43-56.

Penny W D，Friston K J，Ashburner J T，et al. 2007. Statistical Parametric Mapping：The Analysis of Functional Brain Images. Neurosurgery. DOI：10.1016/B978-0-12-372560-8.X5000-1.

Poser B A，Norris D G. 2009. Investigating the benefits of multi-echo EPI for fMRI at 7 T. NeuroImage，45（4）：1162-1172.

Posse S，Cuenod C A，Le Bihan D. 1993. Human brain：Proton diffusion MR spectroscopy. Radiology，188（3）：719-725.

Power J D，Fair D A，Schlaggar B L，et al. 2010. The development of human functional brain networks. Neuron，67（5）：735-748.

Power J D, Cohen A L, Nelson S M, et al. 2011. Functional network organization of the human brain. Neuron, 72 (4): 665-678.

Power J D, Plitt M, Gotts S J, et al. 2018. Ridding fMRI data of motion-related influences: Removal of signals with distinct spatial and physical bases in multiecho data. Proceedings of the National Academy of Sciences of the United States of America, 115 (9): E2105-E2114.

Proctor W G, Yu F C. 1950. The dependence of a nuclear magnetic resonance frequency upon chemical compound. Physical Review, 77 (5): 717.

Purcell E M, Torrey H C, Pound R V. 1946. Resonance absorption by nuclear magnetic moments in a solid. Physical Review, 69 (1-2): 37.

Pusey E, Yoon C, Anselmo M L, et al. 1988. Aliasing artifacts in MR imaging. Computerized Medical Imaging and Graphics, 12 (4): 219-224.

Pykett I L, Rosen B R, Buonanno F S, et al. 1983. Measurement of spin-lattice relaxation times in nuclear magnetic resonance imaging. Physics in Medicine and Biology, 28 (6): 723-729.

Qin Q, Alsop D C, Bolar D S, et al. 2022. Velocity-selective arterial spin labeling perfusion MRI: A review of the state of the art and recommendations for clinical implementation. Magnetic Resonance in Medicine, 88 (4): 1528-1547.

Rackayova V, Cudalbu C, Pouwels P J W, et al. 2017. Creatine in the central nervous system: From magnetic resonance spectroscopy to creatine deficiencies. Analytical Biochemistry, 529: 144-157.

Ramadan S, Lin A, Stanwell P. 2013. Glutamate and glutamine: A review of in vivo MRS in the human brain. NMR in Biomedicine, 26 (12): 1630-1646.

Ravicz M E, Melcher J R, Kiang N Y. 2000. Acoustic noise during functional magnetic resonance imaging. The Journal of the Acoustical Society of America, 108 (4): 1683-1696.

Reeder S B, Atalar E, Bolster B D Jr, et al. 1997. Quantification and reduction of ghosting artifacts in interleaved echo-planar imaging. Magnetic Resonance in Medicine, 38 (3): 429-439.

Ren P Z, Xiao Y, Chang X J, et al. 2021. A survey of deep active learning. ACM Computing Surveys, 54 (9): 180.

Reynaud O, Winters K V, Hoang D M, et al. 2016. Pulsed and oscillating gradient MRI for assessment of cell size and extracellular space (POMACE) in mouse gliomas. NMR in Biomedicine, 29 (10): 1350-1363.

Roemer P B, Edelstein W A, Hayes C E, et al. 1990. The NMR phased array. Magnetic Resonance in Medicine, 16 (2): 192-225.

Ronneberger O, Fischer P, Brox T. 2015. U-net: Convolutional networks for biomedical image segmentation//Lecture Notes in Computer Science. Cham: Springer International Publishing: 234-241.

Ronzheimer A. 2004a. Post-parametrization of CAD-geometries using freeform deformation and grid generation techniques. The 13th STAB/DGLR Symposium Munich: 382-389.

Ronzheimer A. 2004b. Shape parameterisation based on freeform deformation in aerodynamic design optimization. ERCOFTAC Design Optimization: Methods & Applications: 1-4.

Rubinov M, Sporns O. 2010. Complex network measures of brain connectivity: Uses and interpretations. NeuroImage, 52 (3): 1059-1069.

Sala-Llonch R, Bartrés-Faz D, Junqué C. 2015. Reorganization of brain networks in aging: A review of functional connectivity studies. Frontiers in Psychology, 6: 663.

Sana U，Muhammad Z，Abdul B，et al. 2022. Wireless，battery-free，and fully implantable micro-coil system for 7T brain MRI. IEEE Transactions on Biomedical Circuits and Systems，16（3）：430-441.

Sarraf S，DeSouza D，Anderson J A E，et al. 2016. DeepAD：Alzheimer's disease classification via deep convolutional neural networks using MRI and fMRI. Bioinformatics，DOI：10.1101/070441.

Scheffler K，Lehnhardt S. 2003. Principles and applications of balanced SSFP techniques. European Radiology，13（11）：2409-2418.

Schlemper J，Caballero J，Hajnal J V，et al. 2018. A deep cascade of convolutional neural networks for dynamic MR image reconstruction. IEEE Transactions on Medical Imaging，37（2）：491-503.

Sederberg T W，Parry S R. 1986. Free-form deformation of solid geometric models. Proceedings of the 13th Annual Conference on Computer Graphics Interactive Techniques：1-5.

Seidlitz J，Váša F，Shinn M，et al. 2018. Morphometric similarity networks detect microscale cortical organization and predict inter-individual cognitive variation. Neuron，97（1）：231-247.

Setsompop K，Kimmlingen R，Eberlein E，et al. 2013. Pushing the limits of in vivo diffusion MRI for the Human Connectome Project. NeuroImage，80：220-233.

Shao X F，Ma S J，Casey M，et al. 2019. Mapping water exchange across the blood-brain barrier using 3D diffusion-prepared arterial spin labeled perfusion MRI. Magnetic Resonance in Medicine，81（5）：3065-3079.

Shen D G，Wu G R，Suk H I. 2017. Deep learning in medical image analysis. Annual Review of Biomedical Engineering，19：221-248.

Shi Z，Zhao X Y，Zhu S，et al. 2023. Time-of-flight intracranial MRA at 3 T versus 5 T versus 7 T：Visualization of distal small cerebral arteries. Radiology，306（1）：207-217.

Shino A，Nakasu S，Matsuda M，et al. 1999. Noninvasive evaluation of the malignant potential of intracranial meningiomas performed using proton magnetic resonance spectroscopy. Journal of Neurosurgery，91（6）：928-934.

Simon N G，Spinner R J，Kline D G，et al. 2016. Advances in the neurological and neurosurgical management of peripheral nerve trauma. Journal of Neurology，Neurosurgery，and Psychiatry，87（2）：198-208.

Simonyan K，Zisserman A. 2015. Very deep convolutional networks for large-scale image recognition. Computer Science：1-14.

Soila K P，Viamonte M Jr，Starewicz P M. 1984. Chemical shift misregistration effect in magnetic resonance imaging. Radiology，153（3）：819-820.

Sourbron S P，Buckley D L. 2013. Classic models for dynamic contrast-enhanced MRI. NMR in Biomedicine，26（8）：1004-1027.

Speiser J L，Miller M E，Tooze J，et al. 2019. A comparison of random forest variable selection methods for classification prediction modeling. Expert Systems with Applications，134：93-101.

Stanisz G J，Odrobina E E，Pun J，et al. 2005. T_1，T_2 relaxation and magnetization transfer in tissue at 3T. Magnetic Resonance in Medicine，54（3）：507-512.

Stanzione A，Gambardella M，Cuocolo R，et al. 2020. Prostate MRI radiomics：A systematic review and radiomic quality score assessment. European Journal of Radiology，129：109095.

Stejskal E O，Tanner J E. 1965. Spin diffusion measurements：Spin echoes in the presence of a time-dependent field gradient. The Journal of Chemical Physics，42（1）：288-292.

Stern O，Gerlach W. 1922. Der experimentelle nachweis der richtungsquantelung im magnetfeld. Zeitschrift für Physik，9：349-352.

Stig L. 1983. A simple graphical representation of fourier-based imaging methods. Journal of Magnetic Resonance （1969），54（2）：338-343.

Studholme C，Cardenas V，Blumenfeld R，et al. 2004. Deformation tensor morphometry of semantic dementia with quantitative validation. NeuroImage，21（4）：1387-1398.

Sujit S J，Coronado I，Kamali A，et al. 2019. Automated image quality evaluation of structural brain MRI using an ensemble of deep learning networks. Journal of Magnetic Resonance Imaging，50（4）：1260-1267.

Sun P Z. 2010. Simplified and scalable numerical solution for describing multi-pool chemical exchange saturation transfer（CEST）MRI contrast. Journal of Magnetic Resonance，205（2）：235-241.

Sun F T，Miller L M，D'Esposito M. 2004. Measuring interregional functional connectivity using coherence and partial coherence analyses of fMRI data. NeuroImage，21（2）：647-658.

Sun P Z，van Zijl P C M，Zhou J Y. 2005. Optimization of the irradiation power in chemical exchange dependent saturation transfer experiments. Journal of Magnetic Resonance，175（2）：193-200.

Sun P Z，Zhou J Y，Huang J，et al. 2007. Simplified quantitative description of amide proton transfer（APT）imaging during acute ischemia. Magnetic Resonance in Medicine，57（2）：405-410.

Sun W Q，Tseng T L B，Zhang J Y，et al. 2016. Computerized breast cancer analysis system using three stage semi-supervised learning method. Computer Methods and Programs in Biomedicine，135：77-88.

Sun H Q，Chen Y，Huang Q，et al. 2018. Psychoradiologic utility of MR imaging for diagnosis of attention deficit hyperactivity disorder：A radiomics analysis. Radiology，287（2）：620-630.

Tancredi F B，Hoge R D. 2013. Comparison of cerebral vascular reactivity measures obtained using breath-holding and CO_2 inhalation. Journal of Cerebral Blood Flow & Metabolism，33（7）：1066-1074.

Tang J，LeBel A，Jain S，et al. 2023. Semantic reconstruction of continuous language from non-invasive brain recordings. Nature Neuroscience，26（5）：858-866.

Tanner J E. 1978. Transient diffusion in a system partitioned by permeable barriers. Application to NMR measurements with a pulsed field gradient. Journal of Chemical Physics，69（4）：1748-1754.

Tanner J E. 1979. Self diffusion of water in frog muscle. Biophysical Journal，28（1）：107-116.

Tanner J E，Stejskal E O. 1968. Restricted self-diffusion of protons in colloidal systems by the pulsed-gradient，spin-echo method. Journal of Chemical Physics，49（4）：1768-1777.

Taso M，Aramendía-Vidaurreta V，Englund E K，et al. 2023. Update on state-of-the-art for arterial spin labeling（ASL）human perfusion imaging outside of the brain. Magnetic Resonance in Medicine，89（5）：1754-1776.

Thomas Yeo B T，Krienen F M，Sepulcre J，et al. 2011. The organization of the human cerebral cortex estimated by intrinsic functional connectivity. Journal of Neurophysiology，106（3）：1125-1165.

Thompson P M，Hayashi K M，de Zubicaray G，et al. 2003. Dynamics of gray matter loss in Alzheimer's disease. Journal of Neuroscience，23（3）：994-1005.

Tomsic M，Rindfleisch M，Yue J J，et al. 2007. Overview of MgB_2 superconductor applications. International Journal of Applied Ceramic Technology，4（3）：250-259.

Tong Q Q，He H J，Gong T，et al. 2020. Multicenter dataset of multi-shell diffusion MRI in healthy traveling adults with identical settings. Scientific Data，7（1）：157.

Topgaard D. 2020. Advanced encoding methods in diffusion MRI. London：Royal Society of Chemistry.

Tournier J D，Yeh C H，Calamante F，et al. 2008. Resolving crossing fibres using constrained spherical deconvolution：Validation using diffusion-weighted imaging phantom data. NeuroImage，42（2）：617-625.

Tournier J D，Smith R，Raffelt D，et al. 2019. MRtrix3：A fast，flexible and open software framework for medical image processing and visualisation. NeuroImage，202：116137.

Turner R. 1993. Gradient coil design：A review of methods. Magnetic Resonance Imaging，11（7）：903-920.

Tzourio-Mazoyer N，Landeau B，Papathanassiou D，et al. 2002. Automated anatomical labeling of activations in SPM using a macroscopic anatomical parcellation of the MNI MRI single-subject brain. NeuroImage，15（1）：273-289.

Ullah S，Zada M，Basir A，et al. 2022. Wireless，battery-free，and fully implantable micro-coil system for 7 T brain MRI. IEEE Transactions on Biomedical Circuits and Systems，16（3）：430-441.

Uzunova H，Ehrhardt J，Handels H. 2020. Memory-efficient GAN-based domain translation of high resolution 3D medical images. Computerized Medical Imaging and Graphics，86（prepublish）：101801.

van den Heuvel M P，Sporns O. 2011. Rich-club organization of the human connectome. The Journal of Neuroscience，31（44）：15775-15786.

van Kampen N G. 1992. Stochastic Processes in Physics and Chemistry. Amsterdam：Elsevier.

van Wijk B C M，Stam C J，Daffertshofer A. 2010. Comparing brain networks of different size and connectivity density using graph theory. PLoS One，5（10）：e13701.

van Zijl P C M，Yadav N N. 2011. Chemical exchange saturation transfer（CEST）：What is in a Name and what isn't？Magnetic Resonance in Medicine，65（4）：927-948.

van Zijl P C M，Jones C K，Ren J M，et al. 2007. MRI detection of glycogen in vivo by using chemical exchange saturation transfer imaging（glycoCEST）. Proceedings of the National Academy of Sciences of the United States of America，104（11）：4359-4364.

Vaswani A，Shazeer N，Parmar N，et al. 2017. Attention is all you need. Proceedings of the 31st International Conference on Neural Information Processing Systems：6000-6010.

Vaughan J T，Adriany G，Garwood M，et al. 2002. Detunable transverse electromagnetic（TEM）volume coil for high-field NMR. Magnetic Resonance in Medicine，47（5）：990-1000.

Vaughan J T，Adriany G，Snyder C，et al. 2004. Efficient high-frequency body coil for high-field MRI. Magnetic Resonance in Medicine，52（4）：851-859.

Vaughn J T Jr. 1996. Radio frequency volume coils for imaging and spectroscopy. Google Patents.

Viola P A. 1997. Alignment by maximization of mutual information. International Journal of Computer Vision，24（2）：137-154.

Wakana S，Jiang H Y，Nagae-Poetscher L M，et al. 2004. Fiber tract-based atlas of human white matter anatomy. Radiology，230（1）：77-87.

Walker-Samuel S，Ramasawmy R，Torrealdea F，et al. 2013. In vivo imaging of glucose uptake and metabolism in tumors. Nature Medicine，19（8）：1067-1072.

Wang Y，Wang Q，Haldar J P，et al. 2011. Quantification of increased cellularity during inflammatory demyelination. Brain，134（Pt 12）：3590-3601.

Wang J，Zuo X，Dai Z，et al. 2013. Disrupted functional brain connectome in individuals at risk for Alzheimer's disease. Biological Psychiatry，73（5）：472-481.

Wang Z，Alahmadi A，Zhu D，et al. 2015. Brain functional connectivity analysis using mutual information. IEEE Global Conference on Signal and Information Processing：542-546.

Wang S S，Su Z H，Ying L，et al. 2016. Accelerating magnetic resonance imaging via deep learning. Proceedings IEEE

International Symposium on Biomedical Imaging，2016：514-517.

Wang C，Weng J，Yao Y，et al. 2017. Effect of abacus training on executive function development and underlying neural correlates in Chinese children. Human Brain Mapping，38（10）：5234-5249.

Ward K M，Aletras A H，Balaban R S. 2000. A new class of contrast agents for MRI based on proton chemical exchange dependent saturation transfer（CEST）. Journal of Magnetic Resonance，143（1）：79-87.

Watts D J，Strogatz S H. 1998. Collective dynamics of "small-world" networks. Nature，393（6684）：440-442.

Webb A，O'Reilly T. 2023. Tackling SNR at low-field：A review of hardware approaches for point-of-care systems. Magnetic Resonance Materials in Physics，Biology and Medicine：1-19.

Weiger M，Overweg J，Rösler M B，et al. 2018. A high-performance gradient insert for rapid and short-T2 imaging at full duty cycle. Magnetic Resonance in Medicine，79（6）：3256-3266.

Williams L Z J，Fitzgibbon S P，Bozek J，et al. 2021. Structural and functional asymmetry of the neonatal cerebral cortex. bioRxiv：2021.2010. 2013.464206.

Wilson M N. 1983. Superconducting Magnets. Oxford：Oxford University Press.

Wise R G，Pattinson K T，Bulte D P，et al. 2007. Dynamic forcing of end-tidal carbon dioxide and oxygen applied to functional magnetic resonance imaging. Journal of Cerebral Blood Flow & Metabolism，27（8）：1521-1532.

Wise R G，Harris A D，Stone A J，et al. 2013. Measurement of OEF and absolute CMRO2：MRI-based methods using interleaved and combined hypercapnia and hyperoxia. NeuroImage，83：135-147.

Woessner D E，Zhang S R，Merritt M E，et al. 2005. Numerical solution of the Bloch equations provides insights into the optimum design of PARACEST agents for MRI. Magnetic Resonance in Medicine，53（4）：790-799.

Wolk D A，Detre J A. 2012. Arterial spin labeling MRI：An emerging biomarker for Alzheimer's disease and other neurodegenerative conditions. Current Opinion in Neurology，25（4）：421-428.

Wu Q，Li Y W，Sun Y W，et al. 2023. An arbitrary scale super-resolution approach for 3D MR images via implicit neural representation. IEEE Journal of Biomedical and Health Informatics，27（2）：1004-1015.

Wu D，Kang L Y，Li H T，et al. 2024. Developing an AI-empowered head-only ultra-high-performance gradient MRI system for high spatiotemporal neuroimaging. NeuroImage，290：120553.

Xiao X N，Lian S，Luo Z M，et al. 2018. Weighted res-UNet for high-quality retina vessel segmentation. International Conference on Information Technology in Medicine and Education：539-543.

Xu X C. 2017. A review and prospects for Nb3Sn superconductor development. Superconductor Science Technology，30（9）：093001.

Xu J Z，Does M D，Gore J C. 2009. Quantitative characterization of tissue microstructure with temporal diffusion spectroscopy. Journal of Magnetic Resonance，200（2）：189-197.

Xu X，Yadav N N，Knutsson L，et al. 2015. Dynamic glucose-enhanced（DGE）MRI：Translation to human scanning and first results in glioma patients. Tomography，1（2）：105-114.

Xu Y J，Cui Y，Li H X，et al. 2016. Noninvasive evaluation of radiation-enhanced glioma cells invasiveness by ultra-high-field 1H-MRS in vitro. Magnetic Resonance Imaging，34（8）：1121-1127.

Xu X Y，Sun C，Sun J W，et al. 2022. Spatiotemporal atlas of the fetal brain depicts cortical developmental gradient. The Journal of Neuroscience，42（50）：9435-9449.

Yang Q X，Posse S，Bihan D，et al. 1996. Double-sampled echo-planar imaging at 3 tesla. Journal of Magnetic Resonance Series B，113（2）：145-150.

Yang H，Long X Y，Yang Y H，et al. 2007. Amplitude of low frequency fluctuation within visual areas revealed by resting-state functional MRI. NeuroImage，36（1）：144-152.

Yang G，Yu S M，Dong H，et al. 2018. DAGAN：Deep de-aliasing generative adversarial networks for fast compressed sensing MRI reconstruction. IEEE Transactions on Medical Imaging，37（6）：1310-1321.

Ye D M，Wang H T，Yu T. 2020. The application of radiomics in breast MRI：A review. Technology in Cancer Research & Treatment，19：1533033820916191.

Yu X J，He H J，Zhang Q W，et al. 2014. Somatotopic reorganization of hand representation in bilateral arm amputees with or without special foot movement skill. Brain Research，1546：9-17.

Yurt M，Dar S U，Erdem A，et al. 2021. MustGAN：Multi-stream generative adversarial networks for MR image synthesis. Medical Image Analysis，70：101944.

Zaiss M，Bachert P. 2013. Exchange-dependent relaxation in the rotating frame for slow and intermediate exchange：Modeling off-resonant spin-lock and chemical exchange saturation transfer. NMR in Biomedicine，26（5）：507-518.

Zakhor A，Weisskoff R. 1991. Optimal sampling and reconstruction of MRI signals resulting from sinusoidal gradients. IEEE Transactions on Signal Processing，39（9）：2056-2065.

Zang Y F，Jiang T Z，Lu Y L，et al. 2004. Regional homogeneity approach to fMRI data analysis. NeuroImage，22（1）：394-400.

Zhang H，Schneider T，Wheeler-Kingshott C A，et al. 2012. NODDI：Practical in vivo neurite orientation dispersion and density imaging of the human brain. NeuroImage，61（4）：1000-1016.

Zhang Y，Gabr R E，Zhou J Y，et al. 2013. Highly-accelerated quantitative 2D and 3D localized spectroscopy with linear algebraic modeling（SLAM）and sensitivity encoding. Journal of Magnetic Resonance，237：125-138.

Zhang F，Wu Y，Norton I，et al. 2018. An anatomically curated fiber clustering white matter atlas for consistent white matter tract parcellation across the lifespan. NeuroImage，179：429-447.

Zhang H X，Liu K Y，Ba R C，et al. 2023a. Histological and molecular classifications of pediatric glioma with time-dependent diffusion MRI-based microstructural mapping. Neuro-oncology，25（6）：1146-1156.

Zhang Y F，Wang Y，Li Z Q，et al. 2023b. Vascular-water-exchange MRI（VEXI）enables the detection of subtle AXR alterations in Alzheimer's disease without MRI contrast agent，which may relate to BBB integrity. NeuroImage，270：119951.

Zhang Y，Zu T，Liu R B，et al. 2023c. Acquisition sequences and reconstruction methods for fast chemical exchange saturation transfer imaging. NMR in Biomedicine，36（6）：e4699.

Zhao X N，Wen Z B，Huang F H，et al. 2011. Saturation power dependence of amide proton transfer image contrasts in human brain tumors and strokes at 3T. Magnetic Resonance in Medicine，66（4）：1033-1041.

Zhou J，Wilson D A，Ulatowski J A，et al. 2001. Two-compartment exchange model for perfusion quantification using arterial spin tagging. Journal of Cerebral Blood Flow and Metabolism，21（4）：440-455.

Zhou J Y，Lal B，Wilson D A，et al. 2003a. Amide proton transfer（APT）contrast for imaging of brain tumors. Magnetic Resonance in Medicine，50（6）：1120-1126.

Zhou J Y，Payen J F，Wilson D A，et al. 2003b. Using the amide proton signals of intracellular proteins and peptides to detect pH effects in MRI. Nature Medicine，9（8）：1085-1090.

Zhou J Y，Wilson D A，Sun P Z，et al. 2004. Quantitative description of proton exchange processes between water and endogenous and exogenous agents for WEX，CEST，and APT experiments. Magnetic Resonance in Medicine，51（5）：945-952.

Zhou J，Blakeley J O，Hua J，et al. 2008. Practical data acquisition method for human brain tumor amide proton transfer

（APT）imaging. Magnetic Resonance in Medicine，60（4）：842-849.

Zhu M，Xia L，Liu F，et al. 2012. A finite difference method for the design of gradient coils in MRI—An initial framework. IEEE Transactions on Biomedical Engineering，59（9）：2412-2421.

Zhu Y，Gao S，Cheng L，et al. 2013. *K*-space trajectory development. IEEE International Conference on Medical Imaging Physics and Engineering：356-360.

Zhu L T，Xue Z Y，Jin Z C，et al. 2023. Make-a-volume：Leveraging latent diffusion models for cross-modality 3D brain MRI synthesis//Lecture Notes in Computer Science. Cham：Springer Nature Switzerland：592-601.

Zu Z L，Janve V A，Xu J Z，et al. 2013. A new method for detecting exchanging amide protons using chemical exchange rotation transfer. Magnetic Resonance in Medicine，69（3）：637-647.

Zur Y，Wood M L，Neuringer L J. 1991. Spoiling of transverse magnetization in steady-state sequences. Magnetic Resonance in Medicine，21（2）：251-263.